PRF在美容再生医学中的临床应用

PRF in Facial Esthetics

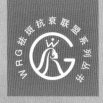

PRF在美容再生医学中的临床应用
PRF in Facial Esthetics

主 编 （南非）凯瑟琳·戴维斯
（Catherine Davies）

（美）理查德·J.米隆
（Richard J.Miron）

主 审 孙林潮

主 译 加晓东 邢 悦 周 芳

副主译 白 轶 张 魁 李晓娇 陶 卫

北方联合出版传媒（集团）股份有限公司
辽宁科学技术出版社
沈 阳

©2022，辽宁科学技术出版社。

著作权合同登记号：第06-2021-136号。

图书在版编目（CIP）数据

PRF在美容再生医学中的临床应用 /（南非）凯瑟琳·戴维斯（Catherine Davies），（美）理查德·J. 米隆（Richard J. Miron）主编；加晓东，邢悦，周芳主译. —沈阳：辽宁科学技术出版社，2022.9

ISBN 978-7-5591-2180-6

Ⅰ. ①P… Ⅱ. ①凯… ②理… ③加… ④邢… ⑤周… Ⅲ. ①再生－生物医学工程－应用－美容术 Ⅳ. ①R625

中国版本图书馆CIP数据核字（2021）第162520号

出版发行：辽宁科学技术出版社
　　　　　（地址：沈阳市和平区十一纬路25号　邮编：110003）
印　刷　者：凸版艺彩（东莞）印刷有限公司
经　销　者：各地新华书店
幅面尺寸：210mm×285mm
印　　张：15.5
插　　页：4
字　　数：420千字
出版时间：2022年9月第1版
印刷时间：2022年9月第1次印刷
责任编辑：陈　刚　凌　敏
封面设计：袁　舒
版式设计：袁　舒
责任校对：李　霞

书　　　号：ISBN 978-7-5591-2180-6
定　　　价：198.00元

投稿热线：024-23280336
邮购热线：024-23280336
E-mail:cyclonechen@126.com
http://www.lnkj.com.cn

致David Koski医师

3年前，我刚搬到美国时，您以某种方式劝说我要胸怀大志。您抽出了许多宝贵的时间来指导我，并对我们的教育项目提供了超出预期的支持。在我迷惑时，您叫我Lebron。在我只知道科学时，您教我"衡量"。您还无止境地给予我没有考虑到的一些建议。我从来没有指望过能找到一位如此出色的导师，您一直平静地从事幕后工作，从不要求获得认可。我无法用语言来表达我的感激之情，想以某种方式表达我对您的赞赏。因此，我把这本书献给您——David Koski博士，这是给您的礼物！

——Richard J. Miron

前言

　　面部美容已经成为世界上发展最快的行业之一。世界各地的患者对美容的需求从未如此高涨，这促进了这个行业的不断蓬勃发展。随着这一领域的不断进步和发展，确保所有医务工作者都能够提供可靠的、循证的治疗程序，同时尽量减少并发症的发生是十分重要的。多年来，血小板浓缩物长期应用于再生医学，抗凝剂的进一步去除提高了其应用的安全性和有效性。如今，富血小板纤维蛋白（PRF）在许多医学领域也几乎取代了富血小板血浆（PRP），并逐渐进入医学美容领域。PRF逐渐与其他先进治疗方法联合应用，以扩大治疗的可能性。随着追求微创美容程序的风潮增长，很明显，无论是初学者还是资深从业者都在寻求方便、安全、有效的治疗方法。这本书是第一本阐述PRF在面部美容中应用的图书，详细介绍了PRF在中面部美学中的应用。许多不同医学领域的国际专家的研究极大地提高了本书的质量，因此将这些内容结集成书，真是令人愉快的事。与基础科学家、微针的开发与临床应用科学家、激光治疗和弱激光治疗的卓越专家、摄影专家以及整形外科医师和毛发再生外科医师合作是一种荣幸。本书的真正独特之处在于，它聚集了许多领域的众多专家，其最终目标是共同针对该主题提供尽可能多的知识。因此，很高兴推出我们的第1版图书《PRF在美容再生医学中的临床应用》，并期待得到您的反馈。

致谢

我们非常感谢各位作者的倾情奉献。你们每一个人的专业知识都提供了巨大的价值，能继续与你们每一位共事都是我莫大的荣幸。毫无疑问这个领域会持续发展，而我们也非常享受与大家的合作。我们同样要感谢Quintessence出版社对这个项目的信任、支持和奉献。感谢Bryn Grisham（图书出版总监）、Leah Huffman（高级编辑兼副编辑总监）、Angelina Schmelter（高级数字和印刷制作专家）和William Hartman（执行副总裁兼总监）。Quintessence出版社的图书出版质量和对编写本书手稿细节方面的关注尤为卓越。对于最初设计并提供本书中一些解剖插图的KVM出版社团队，也非常感谢你们。尤其要感谢Gerhard Sattler和Uliana Gout撰写的关于面部填充剂的精彩文献，为本书奠定了基础。对于prfedu.com上的Advanced PRF Education及其所有员工，以及包括Dermapen的Erin Anderson和Nichole Kramer，感谢你们将教学放在首位。这是一项令人兴奋的新挑战，可以使我们获得持续的学习经验。

我要特别感谢我了不起的家人——Paco、Zahra、Cuba和Lila。他们忍受了我今年在工作上花费的漫长时间。

我同样要感谢Richard J. Miron博士。感谢他对我的信任，以及在编写本书期间给我提供宝贵的指导和建议。

——Catherine Davies

致我的家人：在过去的1年中，你们无条件的爱与支持不可忽视。感谢你们所做的一切！

致Catherine Davies博士：很高兴能和你一起工作。你活泼、个性和通俗易懂的教学风格使我深受启发，这似乎与我认真严谨的教学方式完美融合。我很享受每一刻，让我们继续努力吧！

致Leah Huffman：我从没想过我们能在1年之内一起出版3本书。作为最杰出的、最多产的编辑，我由衷地感谢你的奉献、热情和准时！

——Richard J. Miron

编者名单

Erin Anderson
Master Aesthetician
AO Surgical Arts
Salt Lake City, Utah

Director of Education
Dermapen

Alan J. Bauman, MD
Private Practice Specializing in Hair Transplant Surgery
Boca Raton, Florida

Ana Cristina, DDS, MSc
Private Practice Specializing in Facial Esthetics,
  Implantology, and Oral Maxillofacial Surgery
São Paulo, Brazil

Catherine Davies, MBBCh, MBA
Private Practice Specializing in Facial Esthetics
Johannesburg, South Africa

Scott Delboccio, DMD
Private Practice
Naples, Florida

Ruth Delli Carpini, DMD
Private Practice Specializing in Cosmetic Dentistry
  and Facial Esthetics
Milan, Italy

Masako Fujioka-Kobayashi, DDS, PhD
Research Associate
Department of Cranio-Maxillofacial Surgery
University Hospital of Bern
University of Bern
Bern, Switzerland

Nichole Kramer
Medical Aesthetician and Clinical Manager
Utah Body and Soul
Holladay, Utah

Co-director of Education
Dermapen

Geir Håvard Kvalheim
Founder of Čuvget
Tromsø, Norway

Richard J. Miron, DDS, BMSc, MSc, PhD,
Dr med dent
Group Leader, The Miron Research Lab
Lead Educator, Advanced PRF Education
Venice, Florida

Carlos Fernando de Almeida Barros Mourão,
DDS, MSc, PhD
Private Practice
San Pedro, California

Alireza Panahpour, DDS
Private Practice Specializing in Cosmetic Dentistry
Los Angeles, California

Ana Paz, DDS, MS
Private Practice
Lisbon, Portugal

Walter Rozen
Professional Photographer
Venice, Florida

Harvey Shiffman, DDS
Private Practice Specializing in Laser Therapy
Boynton Beach, Florida

Miguel Stanley, DDS
Private Practice
Lisbon, Portugal

Delia Tuttle, DDS, MD
Private Practice
Lake Elsinore, California

Yufeng Zhang, MD, DDS, PhD
Professor, Department of Dental Implantology
School of Stomatology
Wuhan University
Wuhan, China

译者名单

主　审

孙林潮　杭州艺星医疗美容医院

主　译

加晓东　兰州唯星颜整形美容医院

邢　悦　上海交通大学医学院附属第九人民医院

周　芳　常州美莱医院

副主译

白　轶　武汉大学口腔医院

张　魁　苏州美贝尔医疗美容医院

李晓娇　无锡同济医疗美容医院

陶　卫　重庆当代整形医院

译　委

王双余　西宁时光整形美容医院

刘　强　兰州嘉琳医疗美容医院

黄　巍　上海薇林医疗美容医院

徐亚楠　延安市人民医院皮肤科

周　媛　兰州时光整形美容医院

赵　亮　苏州美贝尔医疗美容医院

赵江海　兰州梦艺霖医疗美容

张陈文　武汉微慕医疗美容

张晓欣　武汉大学口腔医院种植科

王宇蓝　武汉大学口腔医院种植科

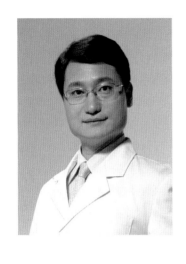

孙林潮

博士，副主任医师。杭州艺星医疗美容医院技术院长，WRG祛斑抗衰联盟和IRG整合年轻化医师联盟创始人。曾在空军军医大学和西京医院皮肤科（国家重点学科）学习和工作21年。主编全国美容医学教材《美容激光医学》，主译《肉毒杆菌毒素注射美容使用指南》《真皮充填注射美容使用指南》，并参编、参译皮肤美容指南20余部。

任职：

- 中国整形美容协会理事
- 中华医学会医学美学与美容学分会第六届委员会皮肤美容学组副组长
- 中国非公立医疗机构协会整形与美容专业委员会激光美容分会副主任委员
- 中国整形美容协会医学美学文饰分会副会长
- 中国中西医结合学会医学美容分会西北专家委员会副主任委员
- 中国整形美容协会激光美容分会常务委员
- 中国整形美容协会面部年轻化分会常务委员
- 中国整形美容协会微创与皮肤整形美容分会激光美容亚专业委员会常务委员
- 中国整形美容协会面部年轻化分会皮肤修复亚专业委员会常务委员
- 中国医师协会美容与整形医师分会激光整形亚专业委员会常务委员
- 中国中西医结合学会医学美容专业委员会激光与皮肤美容专业委员会常务委员
- 《中国美容医学》杂志编委

主译简介

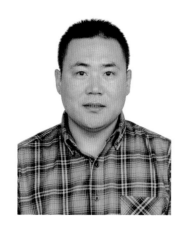

加晓东

兰州唯星颜整形美容医院院长，北京圣嘉新医疗美容医院院长，芳华整形美容门诊部院长。

从事皮肤美容临床工作20余年，多次在全国学术会议上发言，先后主编《激光美容与皮肤年轻化抗衰老方案》《身体塑形的手术和非手术方法》《肉毒毒素注射美容理论与实践手册》《微整形注射并发症》《微整形注射指导手册：肉毒素与填充剂的注射》《眼整形修复及手术操作》《精雕吸脂技巧与移植填充术》《埋线提升与抗衰老操作手册》等10余部著作。

擅长项目：激光美容、微整形注射美容、面部线雕复位、光纤溶脂塑形、童颜针、PRP注射、自体脂肪抗衰等。提倡采用多种技术联合进行美容及抗衰老。

任职：

- 亚洲医学美容协会激光分会委员
- 亚洲医学美容协会注射分会委员
- 中国非公立医疗机构学会皮肤激光美容专业委员会委员
- 中国非公立医疗机构学会皮肤注射美容专业委员会委员
- 中国中西医结合学会医学美容专业委员会青年委员
- 中国中西医结合学会医学美容分会西北专家委员会副秘书长
- WRG祛斑抗衰联盟创始成员
- 西北医学美容联盟发起人

技术交流微信：jiaxd19781207

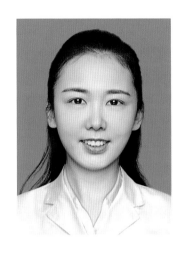

邢悦

医学博士。2005—2012年就读于吉林大学，医学本硕连读七年制，眼科学硕士，硕士导师为苏冠方教授。2012—2015年就读于上海交通大学医学院附属第九人民医院，博士导师为范先群教授。2015年至今，就职于上海交通大学医学院附属第九人民医院眼科，主治医师。

临床专业方向为眼整形眼眶病学。擅长各种眼部美容手术：特别是重睑的个性化设计，大小眼的手术调整；内外眦成形术；成年人隐匿性、腱膜型上睑下垂的治疗；儿童先天性上睑下垂的手术治疗；儿童先天性眼睑畸形和成人外伤性眼睑畸形手术矫正、眼睑缺损的修复。同时擅长眼睑、眼眶良恶性肿瘤的治疗及术后睑眶畸形的修复。

科研成果：近3年来发表SCI论文7篇，总影响因子约32分。注册专利2项，主持国家自然科学基金项目1项，参与国家级课题10余项。

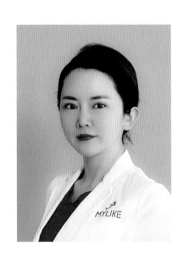

周芳

医学硕士，主治医师。常州美莱医院皮肤科主任、上海静和医疗皮肤科主任。从事临床工作15余年，原上海市三甲医院医师，师从秦万章教授、李萍教授。后于上海交通大学医学院附属第九人民医院进修。

从事医疗美容专业近10年，擅长面部年轻化、形体塑形抗衰及面部疾病（如痤疮、黄褐斑）等的治疗与修复，以及常规光电及注射治疗，提倡多技术融合、中西医结合、多维度美容抗衰治疗理念。

中国医师协会皮肤与性病专业委员会委员，中国中西医结合学会皮肤性病专业委员会委员，上海中医药学会第三届皮肤科分会青年委员，上海中医药学会第三届周围血管病分会青年委员，上海中西医结合学会皮肤性病专业委员会委员，中国非公立医疗机构协会委员。

副主译简介

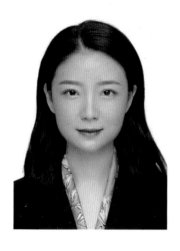

白轶

口腔颌面外科学博士

副主任医师，现就职于武汉大学口腔医院种植科

中华口腔医学会口腔种植专业委员会委员

中华口腔医学会口腔激光专业委员会委员

湖北省口腔种植专业委员会秘书

《临床牙科种植学及相关研究》中文版编委

主持国家自然科学基金项目1项，参与国家重点研发计划项目1项

参编《现代牙槽外科技术》《口腔疾病诊疗并发症》

发表SCI及核心期刊论文10余篇

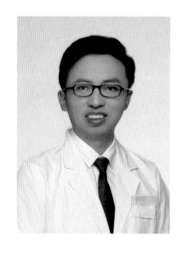

张魁

《现代美容外科学》主编

整形美容外科主治医师

江苏省美容外科主诊医师

中国整形美容协会损伤救治康复分会第一届理事会理事

中国整形美容协会损伤救治康复分会鼻修复专业委员会第一届委员

立秀隆鼻膨体指定使用医师

美国射极峰中国指定手术医师

舒铂面部填充材料指定临床医师

韩国初真PEP膨体中国区特聘专家

法国伊思雅乳房植入假体临床特聘专家

童龄线"双心提拉童龄术"临床技术专家

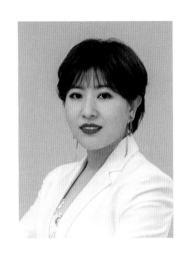

李晓娇

整形美容外科主治医师

江苏省美容外科主诊医师

中国整形美容协会眼整形分会委员

江苏省整形美容协会美容外科分会常务委员

中国医师协会微创抗衰老专业委员会委员

中国整形美容协会线雕专业委员会第一届委员

中国整形美容协会损伤救治康复分会第一届理事会理事

中国医师协会美容与整形医师分会鼻整形专业委员会委员

中国整形美容协会损伤救治康复分会鼻修复专业委员会第一届委员

美国劳斯膨体特聘学术专家

美国射极峰中国指定手术医师

大熊制药亚太医美学院认证临床注射医师

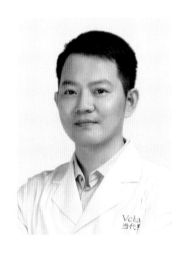

陶卫

重庆当代整形医院副院长

WRG祛斑抗衰联盟创始成员

中国整形美容协会皮肤激光分会微针专业委员会常务委员

中国中西医结合学会中医美容专业委员会副主任委员

中国整形外科与微创内镜医师协会线雕专业委员会常务委员

中国整形美容协会中医美容分会注射美容专业委员会副主任委员

中国整形美容协会皮肤美容分会动能素专业委员会委员

中国中西医结合学会皮肤激光美容分会委员

英国中胚层抗衰老协会（SoMUK）会员

中国抗衰老促进会医学美容分会委员

目录

第1章

面部美容和PRF简介
Introduction to Facial Esthetics and PRF

Richard J. Miron
Catherine Davies

面部美容已成为全球发展迅速的行业之一。起初，许多微创手术都被证明在面部美容中非常有效［包括肉毒素Botox（Allergan）、透明质酸和聚二氧环己酮（PDO）线］。近年来，血小板浓缩物作为一种更天然的再生材料发展迅猛。血小板浓缩物的主要优点是为老化皮肤的愈合或再生提供了一种安全的、容易获得的和完全免疫生物相容的方法。这与以前的治疗方法有很大的不同，以前的治疗方法旨在充当填充物或抑制剂，一旦植入人体组织，就有可能引发异物反应。随着人口的老龄化以及人们对外貌的日益关注，越来越多的临床医师和从业人员希望为患者提供天然的血小板浓缩物的治疗方法，具体来说，即使用富血小板纤维蛋白（PRF）进行治疗。随着微创美容手术的不断发展，无论是初学者还是高年资医师，都在不断探索方便、安全和有效的治疗方法。富血小板血浆（PRP）因其超生理剂量富集血小板及相应生长因子（已知的促进再生的因子），是第一个用于面部美容的血小板浓缩物。但是，其主要局限性之一是掺入了抗凝剂，而抗凝剂已被证明能够抑制伤口愈合。如今，随着离心方法和离心管特性的改进，无须额外使用抗凝剂就可以获得可注射的、液体形式的PRF。PRF在医学的各个领域中进行广泛研究和使用，并且在面部美容中变得越来越流行。本书是目前第一本专门介绍PRF在面部美容中应用的图书。

皮肤老化

皮肤老化是不可避免的过程，随着年龄的增长，皮肤会逐渐发生老化（图1-1）。许多因素与该过程相关，包括遗传因素和环境因素。晒太阳、污染和各种化学物质会导致皮肤和/或DNA损伤，从而加速老化过程。结果可能导致皮肤发生许多变化，包括皮肤萎缩、毛细血管扩张、存在细小和较深的皱纹、皮肤泛黄（日光性弹性组织变性）和色素沉着。此外，饮食结构不良、缺乏运动、摄入咖啡因、吸烟和吸毒也会加速老化过程。

对皮肤整体状态尤其是皮肤紧致度而言，关键因素之一就是保湿。皮肤失水可能导致上皮细胞凋亡和肤色存在片状改变。从这个角度来看，皮肤脱水是皮肤老化的主要风险因素，许多局部应用的护肤品，包括透明质酸面霜，都是为了保持水分而防止皮肤干燥的。皮肤老化会导致面部出现明显的分界（见第2章和第3章）。嘴角、面颊、额部、眉毛、眼睑和鼻唇沟的凹陷都与衰老有关（框1-1；图1-1）。基于随着年龄的增长而出现的明显老化，人们提出了使多种面部年轻化的办法，但其中面部补水是关键。

随着年龄的增长，身体会发生许多变化，这些变化会直接影响人体组织的生理功能，从而导致细胞活性下降，包括身体密度的降低、脂肪储存的增加，以及胶原蛋白合成的减少。胶原蛋白合成的减少以及衰老导致的胶原蛋白降解的增加都会导致面部容量的净损失，从而形成皮肤褶皱和皱纹（见第2章）。基于这些与衰老相关的变化，几年前，有人提出可以将血小板浓缩物用于面部美容，以提高胶原蛋白的合成并恢复面部年轻化。血小板浓缩物的主要功能是增加细胞的募集和增殖，进一步加快血运重建/使血液流向缺损区域。自从第一代浓缩血小板——富血小板血浆（PRP）出现以来，血小板浓缩技术已经取得了许多进步。此后，基于再生目的分离血小板的概念，人们制

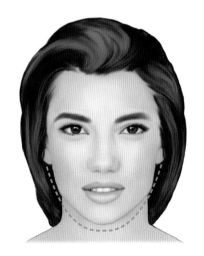
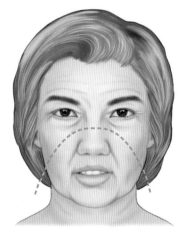

年轻的外表
最佳的体积分布

时间的迹象
体积增加的变化

图1-1

皮肤老化的过程。随着年龄的增长，面部有凹陷的趋势，面部组织有下垂的趋势

框1-1　正常衰老过程中发生的变化

- 嘴角向下移动，导致略带皱眉的外观
- 脸颊下垂，导致双下巴出现
- 眼周组织下垂
- 眼睑（上下）下垂
- 前额组织向下倾斜，产生皱纹并使眉毛下垂，外观更平整
- 鼻子可能会伸长，尖端可能会向后退缩
- 鼻子可能会逐渐出现愈加明显的驼峰
- 鼻尖会变大，变成球状
- 自然产生皱纹

造了多种设备和分离试剂盒，从而去除抗凝剂并加快了制备流程。这种第二代血小板制剂被称为富血小板纤维蛋白（PRF），针对它的研究和应用已经发表了600多篇文献，现在它的应用已经扩展到面部美容领域。本书详细论述了PRF面部美容，并介绍了PRF作为一种更安全的、更有效的再生血小板浓缩物在面部美容中的应用。它是100%天然的，因此可以防止出现异物反应。

面部美容的传统方法

针灸是人们最早提出的美容方法之一，随着循证医学证据的逐步累积，研究者们提出以针头和/或注射器、真皮滚轮微针或最近的水光针对皮肤造成的创伤（见第7章）来诱导轻微的组织损伤，进而促进新的血管生成、生长因子释放以及随后的新组织再生。这种组织再生可使外观更年轻。由于这种治疗方法在面部美容中的普及和该领域迅速增长的趋势，更多的侵入性技术逐渐被提出。这些手术包括拉皮手术、激光治疗和各种移植手术。血小板治疗的优势之一是，它们可以与微针（见第7章）、激光（见第10章）、整形手术（见第12章）和毛发修复（见第9章）结合使用，从而提高愈合效果。

面部美容的传统生物材料

尽管在面部美容中已经使用了各种方法和可注射材料，但患者通常会寻求更天然的再生方法，并尽可能减少恢复时间。并且美容医学也逐渐向更具微创性的过程发展。如今，可以使用许多不同的药物和生物材料来完成此项治疗，包括A型肉毒素，注射填充剂（如硅胶、羟基磷灰石钙、聚甲基丙烯酸甲酯、透明质酸、透明质酸+羟基磷灰石钙、聚左旋乳酸），进行不同波长、脉宽的激光治疗和线雕的应用。这些产品和治疗方法在广泛的医美市场营销下和名人代言的推动下逐渐流行起来，并被成功地用于改善面部衰老（框1-2）。

然而重要的是，这些技术在很大程度上依赖于表皮的正常保护机制，使用后这些方法可能会改变或破坏这些机制。如目前肉毒素的使用已经显示出相关反应和潜在副作用。肉毒素通过阻止神经递质乙酰胆碱在周围神经末梢的释放，导致暂时的去神经化和肌肉松弛作用。临床医师通常建议每6个月左右注射1次肉毒素，以保持面部美容效果，但是这类注射可能会导致异物反应、颗粒层增加或使表皮变薄等副作用。其他已报道的并发症包括肌肉麻痹，如肌无力性上睑下垂、上睑下垂和/或眼袋、张飞眉、双眼或单眼视力模糊、眼闭合不全或闭合困难、上唇下垂、微笑不对称、下唇下垂、

框1-2　可以用美学药物治疗或消除的非美学特征

- 瘢痕
- 皮肤松弛
- 皱纹
- 痣
- 雀斑
- 多余脂肪
- 脂肪团
- 多余的毛发
- 皮肤变色
- 蜘蛛痣

图1-2

医学美容致力于通过各种方法恢复患者年轻的外表。（a）PRF使组织自然再生，从而产生自然外观。（b）真皮填充剂会不自然地填充组织，导致外观看起来不太自然。在现代社会中，女性丰满的嘴唇通常被认为是诱人的，且令人向往的，而使用真皮填充剂丰唇是达到该效果的传统方法

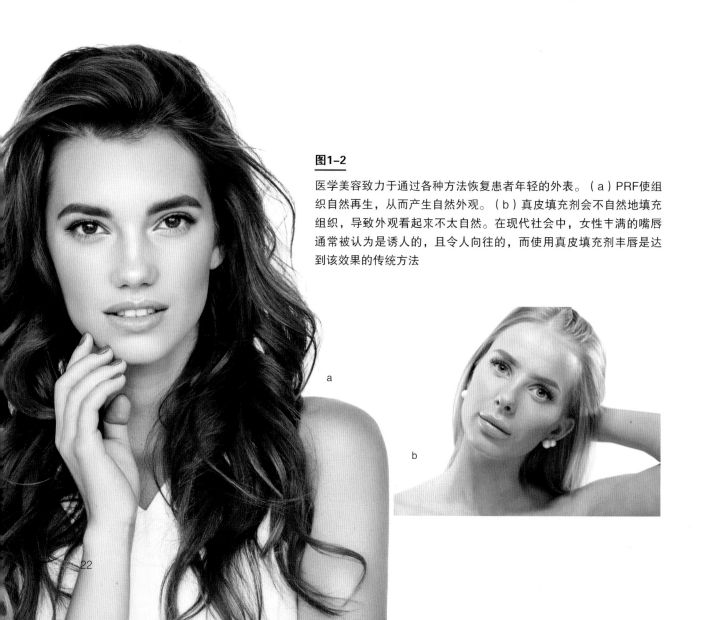

下唇扁平、口轮匝肌无力、咀嚼困难、吞咽困难、音高改变、颈部无力等。而注射真皮填充剂可导致失明等严重副作用！

尽管可能会产生不良后果，肉毒素和真皮填充剂通常被认为是安全有效的材料（框1-3）；但是这种失明和上睑下垂的情况肯定会在求美者中引起一些恐慌。因此，还需要不断研究其他材料（特别是那些并发症较少的材料）作为潜在的替代品，它们没有明显的副作用。PRF治疗的目的不是取代这些目前使用的材料，而是提供一种额外的、更安全的治疗方法，使组织自然再生（图1-2a），而不是非自然填充或麻痹组织（图1-2b）。因此，PRF治疗方法提供了一种自然再生的方法，使求美者拥有自然的、年轻的外观（图1-2a）。虽然之前使用的每一种材料都有其各自的优点和缺点，但需要注意的是，每一种材料对人体都是异物，并会造成额外的炎症反应。目前，研究确实证明了这些产品的并发症发生率很低，但侵入性较低的治疗方法可以降低潜在并发症的发生风险，减少患者的恐惧心理。这通常深受刚开始进行面部美容治疗的新的求美者的青睐。

美容医学

美容医学领域通常包括3个专科：①整形外科；②皮肤病学；③重建外科。这些专科通过手术治疗方法和非手术治疗方法来提供美容效果（框1-4），并且这些治疗方法可以改善许多患者的生活质量、心理健康和社会职能。据美国整形外科医师协会的报道，2017年，估计仅在美国，每年就进行大约1600万例美容手术（图1-3）。此外，据报道，全世界约有10亿人正在寻找解决方案，以使他们的面部

框1-3　肉毒素和真皮填充剂的安全性

肉毒素和真皮填充剂已在数百万患者中使用，相对较少出现严重的不良反应。尽管有一些负面的病例报道，但肉毒素和真皮填充剂的医疗用途通常被认为是安全的、有效的。建议进行正确的培训和使用高质量的产品（经过批准的材料）

框1-4　美容外科治疗方法

手术治疗方法
- 抽脂
- 面部提升术
- 隆胸
- 射频消融

非手术治疗方法
- 消脂
- 光子嫩肤
- 非手术溶脂
- 果酸换肤
- 激光治疗

（例）

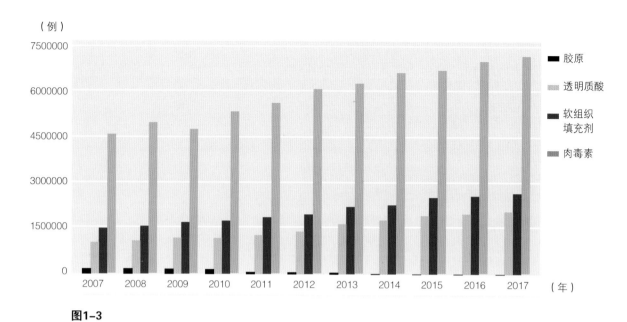

图1-3

美国每年进行的微创手术总数约为1600万例（改编自美国整形外科医师协会）

和颈部皮肤显得更年轻。由于皮肤护理产品市场的年价值为1770亿美元（约11454亿元人民币），因此对面部美容治疗的需求预计只会更高。

一种更为天然的、来自外周血的白体生长因子浓缩物，为患者的面部组织再生提供了一种非常容易获得的和低成本的方法。这些侵入性小的手术已经进一步成为与微针、面部皮肤年轻化和毛发移植相结合的治疗方法。血液浓缩产品提供使用自然修复方法获得超生理剂量的生长因子和各种组织修复相关细胞的能力。

参考文献

[1] Branchet M, Boisnic S, Frances C, Robert A. Skin thickness changes in normal aging skin. Gerontology 1990;36:28–35.

[2] Helfrich YR, Sachs DL, Voorhees JJ. Overview of skin aging and photoaging. Dermatology Nursing 2008;20:177.

[3] Herbig U, Ferreira M, Condel L, Carey D, Sedivy JM. Cellular senescence in aging primates. Science 2006;311:1257–1257.

[4] Puizina-Ivi N. Skin aging. Acta Dermatoven APA 2008;17:47.

[5] Friedman O. Changes associated with the aging face. Facial Plast Surg Clin North Am 2005;13:371–380.

[6] Dimri GP, Lee X, Basile G, et al. A biomarker that identifies senescent human cells in culture and in aging skin in vivo. Proc Natl Acad Sci U S A 1995;92:9363–9367.

[7] Lorencini M, Brohem CA, Dieamant GC, Zanchin NI, Maibach HI. Active ingredients against human epidermal aging. Ageing Res Rev 2014;15:100–115.

[8] Kim DH, Je YJ, Kim CD, et al. Can platelet-rich plasma be used for skin rejuvenation? Evaluation of effects of platelet-rich plasma on human dermal fibroblast. Ann Dermatol 2011;23:424–431.

[9] Redaelli A. Face and neck revitalization with platelet-rich plasma (PRP): Clinical outcome in a series of 23 consecutively treated patients. J Drugs Dermatol 2010;9:466–472.

[10] Na JI, Choi JW, Choi HR, et al. Rapid healing and reduced erythema after ablative fractional carbon dioxide laser resurfacing combined with the application of autologous platelet-rich plasma. Dermatol Surg 2011;37:463–468.

[11] Barrett JB. Acupuncture and facial rejuvenation. Aesthet Surg J 2005;25:419–424.

[12] Ramirez OM, Maillard GF, Musolas A. The extended subperiosteal face lift: A definitive soft-tissue remodeling for facial rejuvenation. Plast Reconstr Surg 1991;88:227–236.

[13] Rohrich RJ, Ghavami A, Lemmon JA, Brown SA. The individualized component face lift: Developing a systematic approach to facial rejuvenation. Plast Reconstr Surg 2009;123:1050–1063.

[14] El-Domyati M, Medhat W. Minimally invasive facial rejuvenation: Current concepts and future expectations. Exp Rev Dermatol 2013;8:565–580.

[15] Cooke G. Effacing the face: Botox and the anarchivic archive. Body and Society 2008;14:23–38.

[16] Park MY, Ahn KY, Jung DS. Botulinum toxin type A treatment for contouring of the lower face. Dermatol Surg 2003;29:477–483.

[17] Carruthers JD, Glogau RG, Blitzer A. Advances in facial rejuvenation: Botulinum toxin type A, hyaluronic acid dermal fillers, and combination therapies–Consensus recommendations. Plast Reconstr Surg 2008;121(5 suppl):5S–30S.

[18] Majid O. Clinical use of botulinum toxins in oral and maxillofacial surgery. Int J Oral Maxillofac Surg 2010;39:e197–e207.

[19] Johl SS, Burgett RA. Dermal filler agents: A practical review. Curr Opin Ophthalmol 2006;17:471–479.

[20] Wang L, Sun Y, Yang W, Lindo P, Singh BR. Type A botulinum neurotoxin complex proteins differentially modulate host response of neuronal cells. Toxicon 2014;82:52–60.

[21] Allemann IB, Kaufman J. Fractional photothermolysis–An update. Lasers Med Sci 2010;25:137–144.

[22] Dayan SH. Complications from toxins and fillers in the dermatology clinic: Recognition, prevention, and treatment. Facial Plast Surg Clin North Am 2013;21:663–673.

[23] Sadick NS, Manhas-Bhutani S, Krueger N. A novel approach to structural facial volume replacement. Aesthet Plast Surg 2013;37:266–276.

[24] El-Domyati M, Attia SK, El-Sawy AE, et al. The use of botulinum toxin A injection for facial wrinkles: A histological and immunohistochemical evaluation. J Cosmet Dermatol 2015;14:140–144.

[25] Li Y, Hsieh ST, Chien HF, Zhang X, McArthur JC, Griffin JW. Sensory and motor denervation influence epidermal thickness in rat foot glabrous skin. Exp Neurol 1997;147:452–462.

[26] American Society of Plastic Surgeons. 2017 Plastic Surgery Statistics Report. https://www.plasticsurgery.org/documents/News/Statistics/2017/plastic-surgery-statistics-report-2017.pdf. Accessed 16 August 2019.

第2章

面部解剖学、皮肤生物学和衰老对面部的影响

Facial Anatomy, Skin Biology, and the Effects of Aging

Catherine Davies

Richard J. Miron

对于有志于医学美容治疗的临床医师而言，了解、熟悉面部解剖结构是最基础的。只有对面部骨骼与软组织的解剖结构、特征和标志、皮肤及头发的生物学有透彻的了解，才能安全地实施本书后面各章所述的各种治疗方法。面部为多层次结构，包括皮肤、结缔组织、皮下脂肪、肌肉、韧带和骨骼。在这些结构中，还有一系列的动脉、静脉和神经。为了理解对每个特定层和/或组织进行治疗的目的和治疗策略，必须独立考虑每个层次。微创注射旨在激活或加速伤口愈合，应避免损坏关键的解剖结构。本章回顾了面部解剖结构以及皮肤和头发的生物学特性，并概述了随着时间的推移这些解剖结构发生的相应变化。

面部解剖学

面部特征及随年龄的变化情况

一般来说，面部外观在社会中，尤其是社交互动中起着重要作用。面部特征与一个人的年龄、情绪和承受的压力水平息息相关。它们也与面部吸引力和面部表情有关，而面部表情可有效地协助语言交流。年轻人的面部肌肉饱满、皮肤紧致，能够在面部表情交流中充分表达自己的情感，而年长人的肌肉下垂、皮肤松弛，面部表情较少。

无论一个人年轻时的容貌多么美丽，衰老导致的面部容积与特征的丧失都是不可避免的。在某些区域，这些变化通常更加明显和具体。随着面颊浅层脂肪的下垂，中上面部会逐渐失去软组织支撑。更多的软组织下垂到中面部以下，使面部呈正三角形，与年轻面貌的倒三角形（图1-1）相反。虽然衰老速度因遗传、环境、性别和种族的不同而有所不同，但下列特征最终在所有个体中都是共同的（图

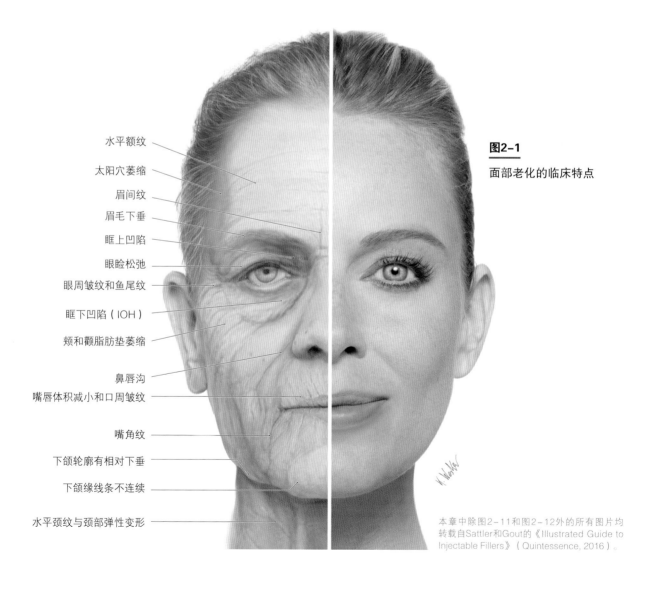

水平额纹

太阳穴萎缩

眉间纹

眉毛下垂

眶上凹陷

眼睑松弛

眼周皱纹和鱼尾纹

眶下凹陷（IOH）

颊和颧脂肪垫萎缩

鼻唇沟

嘴唇体积减小和口周皱纹

嘴角纹

下颌轮廓有相对下垂

下颌缘线条不连续

水平颈纹与颈部弹性变形

图2-1

面部老化的临床特点

本章中除图2-11和图2-12外的所有图片均转载自Sattler和Gout的《Illustrated Guide to Injectable Fillers》（Quintessence, 2016）。

2-1）：

· 皮肤和软组织下垂（皮下脂肪丢失）。

· 眼睛、嘴唇和额头周围的皱纹。

· 皮肤轮廓的变化。

· 皮肤色素沉着的变化（如黑眼圈）。

· 眉毛下垂（上睑下垂）。

· 眼睛凹陷。

· 嘴唇体积减小。

· 下颌轮廓不规则和下垂。

面部解剖

　　本章的这一部分将单独探讨面部的解剖结构层次，打下扎实基础，以便读者在继续阅读时对每一层都有一个深入的理解。阐释这些层次解剖结构的图片在后面章节将作为学习注射技术的参考。图2-2描绘了常见的面部解剖特征，这应该是临床医师治疗的标准用语。

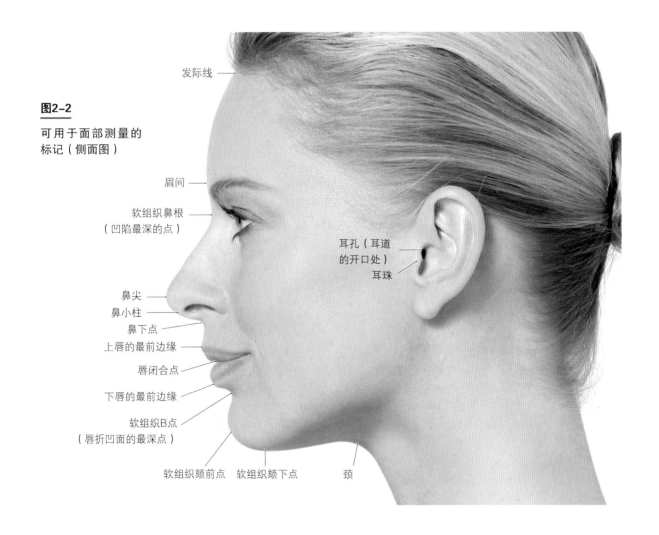

图2-2

可用于面部测量的标记（侧面图）

发际线

眉间

软组织鼻根
（凹陷最深的点）

耳孔（耳道
的开口处）

耳珠

鼻尖

鼻小柱

鼻下点

上唇的最前边缘

唇闭合点

下唇的最前边缘

软组织B点
（唇折凹面的最深点）

软组织颏前点　软组织颏下点　颈

面部骨骼

图2-3显示了面部骨骼及其肌肉附着点。

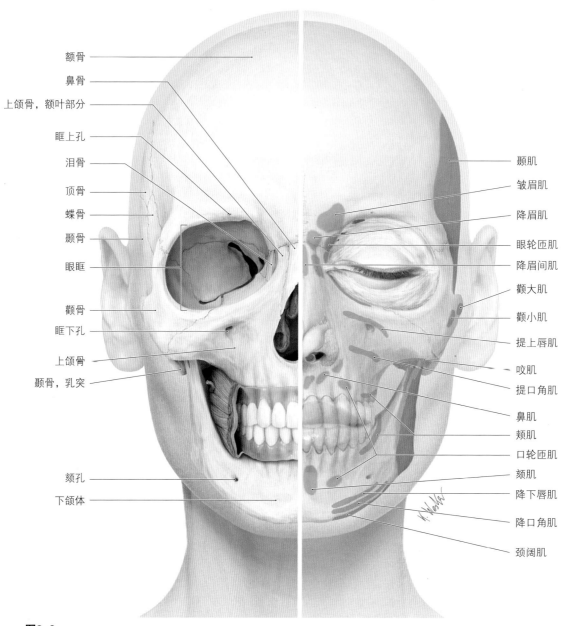

图2-3

面部骨骼（左）和肌肉附着点投射到其上（右）

面部肌肉

面部由30块不同的肌肉组成。它们通常由3个肌肉平面分开，因此被区分为：①浅层；②中层；③深层（图2-4）。肌肉作为软组织复合体中的动态辅助者，在面部衰老过程中起着极其重要的作用。动态的运动和面部表情需要这些肌肉收缩。随着年龄的增长，这些肌肉自然会变得肥大，永久地产生可见的皱纹，这些皱纹的产生是不自主的，且不受欢迎的。

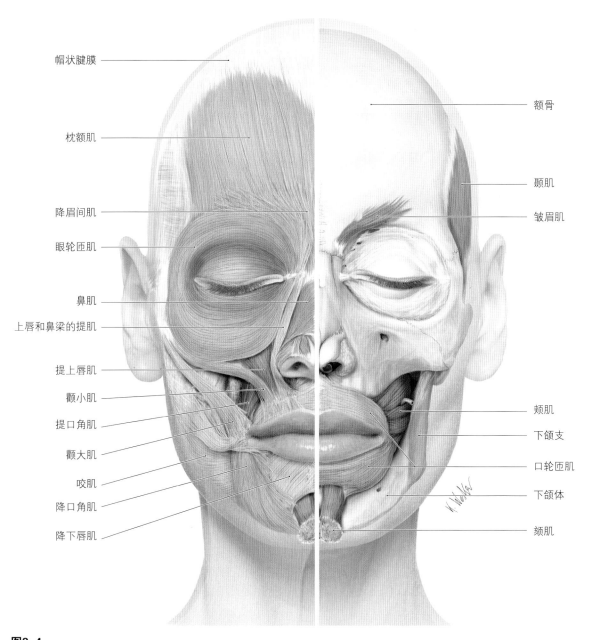

图2-4

面部3个肌肉平面的示意图：浅层（绿色）、中层（蓝色）、深层（红色）

皮下脂肪和结缔组织

　　面部结缔组织中的皮下脂肪起着充盈面部软组织的作用。它在保护面部免受外部伤害方面起到了缓冲的作用，同时也确保了为面部组织持续供应重要的体液和营养。面部有一个连续的浅层脂肪室（图2-5）和一个不连续的深层脂肪室（图2-6）。浅层筋膜室位于浅层肌腱膜系统（SMAS）浅层筋膜上方，深层筋膜室位于SMAS下方。这两个隔间在形状上都类似于蜂窝，并提供了均匀的、平滑的皮肤分布。面部表层脂肪含量高的区域通常界限清晰、层次均匀。这些部位包括面颊、鼻唇沟、眉间和下巴（图2-5）。在老年患者中，这种特殊的组织随着年龄的增长而减少，导致的萎缩通常是由于血流量减少所致。由于太阳穴和前额部位的浅层脂肪很少，眼眶周围和口周几乎没有浅层脂肪，这些区域随着年龄的增长更容易出现皱纹和褶皱，是个体面部衰老的明显迹象之一。

　　图2-6显示了深层脂肪室。其中包括SMAS、眼轮匝肌后脂肪垫（ROOF）、眉间脂肪垫、颊脂脂垫和比沙颊脂肪垫的下突等。这些脂肪垫更大，在年轻人的面部突出。随着年龄的增长，会出现萎缩和体积损失，这也是衰老的主要可见迹象之一。

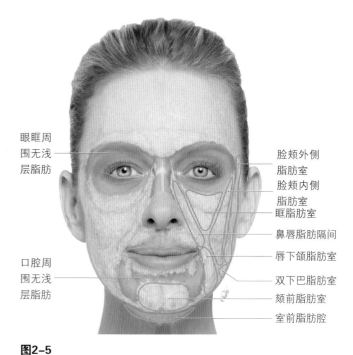

眼眶周围无浅层脂肪

脸颊外侧脂肪室
脸颊内侧脂肪室
眶脂肪室
鼻唇脂肪隔间
唇下颌脂肪室
双下巴脂肪室
颏前脂肪室
室前脂肪腔

口腔周围无浅层脂肪

图2-5

面部浅层脂肪室分布情况

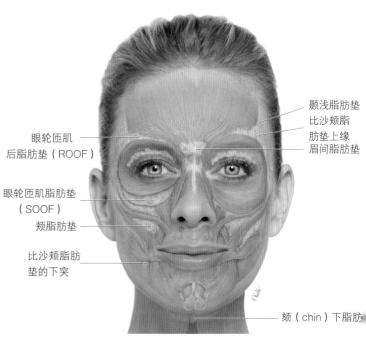

颞浅脂肪垫
比沙颊脂肪垫上缘
眉间脂肪垫

眼轮匝肌后脂肪垫（ROOF）

眼轮匝肌脂肪垫（SOOF）

颊脂肪垫

比沙颊脂肪垫的下突

颏（chin）下脂肪

图2-6

面部深层脂肪室

血液供应

面部区域的血管网络丰富而复杂（图2-7）。皮肤层由细小的毛细血管供应血液。这些小血管可以充分扩散到面部的各个层面。

当将药物注射到面部区域时，**彻底了解主要血管的位置是至关重要的，这将避免发生与血管内注射相关的潜在并发症**，注射填充物最常出现的并发症是栓塞。

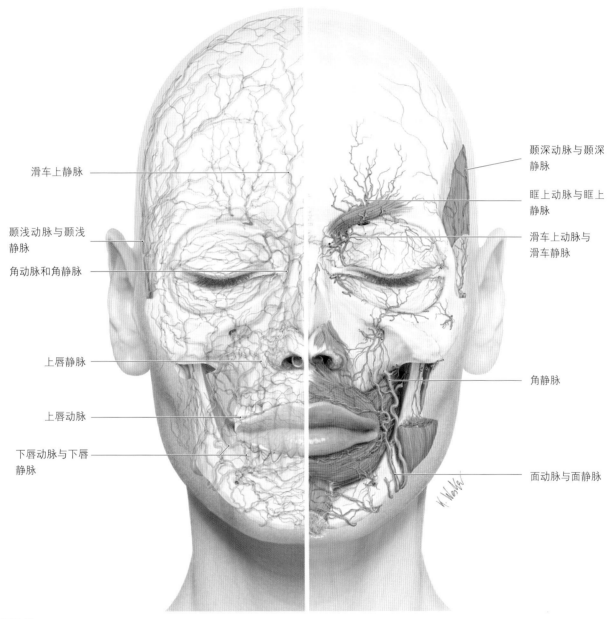

滑车上静脉

颞浅动脉与颞浅静脉

角动脉和角静脉

上唇静脉

上唇动脉

下唇动脉与下唇静脉

颞深动脉与颞深静脉

眶上动脉与眶上静脉

滑车上动脉与滑车静脉

角静脉

面动脉与面静脉

图2-7

面部血管投射到面部骨骼上（左）和面部深动脉、面部深静脉相对于深部肌肉的位置（右）

了解面部动脉、面部静脉与面部肌肉的关系也很重要（图2-8）。

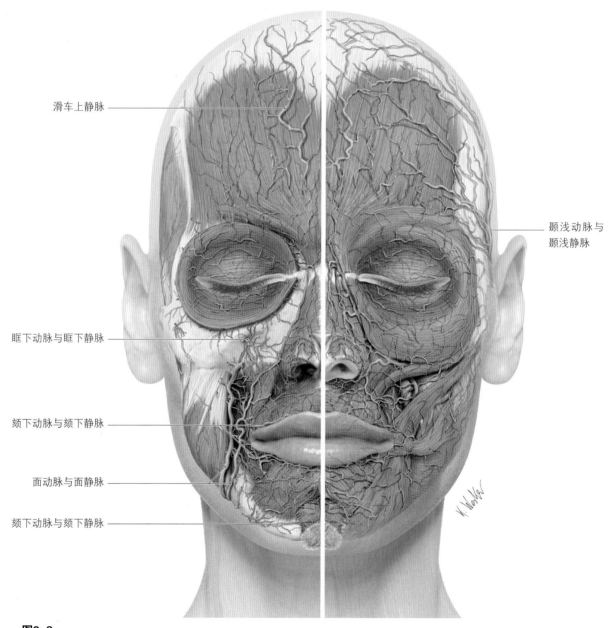

滑车上静脉

颞浅动脉与
颞浅静脉

眶下动脉与眶下静脉

颏下动脉与颏下静脉

面动脉与面静脉

颏下动脉与颏下静脉

图2-8

面部动脉和面部静脉相对于中深肌肉（左）和浅肌肉（右）的位置

神经分布

伴随面部的血液供应存在着一个复杂的神经系统，面部的神经主要有两个来源：三叉神经和面神经。面部的感觉神经由三叉神经提供。该神经分为3支：V1，眼神经眶上孔和眶上裂出眶，为上面部提供感觉；V2，上颌神经出眶下孔，支配中面部；V3，下颌神经支配下颌和颞区（图2-9）。

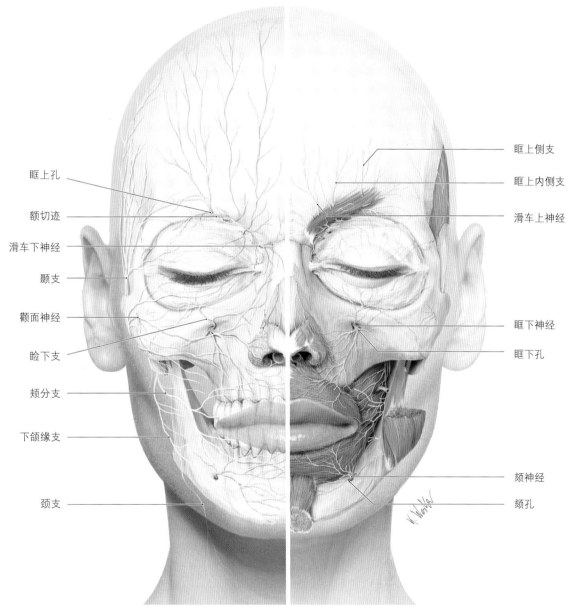

眶上孔

额切迹

滑车下神经

颞支

颧面神经

睑下支

颊分支

下颌缘支

颈支

眶上侧支

眶上内侧支

滑车上神经

眶下神经

眶下孔

颏神经

颏孔

图2-9

面部神经投射到面部骨骼上的概况（左）和面深神经相对于深部肌肉的位置（右）

另外，面神经支配着与面部表情有关的肌肉。它在腮腺内分为5个主要分支，大部分分布在一些肌肉的浅层（图2-10）。简而言之，颞支支配颞肌、额肌和眼睑肌；颧支支配颧区和下眼睑肌；颊支支配面颊和眶周肌；下颌缘支支配下颌肌；颈支支配颈阔肌（图2-10）。

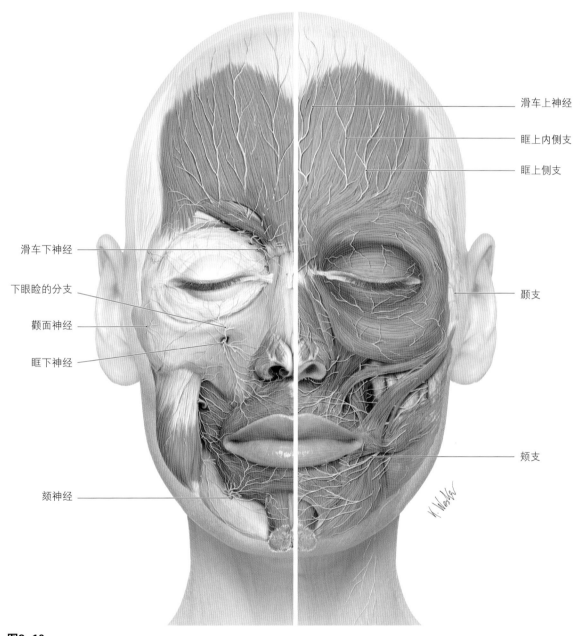

滑车上神经

眶上内侧支

眶上侧支

滑车下神经

下眼睑的分支

颧面神经

眶下神经

颞支

颊支

颏神经

图2-10

面神经相对于中深层肌（左）和浅层肌（右）的位置

皮肤和毛发生物学

皮肤的结构和功能

皮肤作为人体最大的器官，对维持人类健康至关重要。虽然皮肤有许多重要的功能，但它的核心功能是为身体提供保护屏障和防水层。因此，它可以保护人体器官免受紫外线照射、水分流失、微生物和化学物质的伤害。它进一步协助调节体温，并积极参与免疫活动。除了执行这些重要功能外，皮肤还与一个人的自尊、对年龄的感知和总体幸福感密切相关。皮肤可能会对社交产生深远的影响，并在美学中扮演着关键角色。

皮肤由3层结构组成：

（1）表皮：表皮是皮肤的最外层结构，主要由角质形成细胞组成。皮肤的重要屏障功能主要存在于表皮的顶层，即角质层。该层作为一种屏障，防止皮肤失去水分，出现脱水，并防止皮肤受到刺激。黑色素细胞是表皮产生色素的细胞，位于基底层。朗格汉斯细胞散布在表皮的基底以上区域，是一种重要的免疫屏障。

（2）真皮：真皮位于表皮之下，厚度为1.5～4mm。它是皮肤3层结构中最厚的一层，约占皮肤厚度的90%。真皮的主要功能是为表皮提供营养，调节温度，并储存体内大量的水分。乳头层上有一个细小而广泛的血管系统，它控制着通过皮肤的血流量。下方的网状层较厚，由胶原纤维组成，提供支撑结构和弹性。该层构成皮肤的其他组成部分，如毛囊、汗腺和皮脂腺。

（3）皮下组织：皮下组织是皮肤最深的一层，厚度从几毫米到几厘米不等。由脂肪组成，被疏松的结缔组织分成脂肪团，并由筋膜与下面的组织分开。

皮肤老化

作为进化不全的结果，人的皮肤在一生中会自然衰老。然而，在一生中，皮肤也会直接暴露在包括烟雾、紫外线和化学物质等环境中，这些因素可能会极大地加速衰老过程。随着皮肤年龄的增长，人们会观察到一些衰老的表现及共同特征，与皮肤干燥、皱纹、弹性丧失和/或色素沉着有关。随着显微成像技术的进步，人们比以往任何时候都更容易理解皮肤的损伤（由紫外线辐射、化学物质等引起），如胶原蛋白和弹性纤维的变化。众所周知，衰老会导致皮脂腺和汗腺减少，通常被描述为伴有瘙痒的老年性干燥症。因此，头发变得又白又细，导致脱发。此外，衰老还会导致皮下脂肪层的松动、厚度和强度降低，导致皮肤看起来更加松弛。特别是在浅色皮肤类型的个体中，外源性衰老的表现往往更明显，并可能导致脂肪萎缩，而在深色皮肤类型的个体中，衰老更为常见的表现为皮下脂肪层增厚。

皮肤结构在性别和不同种族的个体之间也存在差异。一般来说，在相似的气候条件下，亚洲人的皮肤比中欧血统的人平均晚10年出现皱纹。欧洲人的皮肤通常逐渐地呈现出线性变化，而亚洲人通常在40～50岁会迅速地显示出衰老的迹象。然而，在每个人身上，黑色素细胞的数量通常每10年减少8%～20%。

虽然许多外在因素在皮肤老化中起作用，

包括紫外线照射、吸烟、电离辐射、过量饮酒、营养不良、饮食不良和情绪压力，但高达80%的皮肤损伤是由紫外线直接照射引起的。这一点在浅色皮肤类型的人身上尤为明显。紫外线会增加基质金属蛋白酶（MMP）的活性，MMP是已知的负责降解胶原蛋白的酶。此外，紫外线会增加细胞内活性氧（ROS）的数量，从而增加DNA损伤和肿瘤发生的概率。在这种长时间的反应中，身体积累活性氧，排毒系统经常超负荷工作。因此，目前已经开始局部应用抗氧化剂，如维生素C来抗衰老，并且人们发现使用其能够最大限度地改善皮肤老化。

内在（遗传）因素在衰老中也起着关键作用。通常情况下，皮肤变薄发生在30～80岁，通常伴随着明显的细胞减少，这会导致皮肤厚度减少10%～50%，临床表现为皮肤松弛和皮下脂肪层减少。随着年龄的增长，皮肤组织的血管显著减少，这可能是组织学观察到的细胞减少和皮肤厚度减少的主要原因。因此，学者们提出了利用浓缩血液（浓缩血小板）中的生长因子来作为逆转或减缓衰老过程的一种手段，正如本书后面所讨论的那样。

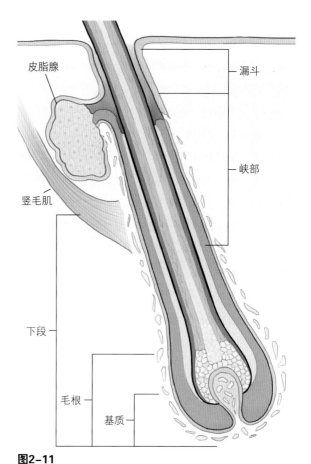

图2-11

毛囊示意图

毛发的结构和功能

人类头皮平均含有9万～14万根终毛。这些毛发每月可长约1cm。与此同时，脱发也是持续的，人们平均每天脱发约100根。

毛皮脂腺或毛囊单位由毛囊、附着性皮脂腺和竖毛肌组成。毛囊的大小和形状根据它们位置的不同而有很大的不同，但它们都有相同的基本结构。毛囊在全身的数量和分布以及每根毛发的未来表型是在胎儿发育过程中确定的，出生后不会增加额外的毛囊。

毛囊始于表皮层，并延伸至真皮层。绒毛可能只延伸到网状真皮层，而末梢毛发更深，有时甚至延伸到皮下组织中（图2-11）。

毛发区域

每个毛囊可以分为不同的区域：球部、球上区、峡部和漏斗。漏斗始于表皮表面，延伸至皮脂腺开口。峡部是皮脂腺开口和凸起之间的区域。球部是毛囊中竖毛肌插入的区域。球部包含数个表皮干细胞，它们是外根鞘的一部分，并且可作为脱发治疗的靶点。

球部包含数个表皮干细胞，它们是外根鞘的一部分，并且可作为脱发治疗的靶点。

球上区域从球的凸起延伸到球的顶部。毛囊的深度为1.5～4mm。球部中含有规律增殖的基质细胞。这些细胞围绕在毛乳头的两侧和顶部，负责毛干以及内外根鞘的产生。毛乳头含有毛细血管，并与毛囊中的基质细胞相互作用。

基质细胞中的黑色素细胞为头发提供了独特的颜色。头发的颜色是由毛干中黑色素小体的分布决定的。毛囊中含有黑色素细胞，黑色素细胞合成黑色素小体，并将它们转移到球部基质的角质形成细胞。衰老会导致黑色素细胞的丧失和黑色素小体的产生相应减少，导致头发变白。

毛发层

毛干由一个被称为髓质的核心结构组成。被构成头发主体的皮质包围着。向外移动时，有一层单层的细胞组成了干角质层。然后将轴角质层包裹在形成内根鞘的3层中。当毛干从基质向上生长时，内根鞘在塑造毛干方面非常重要。内根鞘由外向内角化，最终会在峡部水平的毛囊中部解体。最后，外根鞘包裹整个发干。这一层在峡部水平周围经历毛囊角化的过程。

皮脂腺是表皮的全腺泡状分泌附属物，是毛皮脂腺单位的重要组成部分。它们遍布全身，特别是皮肤的某些部位，如面部。这些腺体开放在毛囊上，但在唇部等区域除外，因为唇部不含毛囊，所以它们直接排空到黏膜表面。当受到雄激素等激素的刺激时，皮脂腺会产生并释放皮脂，这是一种油性蜡质物，有助于形成皮肤屏障。

竖毛肌是附着于毛囊隆起区的外部根鞘，并延伸至真皮上部附着的一小束平滑肌束。它由自主神经系统的交感神经分支支配。在寒冷的气候中，交感神经刺激会导致这些肌肉收缩。这会使竖毛肌处的皮肤略微高于其他皮肤的水平，使毛发竖立起来，这通常被称为"鸡皮疙瘩"。

头发生长周期

头发生长以循环方式进行，但每个毛囊遵循其自己的头发循环方式，完全独立于头皮上的其他头发。正常的头发生长周期有3个阶段：生长期、退化期和静止期（图2-12）。

生长期：是活跃的生长阶段，通常在头皮上持续2～6年。85%～90%的头发都处于生长期。

退化期：也被称为过渡期，持续1～2周，是在外根鞘中的许多细胞发生凋亡后，导致杆状头发形成的退化期。杆状头发的末端有一个白色坚硬的节点。

静止期：也称为休眠期。本质上已经死亡的杆状头发被固定在头皮上。它们通常保持2～4个月，然后释放并脱落。这样生长期就可以重新开始，再长出1根新头发。

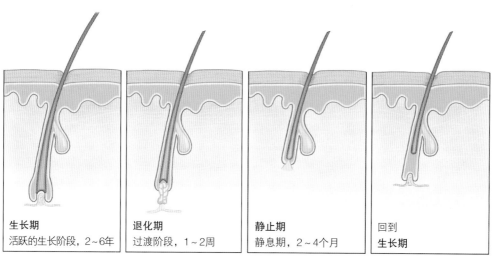

生长期
活跃的生长阶段，2~6年

退化期
过渡阶段，1~2周

静止期
静息期，2~4个月

回到
生长期

图2-12

头发生长周期

> 身体上其他部位的毛发往往有较短的生长期和较长的休止期，导致大多数体毛较短，并保持较长的时间。

脱发和生长周期

当脱发发生时，不管是什么原因所致，毛发生长周期几乎总是会受到影响。毛发生长周期异常或中断可能发生在任何阶段：

- 生长期缩短：整个毛发生长周期受到影响。
- 早期成熟期：当生长期缩短时，毛囊比正常情况下更早进入过渡期。
- 静止期延长：随着更多的头发过早进入休眠期，正常的休眠期会延长，导致脱发增加。较长的静止期意味着较少的毛囊重新进入生长期，这会导致毛囊较弱或没有再生功能。

影响头发生长的几个因素：

- 遗传学。
- 雄激素[睾酮及其活性代谢物，双氢睾酮（DHT）]。
- 雌激素。
- 甲状腺激素。
- 糖皮质激素。
- 维A酸。
- 催乳素和生长激素。
- 药物。
- 营养状况。
- 压力。

雄激素是对毛囊影响最大的激素。睾酮和DHT通过毛乳头中的雄激素受体起作用。这些激素是导致遗传易感个体晚年雄激素性脱发的主要原因，因为它们导致头皮毛囊缩小。然而，在青春期，它们会增加雄激素依赖区域（如胡须区域）毛囊的大小。

> 无论脱发的原因如何、类型如何或毛发生长问题如何，任何治疗的目标，都是为了使毛发生长周期正常化和得到恢复。

治疗面部衰老

如前所述，有许多因素与面部衰老有关。这些变化最初发生在皮肤表面以下的解剖结构和细胞水平，最终它们体现在皮肤上。许多衰老的早期迹象都是在表面脂肪层很少或没有表面脂肪层的部位发现的。

在制定面部年轻化手术的策略时，了解解剖学和组织破坏的机制是很重要的。临床医师可能会开始怀疑以下问题：皮肤损伤是由紫外线照射引起的，从而导致胶原蛋白的合成丧失吗？是因为吸烟影响血液流动吗？皱纹是由肌肉过度活跃引起的吗？这些都是作为从业者制定和推荐有效的治疗策略需要考虑的重要问题。

面部组织中与年龄相关的变化，最常为血液供应的改变。血液供应的改变可以导致与萎缩相关的变化。包括脂肪组织层的厚度、皮肤细胞的细胞分裂率和胶原蛋白合成的显著降低。上述情况中的每一种都会损害各种组织类型的再生能力以及皮肤的天然屏障功能。皮肤的水合作用也会受到影响，导致面部进一步呈现衰老的迹象。

很多衰老的迹象都出现在面部的"热点"区域。图2-13显示了有皮下脂肪分布和没有皮下脂肪分布的部位的比较。请注意，脂肪含量

记住：在皮肤外部观察到的可见迹象（皱纹、皮肤松弛和褶皱）几乎总是与临床上看不到的更深层次的组织水平的潜在衰老有关。

低的区域（眼周和口周）在临床上更常与明显的衰老迹象有关。因此，眼周和口周是面部年轻化治疗策略的起点。

此外，深层脂肪萎缩是皮肤老化的一个重要的年龄相关因素，主要是由于与年龄相关的血流量减少，减少了面部组织的氧气和营养供应，从而导致深层脂肪萎缩。这种皮下组织中脂肪体积的逐渐减小导致了面部组织复合体中肤色的改变和水分的减少。因此，血管退化被认为是面部衰老的主要原因，这也是为什么血小板治疗方法（如PRF）被认为是进一步减缓甚至有可能逆转衰老的极其有效的策略。此外，正如这本书后面讨论的那样，这种深层脂肪的损失也是脂肪移植被普遍用作面部美容策略的主要原因之一。

面部衰老也会导致肌肉和韧带附着的丧失，从而影响美观。因此，当肌肉活动减少时，皮肤就会松弛。随着时间的推移，人们可以观察到一个逐渐的变化，导致面部表情区域会不由自主地产生更多的皱纹和线条，特别是当脸部放松时。

最后，衰老会影响骨骼。当骨量减少，面部骨骼收缩时，皮肤会进一步松弛。这在面颊区最为明显，早期骨质流失的迹象会导致面部严重而明显的衰老。

在设计理想的治疗策略时，必须考虑与年龄相关的各个方面。

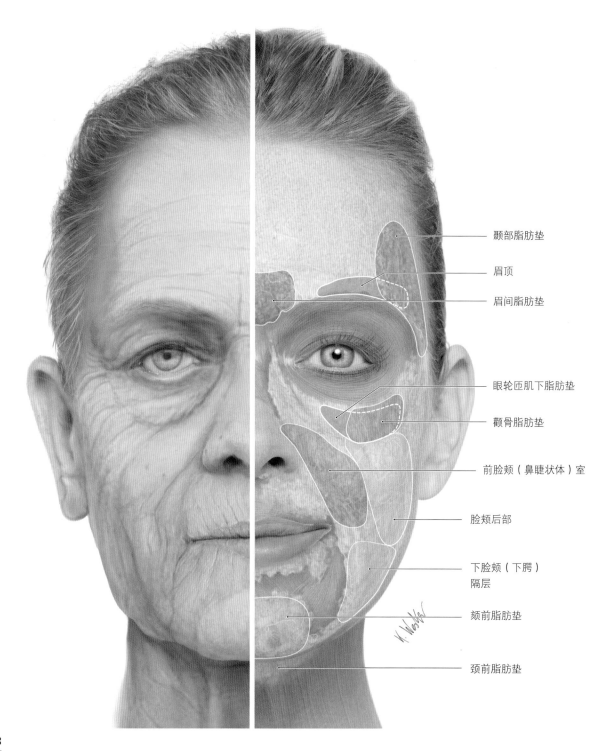

颞部脂肪垫

眉顶

眉间脂肪垫

眼轮匝肌下脂肪垫

颧骨脂肪垫

前脸颊（鼻睑状体）室

脸颊后部

下脸颊（下腭）
隔层

颏前脂肪垫

颈前脂肪垫

图2-13

面部衰老的临床体征和皮下脂肪分布图。乍一看，很明显，它们之间存在关联。在没有表层脂肪的部位，伴随着深层脂肪萎缩导致的面部萎缩，衰老的临床迹象在特别早的年龄就会变得明显。因此，眼周和口周的脂肪减少部位被认为是面部老化的"热点"区域

总结

很明显，面部衰老的原因是多种因素导致的，影响到多种组织类型。由于许多面部变化在解剖学上发生在皮肤表面以下，包括血流量减少和随后的脂肪萎缩。因此，任何希望进行面部年轻化手术的临床医师都需要对涉及皮肤、皮下脂肪、结缔组织、肌肉和骨骼的多维过程有深刻的了解。

表面缺陷，如轻微的皱纹，可以用各种不同的方式进行治疗，如PRF结合微针治疗。

像PRF这样的血小板浓缩物是已知的血管生成诱导剂，已成为面部年轻化领域的有效治疗产品，能够进一步改善缺损组织的血流。后面章节提供了通过改进离心技术形成有效的血小板浓缩物，以改善血管形成的策略，如PRF（见第6章），然后可以通过微针（见第7章）、注射（见第8章和第9章）、结合激光（见第10章）或利用新的方法（见第12章）将其导入面部组织。虽然该领域发展迅速，但本书提供了PRF在面部美容中应用的最新研究。

第3章

面部美学摄影
Photography in Facial Esthetics

Walter Rozen

Richard J. Miron

Catherine Davies

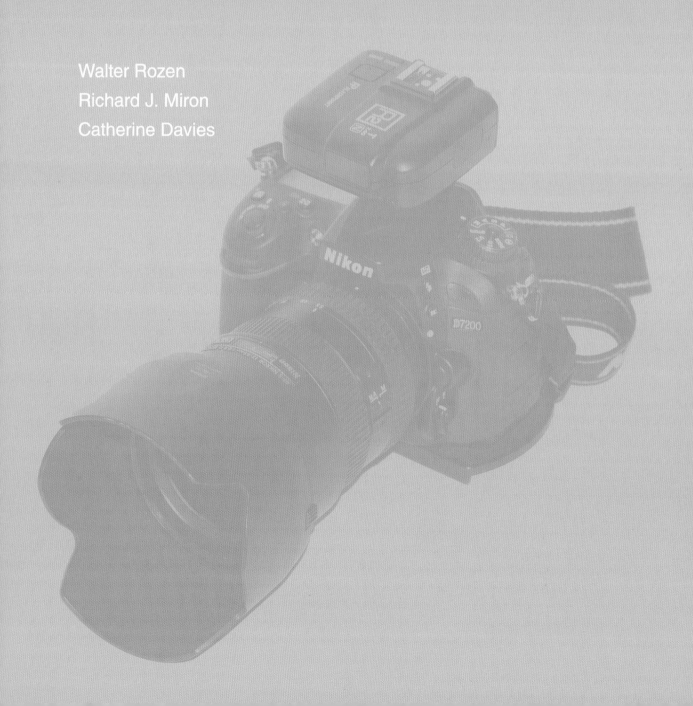

摄影是医疗美容诊疗环节的重要组成部分，用于评估、跟踪治疗后或衰老过程随时间的变化。 随着求美者需求和期望的不断提高，追求"年轻的外观"，使得摄影在面部美容领域变得尤为重要。众所周知，富血小板纤维蛋白（PRF）可以缓慢为软组织提供生长因子来刺激新的组织再生，使肌肤自然恢复活力。这与其他面部美容方式（如填充剂或肉毒素）不同，后者在治疗后面部特征会发生更迅速的变化，为求美者提供更即时的满足效果。因此，在PRF治疗过程中，摄影就成了评估进展的必要手段。本章强调了面部美学中摄影的重要性，并概述了进行摄影、记录存档的要求。首先探讨了设备设置，包括对背景、照明和相机功能（相机、镜头和闪光灯）的严格评估。随后，本书展示了求美者在静态（放松）和动态（收缩）姿势拍摄的17张图像，以突出面部特征。 总之，本章介绍的摄影为临床医师收集资料的必备环节，以充分获得高质量的影像，这对于现今的美容市场不可或缺。

摄影记录

医学摄影是一种精确记录求美者特征和状况的手段，利用摄影器材采集影像。摄影在医学上的应用已有1个多世纪，在此之前，医学绘画和插图被认为是描绘各种疾病或变化的规范，可以将新信息传递给同事。如今，医学摄影比以往任何时候都更受欢迎，被强烈建议应用在现代医学中，而且它们在某些领域中是必需的。面部美容和面部年轻化领域平衡了药物和化妆品之间的界限，因此，作者建议所有医师在记录面部美容治疗时都遵守严格的规程。因为摄影对于记录长期的病例是非常重要的，求美者档案应该保存在安全的地方，数字档案最好做两个备份留档，以防丢失。摄影还可以发挥许多其他功能。进行良好的摄影可以提高求美者的接受度，因为来访的转诊人员和新求美者可以在诊室进行摄影前后可视化对比，从而有助于建立医患双方的信任。摄影也有助于制订治疗计划、监测整体进展、研究和优化技术，以及改善办公室营销。

不幸的是，在面部美容领域，由于投放市场的低端产品（如廉价的面部填充物）所导致的治疗"失败"案例不断增加，致使市面上出现了许多对该领域的诉讼和否定。此外，在现代文化中，随着越来越多的名人接受面部年轻化治疗，求美者的期望值也大大提高了。因此，预计一些求美者在治疗后会表现出一定的抵制，抱怨随着时间的推移几乎没有观察到任何效果或收益。

求美者会很快忘记自己最初的情况，因此摄影必不可少。

自然，记录面部特征变化信息的最有效的方法就是拍摄治疗前、治疗中、治疗后大量的资料图像。这在PRF的组织再生的治疗中尤为重要，因为随着时间的推移，求美者会有一个缓慢而渐进的变化，而不像用面部填充物和/或A型肉毒素（Allergan）那样可以立即观察到令人满意的结果。本章后面展示的摄影系列演示了如何更好地展示面部皱纹和问题区域的有效摄影方法。这些图像可在就诊准备充分后的2分钟内进行拍摄。

总要求

在医疗诊所或美容医院开始进行任何治疗之前，必须收集求美者所有的相关病史。即使使用完全自然再生的方法，如PRF，所有实施的治疗都必须具体地记录在每名求美者的档案中。即使迄今为止在PRF文献中没有记录到不良反应，但在治疗开始之前，还是应该为求美者提供一系列可能的治疗方案，并进行全面咨询，包括就每种治疗方案的相关风险和潜在并发症进行讨论。所有面部美容治疗都需要签署知情同意书。

经过全面的病史评估后，第一步就是采集完整的影像资料，以静态和动态表情记录采集图像。这对于准确、客观地记录求美者的面部特征是至关重要的。这些图像在清洁后、裸妆的条件下拍摄，摄影师（通常是一名受过训练的办公室助理）可以准确理解求美者的治疗意图，充分看到整个面部，包括有问题的区域和/或面部老化的特征。影像采集完成后，就可以让求美者看到他们自己的面部图像。在开始与提供治疗的医师讨论之前，给求美者时间来评估他们自己的面部轮廓、特征和有问题的区域。

在会诊期间，求美者更倾向于透露他们不满意的区域，而医疗提供者随后可能开始讨论他们机构内提供的每种治疗方案的现实期望。

理想情况下，面部美容摄影应该建立专业摄影室并按需求配置相应必备的设备。由于影像距离、闪光灯设置（强度和长度）、相机镜头设置以及数码摄影中的各种其他选项可以固定，因此可以使得每次拍摄的图像都具有一致性并且可重复。不过在多数临床实践中常常并非如此，这些参数中的任何一个（特别是光照）的微小变化都可能对最终图像产生明显的影响。以下将着重介绍用于进行医学摄影的专业设置。

背景

背景会对最终的图像产生巨大的影响；一个杂乱的背景可能会分散观察者的注意力，降低观察者对于目标面部区域的关注（图3-1）。虽然一些临床医师使用白色的门或房间分隔作为背景，但作者强烈推荐使用白色抗皱背景的支撑架（图3-2）。售价不到100美元（约650元人民币），但背景清晰度很高。我们进一步推荐使用纯白色无缝背景纸〔一般30美元（约195元人民币）左右〕，如果用久了出现褶皱可以将其卷起。

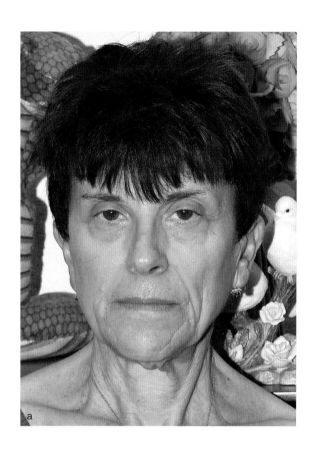

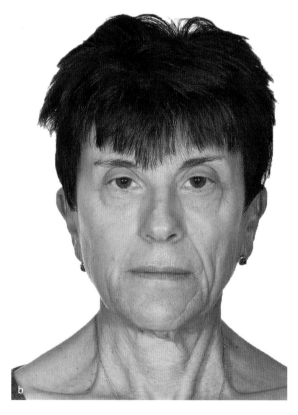

图3-1

合适的背景会对最终的图像产生巨大影响，因为背景的干扰会分散观察者对于整个图像的注意力。（a）求美者图像背景杂乱。（b）同一名求美者采用无缝的白色背景

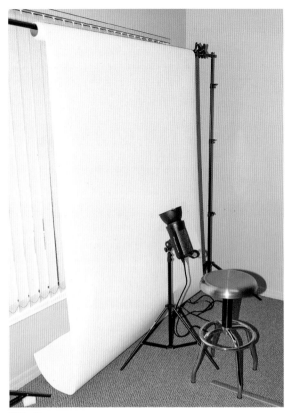

图3-2

作者建议在进行面部摄影时使用带有白色抗皱背景的支撑架

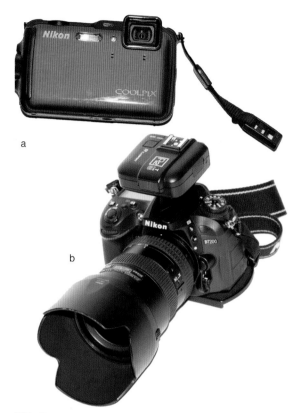

图3-3

两种通常用于面部美容的相机。（a）数码便携式相机易于使用，并提供各种预先编程的图像模式。廉价而且体积相对较小。（b）数码单反相机是首选，因为它们有更多的附件、高光学性能和根据需要可更换镜头的功能

相机和镜头

如今市场上的相机多种多样，对医师来说往往很难分辨出每一种相机的优点和缺点。虽然数码便携式相机曾经被认为是一种易于使用的照相设备，具有预先编程的图像模式。但因为它们不能利用间接闪光，因此在面部美容方面的应用有限。相反，临床医师最好买一台数码单反相机。最好使用现代的20~30兆像素，在100 ISO速度下具有低噪点的相机，因噪点低，故具有出色地突出细节能力，并且在拍摄的最亮区域和最暗区域具有最大的细节重现能力。这类相机具有许多优点：①间接闪光（多次闪光）的功能；②较高的光学性能；③更换镜头的功能；④附加特殊附件的功能。尽管操作反射式照相机有一个学习曲线，并且需要掌握摄影的基本知识，但在本章中重点介绍了所需的大多数设置，以简化该学习曲线（图3-3）。理想情况下，临床医师应该在购买前通过对皮肤区域进行长时间的特写摄影来测试各种相机的性能。

设置

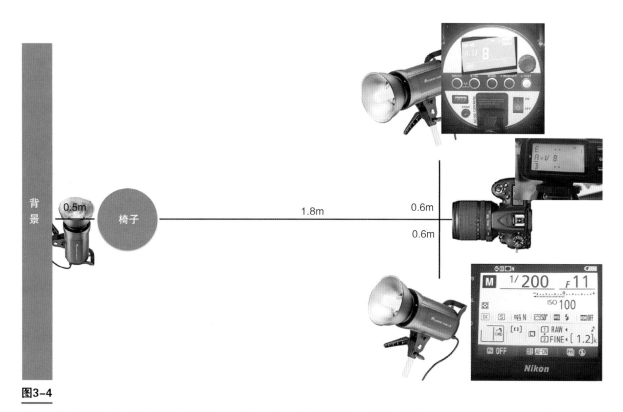

图3-4

作者建议的摄影者与求美者的距离设置，用于办公室以面部美学方式进行摄影。请注意3个闪光方式：第一个闪光方式是在求美者身后以避免阴影；第二个闪光方式是在相机附近；第三个闪光方式是两边朝向求美者

拍摄合格的图像需要符合一组基本的要求。理想情况下，摄影者和求美者应该保持静止。求美者应该保持坐直，摄像机应该安装在一个固定的三脚架上，稳定摄像机以减少晃动。病历记录的第一次拍摄图像应该严格按标准采集，以确保照明、焦点和图像质量标准化，尽量多照几张，以备筛选。

一般的经验法则，与求美者保持一定距离，以避免摄影者与图像距离过近时出现中央面部特征（如鼻子）过大的情况。作者建议摄影者与求美者的距离为1.8m（约6英尺），如图3-4所示。为了更好地可视化某些特征区域，使用变焦镜头进行拍摄，由于现代摄像头技术的改进可拍摄单个头部镜头，然后进行数字放大，以极高的质量可视化特定区域（图3-5）。

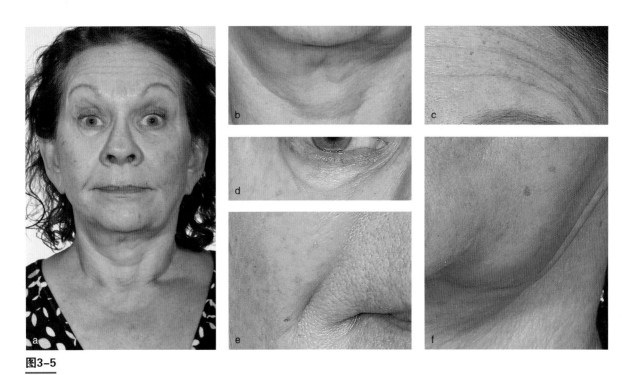

图3-5

（a）单次头部拍摄，由于现代摄像头技术的改进，使用变焦功能可以很好地可视化多个区域。（b）颈部。（c）前额皱纹。（d）下眼睑。（e）鼻唇沟。（f）双下巴

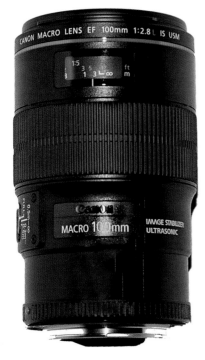

图3-6

100mm佳能镜头

当谈到相机镜头时有多种的选择。我们推荐使用100mm镜头的相机（图3-6）。100mm的镜头是最好的选择，因为它是固定的，不会因意外地变焦而发生变化，可以提供摄影的一致性。此外，闪光灯后面1.8m（6英尺）的相机距离允许100mm镜头有最大的放大率。将相机向后将产生一个更小的图像与低分辨率变焦。应该避免使用广角镜头，因为它们会产生变形（鱼眼透视），不适合进行面部记录。

设置完成后，图像质量将保持不变，因此设置过程非常重要，应给予重视。

表3-1　**面部摄影的相机型号、镜头和设置**

相机型号	尼康D7200或同等规格单反
镜头	固定至100mm或缩放到100mm
闪光灯	Flashpoint Studio 300 Monolight内置R2 2.4GHz无线电远程系统
闪光灯设置为	1/8
相机设置为	手动
快门速度	1/160s
光圈值	F11
ISO	100
白平衡	闪光

灯光

　　灯光可能会很复杂，因为每个光源都有不同的色温，并且对色彩再现性有不同的影响。我们强烈建议使用本书中给出的参数设置以确保进行正确的摄影。使用表3-1中提供的相机/闪光灯设置将确保能够保持适当的色彩平衡和曝光。这将最小化并消除室内光线的干扰。通常，假定使用人造光源来拍摄采集资料。当发生混合光情况（日光、各种荧光灯或其他类型的灯）时，更难获取精确的图像。为了使用合适的方法测量光强度，建议使用直方图来校准图像（图3-7）。直方图提供图像中亮度分布的图形，这可以使摄影者客观地调整相应条件。理想情况下，图像亮度应该跨越整个直方图；两端代表图像中的暗区（左）和亮区（右）。直方图中的最高峰总是位于最右边，代表背景白色（纯白色）。图像的其余部分应显示在左侧，峰应在帧结束之前结束，代表全黑（图3-7b）。我们推荐应用一套Studio Monolight闪光灯。在这套闪光灯中，两个闪光灯成一定角度朝向求美者的每一侧，而一个闪光灯位于求美者的后面，以避免背景出现阴影（图3-4）。

　　关于照明，需要考虑与调整适当的ISO速度、镜头光圈和闪光灯性能。在安装过程中聘请专业摄影师做一次咨询指导，他们可以给出专业的建议，合理布局各种参数设置，比大多数临床医师更有效地解决问题（图3-8）。

　　以前，一些临床医师推荐使用直接（摄像头上）闪光灯和间接闪光灯（图3-9）。我个人更喜欢使用间接闪光灯，因为光线可以更好、更容易地探测面部特征，并且给整个面部提供更均匀的照明。然而，间接闪光灯的缺点是需要更强大的闪光灯，房间需要进行适当的设置，需要相机有足够的闪光灯发射器，还需要有更高的技术及更多的经验。

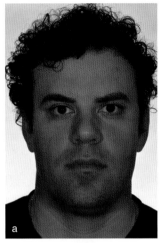
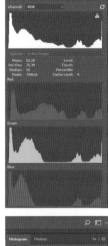

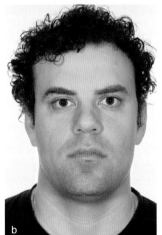
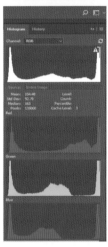

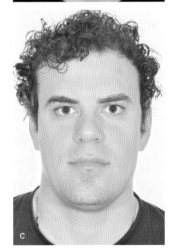
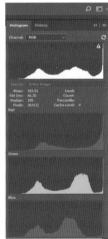

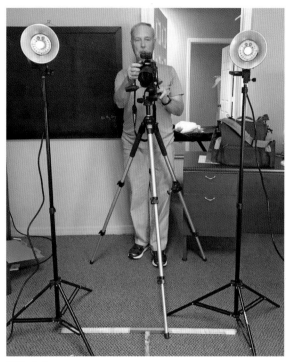

图3-8 ▲

强烈建议在数字摄影的设置和管理过程中聘请专业摄影师，以帮助设置整体景观和照明。此后，容易再现图像

◄ **图3-7**

同一个人在（a）暗照、（b）正常和（c）亮照强度下拍摄的3张图像。注意每个图像后面的直方图。理想情况下，在图像捕获之后应该观察到一个分布良好的直方图

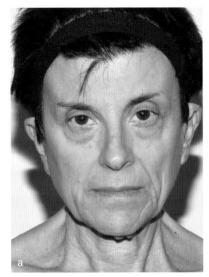

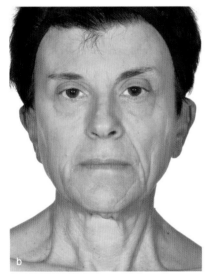

图3-9

直接闪光灯（a）与间接闪光灯（b）拍摄之间的差异。请注意，在直接闪光灯（a）中，人脸侧面会产生更多阴影，而间接闪光灯具有更好地捕获这些位置的能力

拍摄图像

理想情况下，应该在专用的照相室中拍摄图像，在这些地方可以控制照明和求美者的位置，以及求美者与相机的距离，并可以预测地进行重现，使每次拍摄条件保持相对一致。图3-4演示了该设置，并突出显示了建议的摄影

室拍摄距离。对于希望在有限的空间［总共2.4～3.0m（8～10英尺）］下首次进行面部摄影的医疗工作者来说，这是一个极好的起点。表3-1列出了推荐的设置。所有设置均应按给定使用。唯一的变量应该是调节焦距，它用于对直方图进行最终的微调。这可能因诊所不同而异。所有其他参数保持固定，以确保得到最高质量的图像。如果降低光圈值，曝光会增加并将直方图向右移动。如果增加光圈值，曝光将减少并将直方图向左移动。

如果需要测量图像中物体的尺寸（如良性皮肤肿瘤的大小），通常要在图像中包含一把15cm（约6英寸）的尺子。

文档系列

摄影系列记录是吸引新求美者进行美学治疗时的第一步，也是最重要的步骤之一。在咨询结束和仔细看完知情同意书后，应要求求美者去除全部化妆品和首饰，为拍摄面部图像做准备，目标在于展示问题区域。因此在第一次就诊时计划好适当的时间进行咨询和摄影，非常重要。这样就可以专业的角度全面地探讨求美者的担忧。倾听求美者的担忧，提供记录的系列图像是一种非常有效的治疗方法，特别是可以在办公室展示类似问题得到有效治疗的求美者的治疗前后图像。

在面部美容领域，在第一次面诊时时间最好不要安排得太紧，因为通常参加面部年轻化治疗的求美者都是长期客户。因此，如果初次治疗结果能使求美者满意，那么就有机会建立牢固而持久的医患关系。此外，积极的治疗结果肯定会导致口口相传的效果，这是实践发展的理想模式。

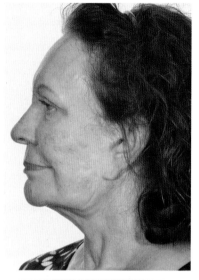 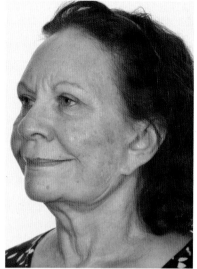 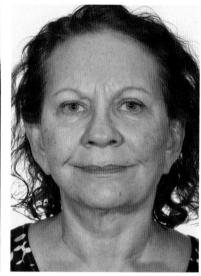

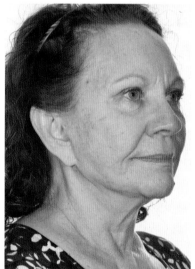 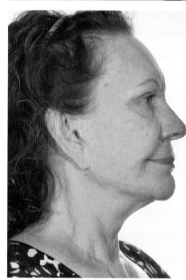

图3-10

面部美学摄影系列图像1～5，包括两张45°（侧面）图像、两张斜位图像和求美者面部放松时的正面图像。提示：大多数品牌相机允许用户选择多点或单点聚焦点。必须选择一个单点，而且它必须是唯一的中心点。由于技术原因，这将确保获得最准确的图像；否则，大部分面孔将无法聚焦。如对于佳能相机，应在相机的下拉菜单中将锐化设置为最大。在拍摄正面和斜位图像时，焦点应该放在被摄影者的鼻孔上方。对于侧面图像，应该采用耳垂有对比的区域或唇角。这些焦点在面颊和前额所在的同一平面附近，这样就能将整幅图像聚焦到合适的位置

由高级PRF教育（www.prfedu.com）建立的PRFEDU面部美学摄影文件系列包括17张静态（舒张）姿势和动态（收缩）姿势的图像，以突出面部特征。首先，拍摄了5张放松的图像：正面图像、两个45°（侧面）图像和两张斜位图像（图3-10）。然后，开始拍摄一系列活动图像。先要求求美者咬紧牙关，收缩颈部肌肉（表情悲伤），从不同角度拍摄3张图像：1张正面图像和2张斜位图像（图3-11）。要求求美者主动微笑时拍摄的3张图像：1张正面图像和2张斜位图像（图3-12）。然后要求求美者像在沙尘暴中一样

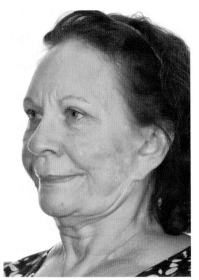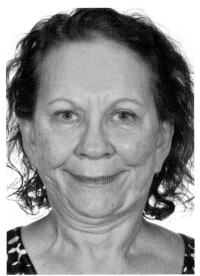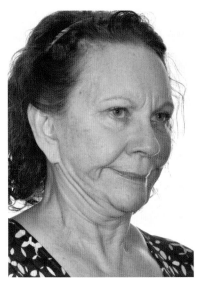

图3-11

面部美学摄影系列的图像6~8，包括求美者的3个不同角度的颈部肌肉收缩和牙关咬紧状况下的图像

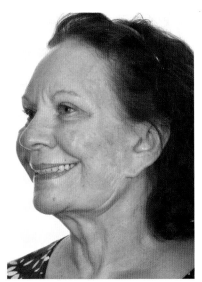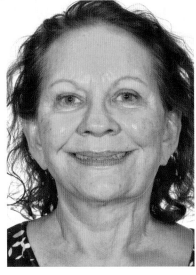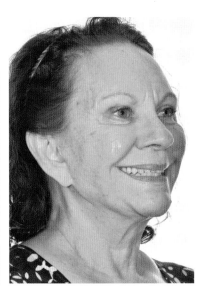

图3-12

面部美学摄影系列图像9~11，包括求美者主动微笑的3个不同角度

眯着眼睛，以使眼角形成充分的鱼尾纹，再次从正面和斜面拍摄了3张图像（图3-13）。最后3张图像只展示正面，这些动作包括：①皱鼻子，让鼻子和嘴唇区域显露出衰老的皱纹（图3-14）；②抬起眉毛，显露前额区域的皱纹（图3-15）；③向外拉面颊皮肤（图3-16）。第③张图像用于观察治疗后皮肤随时间的紧致情况，因为已知某些方式（如微针）可以有效收紧皮肤并减轻皮肤松弛情况。

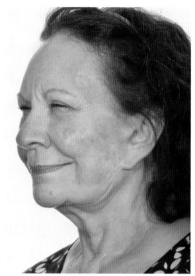 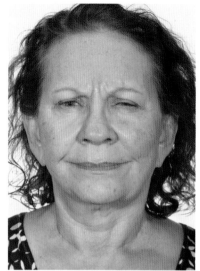 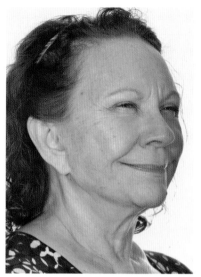

图3-13

面部美学摄影系列的图像12~14，包括求美者斜视的正面图和斜面图，以使鱼尾纹形成足够的皱纹

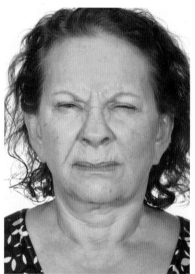 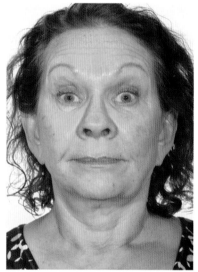 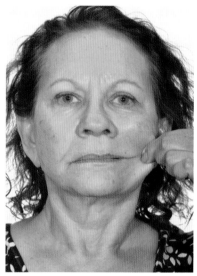

图3-14

面部美学摄影系列图像15：要求求美者皱鼻子，让鼻子和嘴唇区域显露出衰老的皱纹

图3-15

面部美学摄影系列图像16：要求求美者抬起眉毛，显露前额区域的皱纹

图3-16

面部美学摄影系列图像17：要求求美者通过向外拉面颊皮肤来拉伸皮肤

PRFEDU面部美学摄影文件系列

放松状态

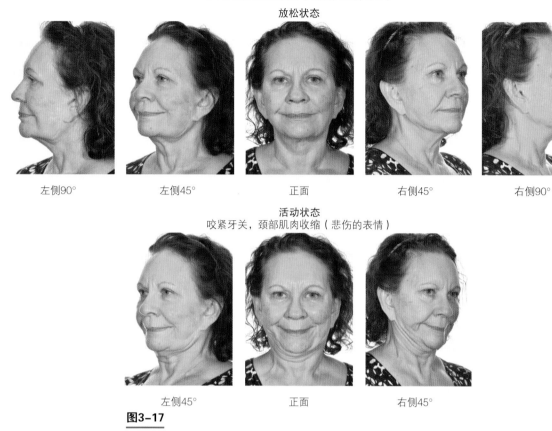

左侧90°　　　左侧45°　　　正面　　　右侧45°　　　右侧90°

活动状态
咬紧牙关，颈部肌肉收缩（悲伤的表情）

左侧45°　　　正面　　　右侧45°

图3–17

完整的PRFEDU摄影系列

图3–17这17张图像的组合由经验丰富的工作人员在2分钟内拍摄，将大大改善求美者的文档记录情况，并可以显示治疗后随着时间推移，面部发生的全部变化。

PRFEDU面部美学摄影文件系列

放松状态
露出牙齿微笑

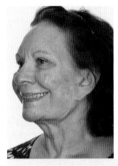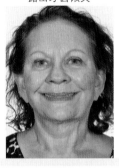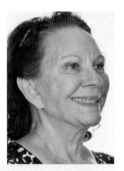

左侧45°　　　　　　　正面　　　　　　　右侧45°

活动状态
像在沙尘暴中一样眯着眼睛

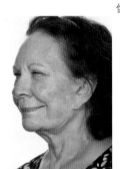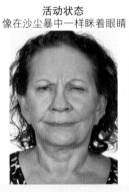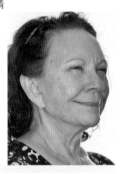

左侧45°　　　　　　　正面　　　　　　　右侧45°

活动状态

皱鼻子　　　　　　抬起眉毛　　　　　向外拉面颊皮肤

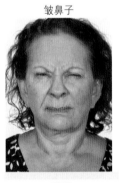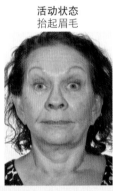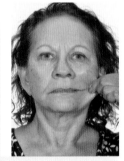

正面　　　　　　　　正面　　　　　　　　正面

图3-17（续）

完整的PRFEDU摄影系列

存档

如前所述，所有图像必须存档在一个可靠和易于访问的存储系统中。所有数据还必须能够根据求美者的请求快速检索。市场上存在着各种各样的商业系统，它们都可以提供各种选择。虽然每名临床医师可能有自己的个人偏好，但我们建议至少在两个区域备份图像（最好是在两个不同的物理位置）。强烈建议使用某种基于网络的自动上传系统来备份所有图像，以便在火灾或其他情况下保护的数据。

市场营销与摄影

一图胜千言。求美者经过各种面部美学治疗前后的图像是市场最有效的评估方法之一。为此，PRFEDU面部摄影系列是一个非常有价值的商品，因为个人图像可以用于市场营销，求美者签署知情同意书后这些图像可以做成专业小册子和/或传单，在候诊室展示和分发。这是一个很好的方式，向可能不熟悉现有技术的求美者介绍新技术。在当今电子信息化高度发达的条件下，一种非常有效的宣传方式是利用候诊室的电视屏幕来展示诊所内成功治疗的案例。前后对比图像是提高求美者接受率的一个非常有效的工具。此外，与医师相关的电视广告式访谈也是有效教育求美者接受新治疗方法的一种很好方式。这使得在见到临床医师之前求美者就可以获得专业的新材料和信息。

总结

影像资料采集记录是很有价值的，它可以将任何潜在的问题区域可视化，并准确记录面部随时间的老化，以及面部年轻化过程中的改善情况。由于求美者的需求持续稳步上升，作者最大的希望是所有临床医师承担起责任，在他们的办公室内进行充分的记录和高质量的摄影。

第4章

面部美容咨询
Consultation for the Facial Esthetic Patient

Richard J. Miron

Catherine Davies

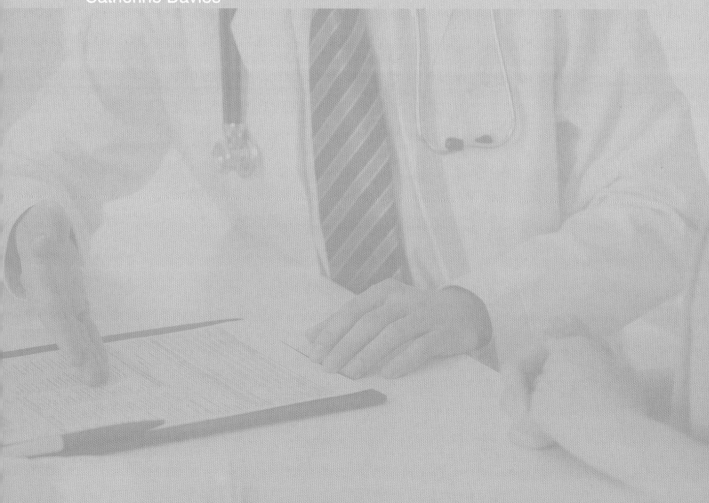

在一系列完善的图像记录后，求美者与美容医师之间的咨询和沟通环节是非常重要的。在初次到访时，美容医师需要解答求美者提出的一系列问题，以建立融洽的关系和更好地理解每名求美者的个性化治疗目标，让求美者熟悉并了解各种治疗方案。本章强调了前期进行充分咨询的重要性和必要性，并提供了一套在前期咨询期间进行的具体调查问卷。我们就关键医学相关问题和手动评估策略进行了讨论，并提供了Merz分类，用于客观评价当前求美者的面部特征和皱纹。一旦确定了治疗计划（签署了知情同意书），那么接下来非常重要的一项就是向求美者阐明预期的治疗效果和治疗过程。在前期的咨询过程中，充分的沟通有利于建立美容医师和求美者之间的信任及长期的信心。

初次咨询

在进行完善的摄影记录之后（见第3章），与求美者的初次咨询对于求美者与美容医师来说都非常重要。在这里，求美者可以与美容医师讨论他/她的治疗目标和目的，而美容医师可以向求美者阐明预期的、有关面部美容的治疗效果和流程。

这种咨询与大多数经典的医学咨询有很大的不同，因为大多数求美者更偏向于个性化治疗，更渴望就他们当前的面部特征/外观寻求医师的建议。因此，最成功的从业者都是杰出的倾听者和沟通者。鉴于很多求美者表达的都是一些针对个人的问题，因此对于医疗服务的提供方，不应该忽视这一事实。

求美者往往抱有很高的期望，尤其是对于生活在闪光灯下的名人，他们往往需要看起来比实际年龄年轻15～20岁。此外，治疗前后的图像可能是最好的案例参考模式，而不一定是每个人都能达到的标准。因此，美容医师为每名求美者设定切实可行的预期目标这一点非常重要，并应当提供可实现的目标和里程碑。如用富血小板纤维蛋白（PRF）进行治疗需要3～4个疗程，每个疗程之间间隔1个月才能达到预期的结果。因此，对某一特定求美者在当天和4个月后的图像进行比较，是评估效果最可靠的方法。对于每个人来说，这可能不是一个理想的治疗方案［相对于能即时满足需求的A型肉毒素（Allergan）或填充材料来说，PRF需要等待4个月］。

充分描述求美者当前的面部状况也是很重要的。对此可以采用Merz分类量表，如图4-1和表4-1所示。因为面部美容手术对于医疗目的来说通常是不必要的，所以大多数手术都是

表4-1　Merz分类量表

分类	皱纹和体积改变的严重性
0	没有皱纹和体积变化
1	轻度皱纹和体积变化
2	中度皱纹和体积变化
3	重度皱纹和体积变化
4	非常严重的皱纹和体积变化

选择性的（许多手术仍未被列入）。因此，必须要准备书面形式的知情同意书，内容要充分强调所讨论的每种治疗方法的益处、风险和潜在的并发症，并通过书面形式和口头形式让求美者获得充分的信息。

最终，咨询应符合以下标准：

· 记录基线期的一系列摄影资料，并存储相应的图像。通过书面文件讨论求美者是否愿意将图像用于未来的教学或营销目的。

· 利用Merz分类系统对当前面部特征进行评估并对各个区域进行分类。

· 了解求美者的期望和目标。

· 就实现这些目标所需的疗程进行沟通并提供实事求是的解释。

· 根据求美者目前的生理年龄、皮肤年龄和可能影响最终效果的风险因素（如吸烟），评估求美者个体恢复面部年轻的潜力。

· 严格评估求美者的心理健康状况和治疗的透明度/期望（有些求美者可能无法承担潜在的并发症/心痛后悔）。

· 提供详细的治疗计划，包括备选方案和大致时间表。讨论每种治疗方案的利弊以及花销。

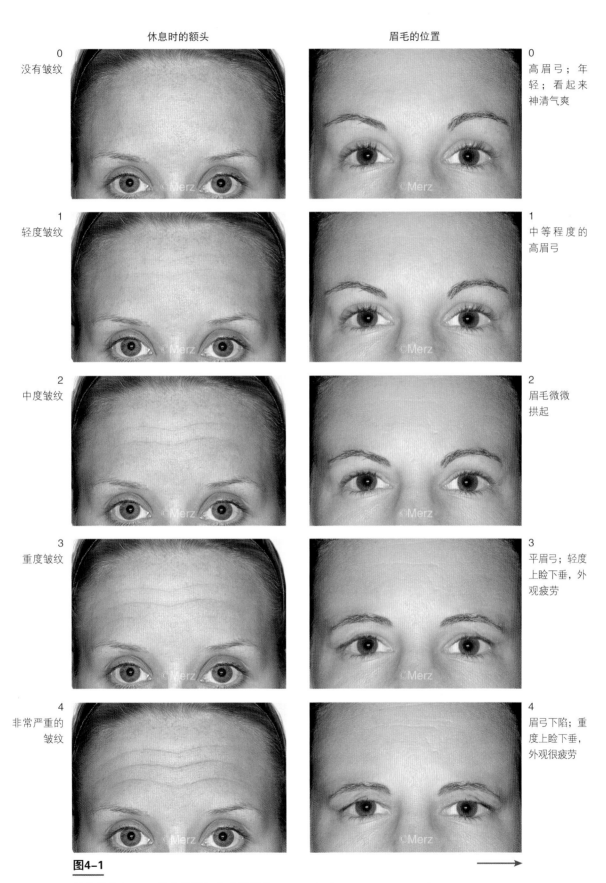

图4-1

休息状态下Merz的全美学标准（转载自Sattler G, Gout U. Illustrated Guide to Injectable Fillers. London: Quintessence, 2016）

侧面时的鱼尾纹　　　　　　　　　　　　　木偶纹

0
没有皱纹

0
无木偶纹

1
轻度皱纹

1
轻度木偶纹

2
中度皱纹

2
中度木偶纹

3
重度皱纹

3
重度木偶纹

4
非常严重的
皱纹

4
非常严重的
木偶纹

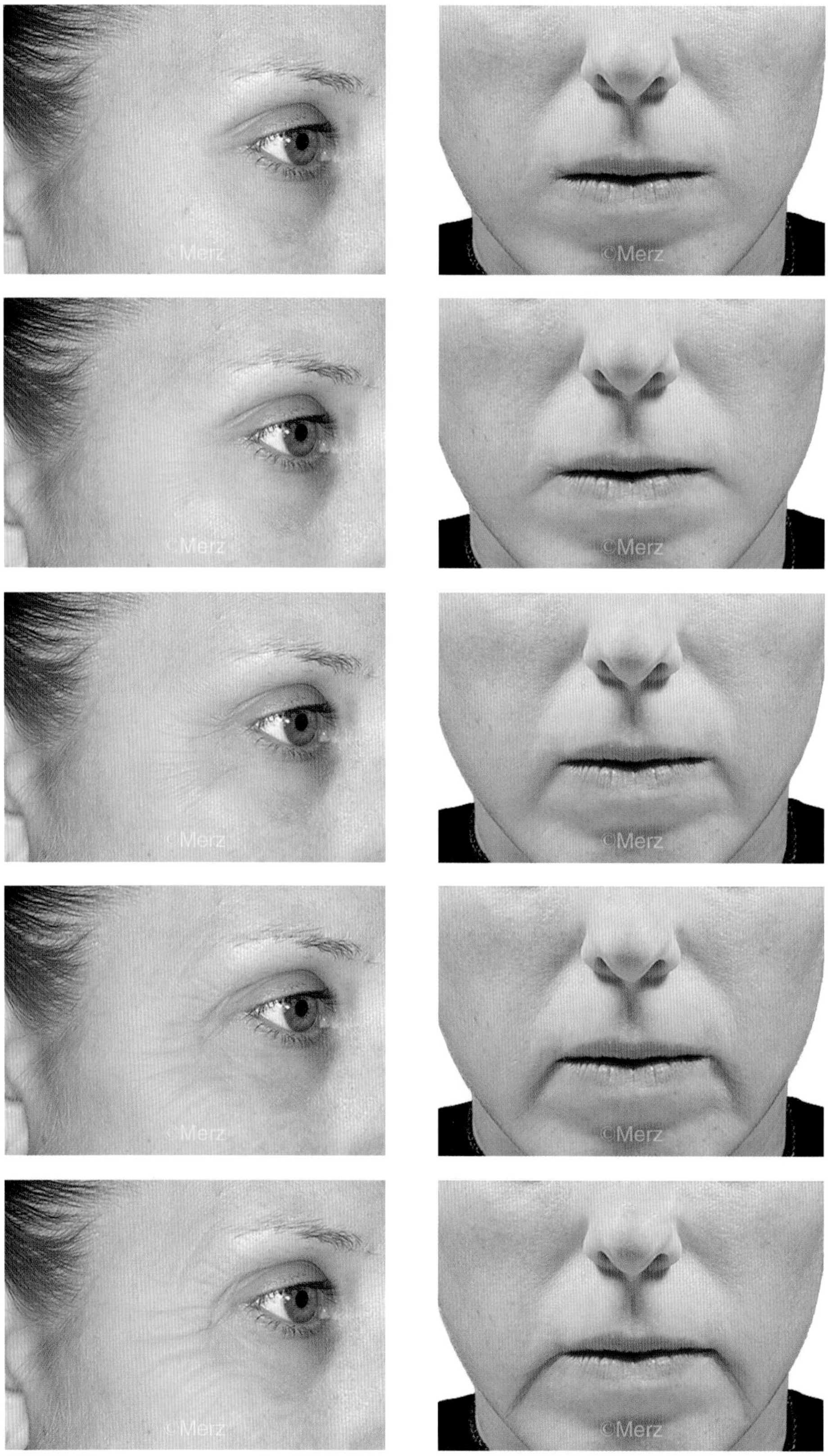

图4-1（续）

嘴唇丰满程度

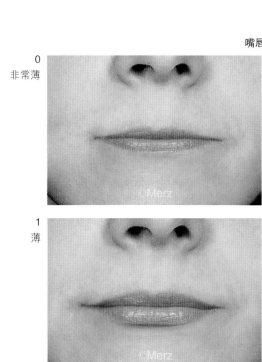
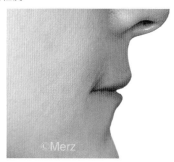

0
非常薄

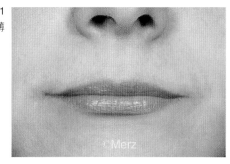
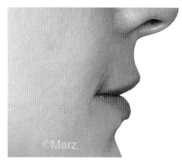

1
薄

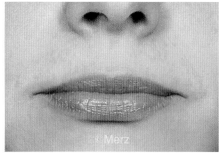
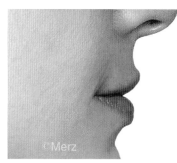

2
正常丰满度

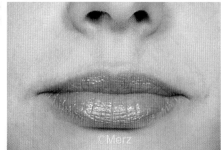
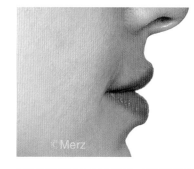

3
丰满

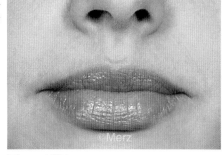
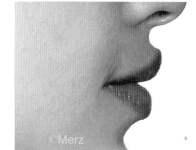

4
非常丰满

图4-1（续）

休息时的眉间纹　　　　　　　　　　　鼻唇沟

0
没有皱纹

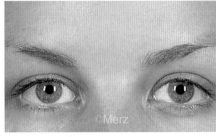

0
无鼻唇沟

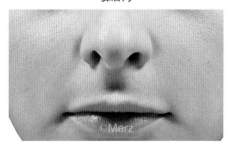

1
轻度皱纹

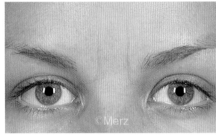

1
轻度鼻唇沟

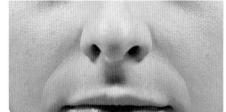

2
中度皱纹

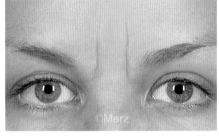

2
中度鼻唇沟

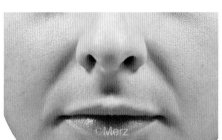

3
重度皱纹

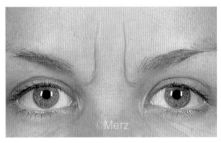

3
重度鼻唇沟

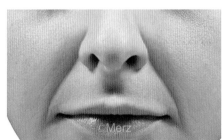

4
非常严重的
皱纹

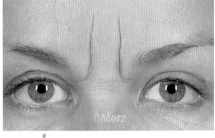

4
非常严重的
鼻唇沟

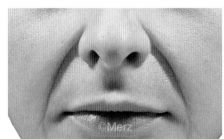

图4-1（续）

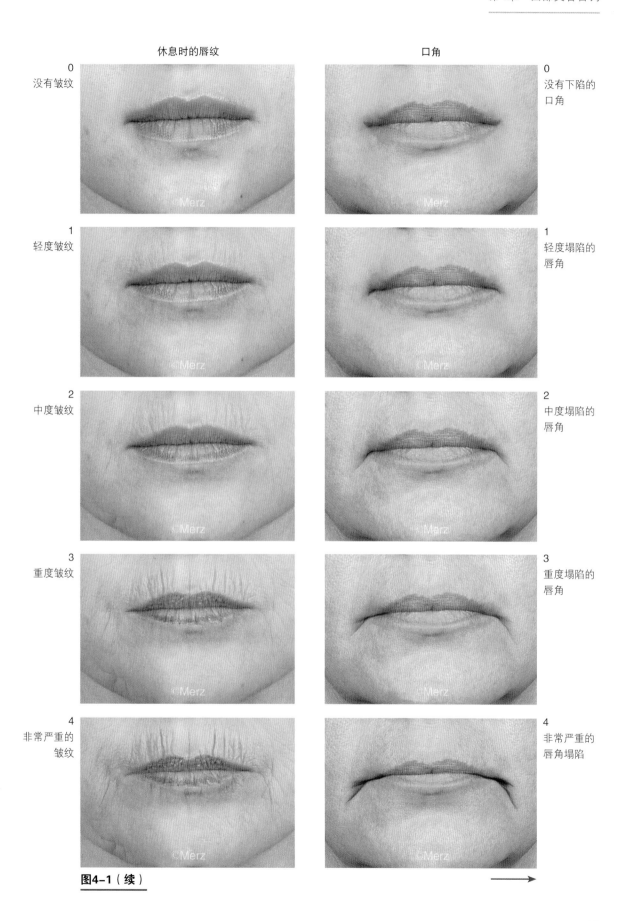

休息时的唇纹　　　　　　　　口角

0 没有皱纹　　　　　　　　　0 没有下陷的口角

1 轻度皱纹　　　　　　　　　1 轻度塌陷的唇角

2 中度皱纹　　　　　　　　　2 中度塌陷的唇角

3 重度皱纹　　　　　　　　　3 重度塌陷的唇角

4 非常严重的皱纹　　　　　　4 非常严重的唇角塌陷

图4-1（续）

下颌轮廓

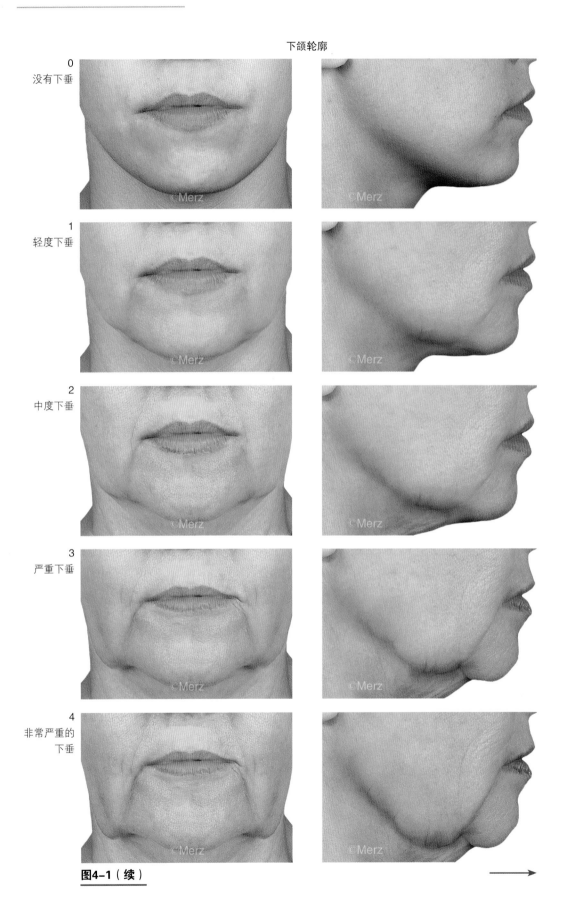

图4-1（续）

颈部	手背

0

没有水平线，无弹性组织变性

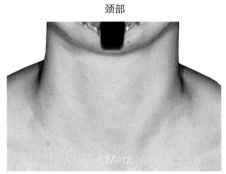

0

没有体积缺损，无皮肤老化

1

轻度水平线，无弹性组织变性

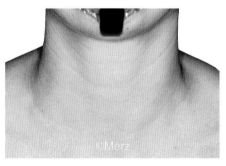

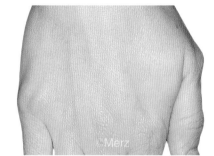

1

轻度体积缺损，无皮肤老化

2

中度水平线，开始有弹性组织变性

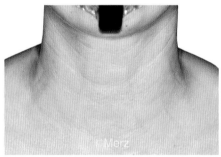

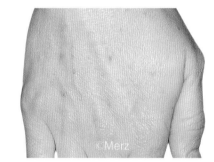

2

中度体积缺损，开始有皮肤老化

3

重度水平线，严重的弹性组织变性

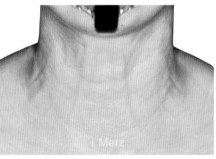

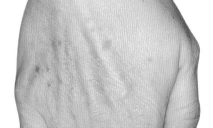

3

重度体积缺损，严重的皮肤老化

4

非常严重的水平线和弹性组织变性

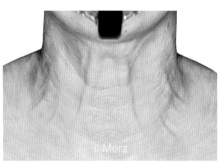

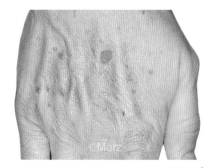

4

非常严重的体积缺损和皮肤老化

图4-1（续）

→

眶下陷窝（IOH）

0
没有陷窝
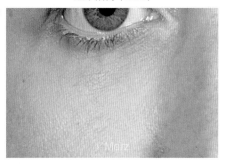

1
轻度陷窝
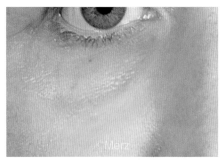

2
中度陷窝
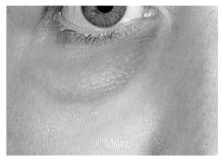

3
重度陷窝
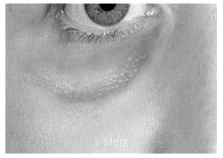

4
非常严重的
陷窝
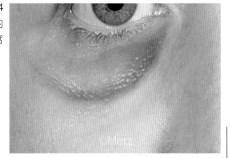

图4-1（续）

· 给求美者足够的时间来决定是否进行治疗。通常有必要进行电话随访，以让求美者回顾治疗计划和花销。

明确预期

最初的咨询是一个阐明求美者期望的很好的机会。结果因求美者而异，使用包括PRF在内的各种材料的治疗效果因求美者的年龄、再生潜力、血液中生长因子和细胞浓度等因素的不同而各有不同。因此，临床医师应衡量求美者的期望，并据此制定能够实现的预期，这一点至关重要。理想情况下，这不会降低求美者对治疗的热情。记住：少承诺、多兑现比多承诺、少兑现要好。口碑传播很快，而求美者的满意度是传播口碑最简单的方式，这一现象在面部美容方面尤为突出。

少承诺、多兑现比多承诺、少兑现要好。

一般来说，到诊所就诊的求美者有两种。第一类求美者有具体和明确的改变要求，这些都是首选的求美者。第二类求美者对自己的整体外观普遍不满意，但又不知道应该改变、调整或改善什么。当然，第二类求美者的情况非常棘手，因为其治疗效果很难预料。因此，有必要进行完善的摄影记录，因为可能这类求美者永远都不会满意治疗效果。当然，如果你能更好地理解求美者渴望治疗背后的动机，可能会有帮助：仅仅是为了看起来更年轻？给某人留下深刻印象？还是更容易获得一份工作？对求美者自尊和自信水平的正确评估应该记录在求美者的档案中。

在咨询期间，我们强烈建议求美者花足够多的时间回顾他们的一系列图像。这样，求美者可以看到他们之前可能没有注意到的面部细节，特别是在面部做表情的时候。在一对一的咨询中，我们还建议为求美者提供一面镜子，让其直接指出他们希望改变的地方。时刻记录每名求美者的期望目标，并仔细地进行其他面部客观评估。一个简单的方法是问这样一个问题"你愿意听取我的客观评估吗？"通过这种方式，治疗医师可以向求美者提供有价值的信息，而不会表现出强迫或攻击性。如果求美者接受了，那就不太可能对观察、记录和评估生气，而且可能更愿意接受指导和建议。某些会导致求美者不满意的面部特征，尤其是随着年龄的增长而更明显的特征，包括生气面容（鼻唇沟塌陷或口角下垂）和疲倦面容（眼睑下垂和眼角的鱼尾纹）的特征。这些对求美者来说都是需要注意的。这肯定会引发更深入的交流，随后便可能设定一些切实的期望。

同样重要的是，要记住，当谈到自己的外表时，我们每个人通常都是自己最糟糕的"批评者"。因此，即使医师不太可能会注意到某些特征，大多数求美者通常都清楚地知道他们想要改变的地方。以明确切实的期望为前提，为求美者提供客观的评估仍然是我们的责任。

良好的职业道德和适当的摄影记录是职业生涯长期成功的必要条件。咨询为医师提供了一个良好的与求美者建立融洽的关系的平台，并告知他们达到自然、平衡、和谐治疗效果的重要性。从这个角度来看，PRF的治疗是理想的，因为使用这种材料很难实现不自然的外观，因为身体能够基于它的遗传限制来进行自然的组织再生。如PRF不能让嘴唇过度增容饱满，因为身体会吸收任何多余的东西。遵循人的形态和充分促进自然再生是使求美者进行面部美容的有效手段。

需要考虑到一些重要的问题

- 求美者希望改变/完成什么？为什么？
- 是什么促使求美者想要达到这些改变？
- 求美者能否提供一张自己之前的、自我比较满意的面部图像？如果不能，求美者能否提供他们期待改变能够达到效果的图像？
- 医师能根据求美者的期望来进行处理吗？如果不能，那么医师如何有效地进行交流呢？
- 求美者的自尊程度是多少？他们对治疗能改善自我形象有信心吗？他们将如何面对不太理想的治疗效果？
- 求美者是否有朋友或家人曾经接受过面部美容的治疗？治疗的效果怎么样？他们满意吗？
- 求美者的态度如何影响潜在的治疗效果？求美者对医护人员和医师的态度如何？他们是面部美容治疗的理想求美者吗？
- 医师预期求美者是一个依从性比较好的人吗？求美者是否会进行3~4个疗程的PRF治疗？必须确定求美者的依从性。
- 求美者的焦虑程度如何？

在这个漫长的咨询期间内，医师的目标是准确地描述求美者的期望是什么，他们真诚地希望实现什么。如果有一段时间，求美者对自己的外表比较满意，那么强烈建议求美者带上自己那时候的图像。然后讨论哪些是预计可以实现的，以及可以保留什么样的期望。

铭记：求美者能达到的最真实的外观是他们自己天生的外观，创造虚假的外观永远不应该是面部美学的最终目标。

健康检查

病史采集是初次咨询的重要步骤。医师不仅需要阐明治疗方案和期望，还要花一些时间回顾求美者的医疗史及用药史。在使用PRF进行天然再生时，这一点尤为重要，因为许多药物都可能影响血凝块的质量，因此临床医师必须意识到PRF及其制备方案的潜在变化。某些疾病，特别是自身免疫性疾病和血液异常状况，通常是美容手术的禁忌证。

因为本书是专门使用PRF进行治疗的，因此进行彻底的血液评估是很有必要的。影响血凝块形成与结构的因素包括遗传因素和后天因素，如血浆中凝血酶及因子XIII浓度异常，血流、血小板活化障碍，高血糖、高酮型半胱氨酸血症，治疗血液疾病的相关药物，吸烟等。在使用PRF治疗时，患有上述任何情况的求美者都应仔细监测。

医师还应该了解求美者目前可能进行了哪些面部处理，采用手术方法还是非手术方法，以及求美者目前正在使用哪些产品/制剂或其他设备。求美者是否服用任何类型的非甾体抗炎药（NSAID）、皮质类固醇、抗凝剂或免疫抑制剂？求美者吸烟或饮酒吗？求美者是否曾因上述任何操作而发生过不良反应、过敏反应或并发症？求美者是否有单纯疱疹（唇疱疹）史？如果求美者不确定他们之前做过什么手术，我们会常规建议求美者与他们以前的医师联系，以收集相关信息。在所有的信息收集工作完成之前，建议不要急于进行进一步的治疗。

除了求美者的年龄，许多其他与生活方式相关的因素也必须注意。包括但不限于总体健康状况。皮肤状况、生活方式、吸烟习惯、酒精/麻醉剂的摄入、体重、饮食、皮肤水分、皮肤类型、光照和其他可能会影响皮肤的潜在疾病或综合征。根据这一评估，皮肤受损较少且年轻的（20～30岁）求美者可预期通过治疗看到更好地改善，其中最值得注意的是预防衰老。

在此期间，还应进行完善的心理评估，以确定求美者要求进行面部美容治疗的原因。这仍然是对求美者进行严格评估的最有效的时机之一。求美者是否有精神障碍或抑郁症史？求美者是否对治疗抱有不切实际的期望？对那些看过很多医师还不能完全满意的求美者应谨慎对待。同时要警惕那些想要修补一段失败的感情或解决个人问题的求美者。如果医师发现与上述相关的任何心理问题，最好是避免进行治疗。特别是考虑到这些求美者通常都比较固执，这个决定可能不会很愉快，但为了避免未来出现问题（法律方面的），通常这种选择很有必要。

视觉检查

一旦明确了治疗预期，并完成了健康检查，医师就可以开始各种视觉检查。这时的目的是通过检查肤质、软组织体积、骨性比例和面部对称性来描绘当前的皮肤状况。医师也应该利用一系列图像进一步使面部特征的评估更加详细和明确。

视觉评估应使用Fitzpatrick分类来评估求美者的皮肤类型（图4-2；表4-2）。

此外，Glogau分类可用于评估皮肤的损伤/光老化程度（表4-3）。

在这项评估中，皮肤光老化/光损伤的程度可以进行定性的评估。皱纹类型与汗腺的活性作为整体皮肤健康和活动的标志，可以用于进一步评估。

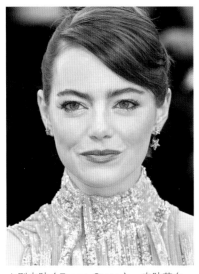

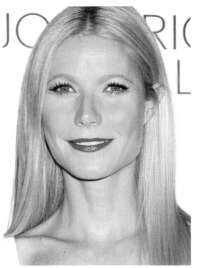

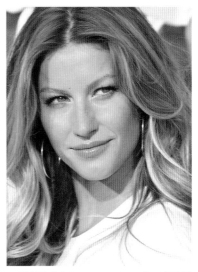

Ⅰ型皮肤（Emma Stone）：皮肤苍白，通常有雀斑，红色或金色头发，绿色或蓝色眼睛。很容易被晒伤，不会晒黑，对紫外线非常敏感。

Ⅱ型皮肤（Gwyneth Paltrow）：白皮肤；金色、深金色或红色头发；绿色、蓝色、灰色或淡褐色的眼睛。容易晒伤，很少晒黑，对紫外线相当敏感。

Ⅲ型皮肤（Gisele Bündchen）：中性肤色；浅棕色、深金色或栗色头发；棕色、蓝色、淡褐色、绿色或灰色的眼睛。皮肤逐渐被晒黑，有时被晒伤，对紫外线中等敏感。

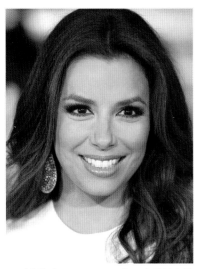

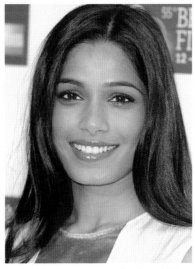

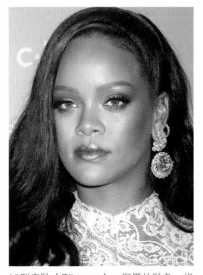

Ⅳ型皮肤（Eva Longoria）：皮肤是自然古铜色、橄榄色；棕色、深棕色或中棕色头发；淡褐色或棕色的眼睛。

Ⅴ型皮肤（Freida Pinto）：肤色较深，不会晒伤，容易晒黑，很快变黑；深棕色到黑色的头发；棕色的眼睛。对紫外线很不敏感。

Ⅵ型皮肤（Rihanna）：深黑的肤色，指的是没有灼伤，能轻易地晒出黑棕色。黑头发，黑眼睛。对紫外线很不敏感。

图4-2

根据Fitzpatrick分类，可将皮肤分为不同的类型。注意：在浅肤色的皮肤中，晒伤的迹象通常通过皱纹和松弛、微血管扩张、雀斑等表现出来。肤色较深的人通常看起来更年轻。他们有内在的因素保护，意味着他们的衰老比浅肤色的人要慢得多。Ⅵ型皮肤主要产生真黑色素，具有阻隔紫外线、保护皮肤免受紫外线伤害的功效。虽然深色皮肤的人很少有皱纹和下垂的问题，但他们更容易出现色素沉着，通常被视为太阳斑或色素异常。他们的皮肤不再是棕色或黑色，而是出现亮或暗的斑块

表4-2　**皮肤类型的Fitzpatrick分类**

皮肤类型	高频发生的地理区域	晒伤的可能性	晒黑的可能性
I	爱尔兰	高度	不会
II	北欧	高度	极少
IIIa	南欧	中度到轻度	容易
IIIb	东亚	中度到轻度	容易
IV	南美洲	轻度	总是
V	亚洲	无	总是
VI	非洲	无	总是

表4-3　**光老化的Glogau分类**

Glogau分类	年龄（年）	特征
I	28～35	• 当面部运动时，会出现细小的皱纹
II	36～50	• 当面部运动时，就会出现皱纹 • 色素沉着的最初症状 • 初期的弹性组织变性
III	51～60	• 面部活动区域持续存在的皱纹 • 频繁的、异常的色素沉着 • 弹性组织变性取决于姿势 • 毛细血管扩张
IV	>60	• 面部活动区域和非活动区域持续存在的皱纹 • 淡黄灰色的皮肤 • 晒斑 • 毛细血管扩张 • 可能会有过渡/未过渡到侵袭性生长的局部光化性角化 • 明显的弹性组织变性

一些医疗情况也会导致皮肤的纹理和颜色发生变化：

- 皮肤发红可能是高血压、局灶性炎症或酗酒的征兆。
- 皮肤变蓝通常是血液中血红蛋白或氧含量下降的标志。这可以在有肺病、哮喘或过敏的求美者身上观察到。
- 皮肤浅黄色的变色是由潜在的肝脏疾病引起的。
- 褐色/黄色皮肤斑点可能发生在怀孕期间或肝病求美者身上。

此外，外部因素也可能影响皮肤：

- **干性皮肤**：可能是使用过多的护肤品或长时间的光损伤所致。也可能是各种疾病的征兆，包括在甲状腺功能减退时，皮肤会显得增厚、粗糙。
- **自主反应**：可能是焦虑或紧张的结果，可以给皮肤补充水分。
- **油性皮肤**：可能导致痤疮，特别是在激素变化时期（青春期、怀孕期、使用激素制剂期）。在这部分期间，咨询时应对痤疮或瘢痕的易感性进行评估，以确保治疗计划将对这些情况产生积极的影响。
- **皮疹**：可能是皮肤发炎的标志，感染区域是面部注射的禁忌区域。

重点需要注意的是，所有的皮肤特征都应该准确地记录在病历中。因此，图4-3综述了不同皮肤状况（斑疹、鳞屑、丘疹、大疱、脓疱、糜烂、表皮脱落和溃疡）之间的差异。

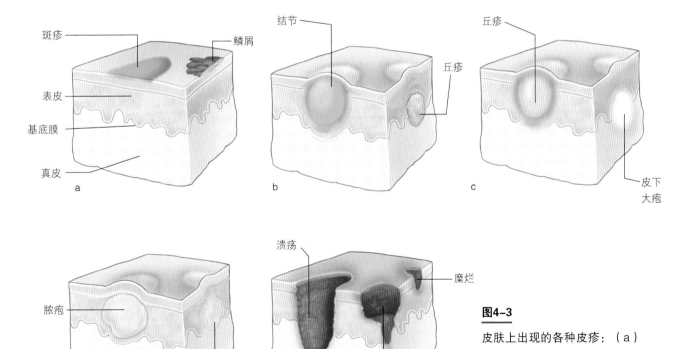

图4-3

皮肤上出现的各种皮疹：（a）斑疹和鳞屑。（b）丘疹。（c）大疱。（d）脓疱和水疱。（e）糜烂、表皮脱落、溃疡

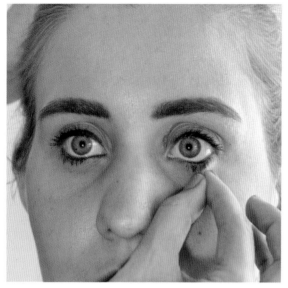

图4-4

皮肤快速弹力试验。在进行试验时，用拇指和食指夹住皮肤，向上支起，保持几秒钟，然后松开（迅速恢复原位）。含水和年轻的皮肤往往会立即恢复，而皮肤缺乏弹性或水合作用不好的皮肤可能会导致复原效果不佳。这可以为临床医师提供线索，即需要全面增加皮肤水合作用，或使用既能保湿又能提高弹性和促进胶原蛋白形成的护肤品。

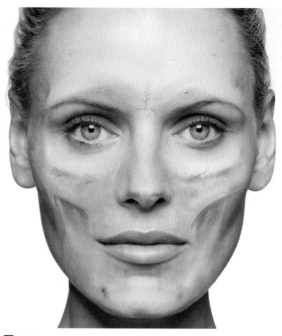

图4-5

骨突评估。医师应该确定上外侧眶缘、颧骨、下颌骨和下巴的位置及大小。这些也可以作为计划注射的解剖学指导（转载自Sattler G, Gout U. Illustrated Guide to Injectable Fillers. London: Quintessence, 2016）

手动评估

医师可以手动触诊和评估身体皮肤及面部皮肤的不同区域。用来评估各种特征，如弹性、松弛度与使用快速弹力试验感受皮肤含水量（图4-4）、皮肤表面的质地和油性程度、干燥程度、表面起伏（体积评估和皱纹深度）及骨突（图4-5）。

对皮肤纹路和皱纹的全面评估可以同时通过拍照及触诊进行。图4-6提供了用于求美者评估的标准表格。包括求美者概况、治疗类型和使用的产品（包括使用的批号和数量），以便在记录表格时准确提供所有细节。在这里使用Merz分类量表对皱纹进行评估（图4-1；表4-1）。

这种分类对于选择适当的组织增量方法特别有用，因为它决定了适当的注射技术、所需的深度、所使用的产品和本书后面讨论的预期结果。此外，在评估和与求美者交流时，最好尽可能地具体。皱纹可能由多种原因引起，表4-4列出了其中一些原因。

对于医师来说，客观地评估和记录所有的面部特征和皱纹是很重要的。基线值对确定治疗效果随时间的变化是至关重要的。此外，调取摄影资料作为存档文件，它们为质量担保和法律保护提供了必要的证据。

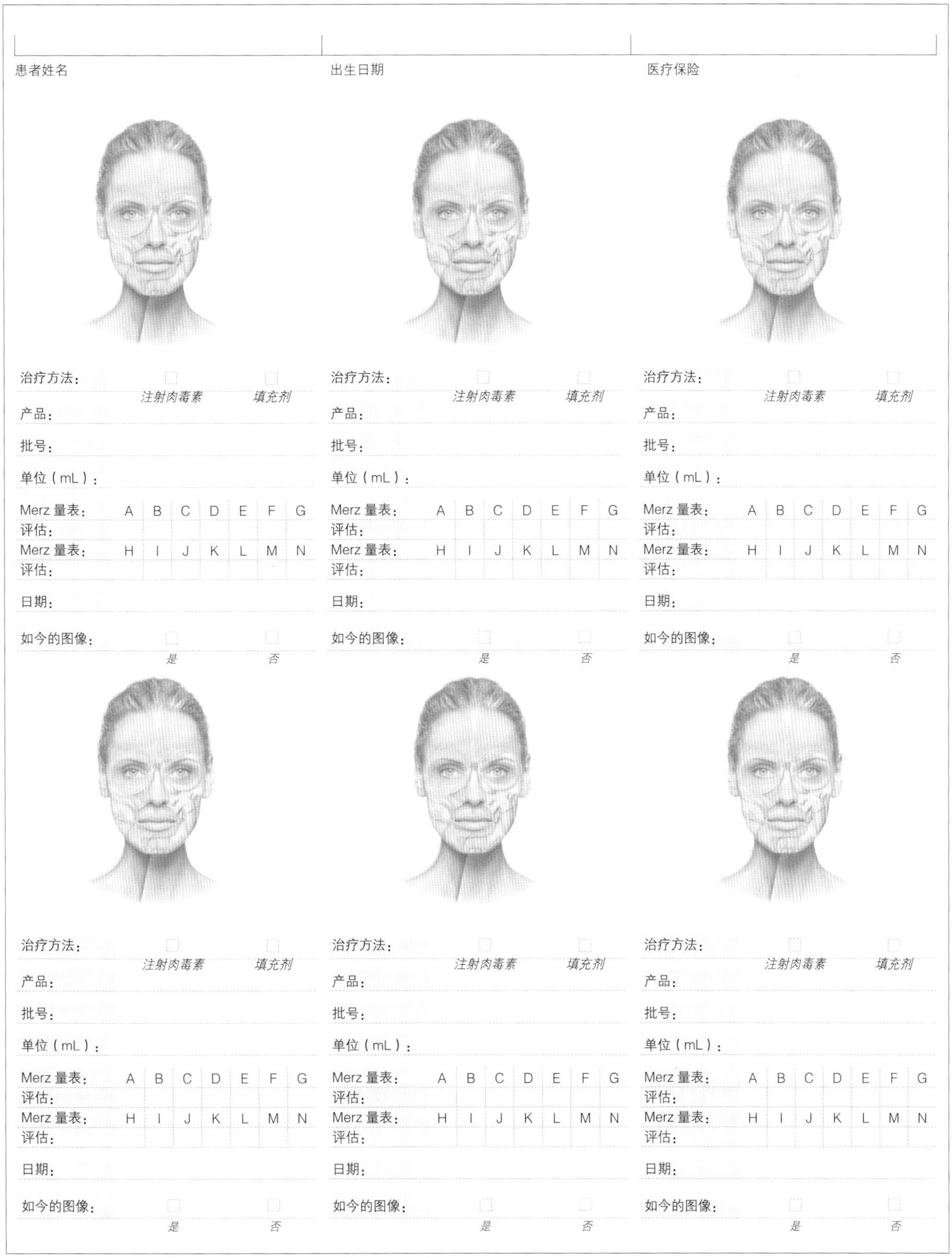

患者姓名 出生日期 医疗保险

治疗方法： 注射肉毒素 填充剂
产品：
批号：
单位（mL）：
Merz 量表： A B C D E F G
评估：
Merz 量表： H I J K L M N
评估：
日期：
如今的图像： 是 否

治疗方法： 注射肉毒素 填充剂
产品：
批号：
单位（mL）：
Merz 量表： A B C D E F G
评估：
Merz 量表： H I J K L M N
评估：
日期：
如今的图像： 是 否

治疗方法： 注射肉毒素 填充剂
产品：
批号：
单位（mL）：
Merz 量表： A B C D E F G
评估：
Merz 量表： H I J K L M N
评估：
日期：
如今的图像： 是 否

治疗方法： 注射肉毒素 填充剂
产品：
批号：
单位（mL）：
Merz 量表： A B C D E F G
评估：
Merz 量表： H I J K L M N
评估：
日期：
如今的图像： 是 否

治疗方法： 注射肉毒素 填充剂
产品：
批号：
单位（mL）：
Merz 量表： A B C D E F G
评估：
Merz 量表： H I J K L M N
评估：
日期：
如今的图像： 是 否

治疗方法： 注射肉毒素 填充剂
产品：
批号：
单位（mL）：
Merz 量表： A B C D E F G
评估：
Merz 量表： H I J K L M N
评估：
日期：
如今的图像： 是 否

图4-6

美学治疗的记录形式。患者可以通过Merz分类量表进行个性化评估（转载自Sattler G， Gout U. Illustrated Guide to Injectable Fillers. London: Quintessence， 2016）

表4-4　面部皱纹和纹理的形成原因

皱纹类型	特征
皮肤上细小的皱纹和起皱	• 皮肤变薄导致 • 需要与皮下组织萎缩留下的粗纹区分开来 • 皮肤也可能因瘢痕、结节、粟丘疹等而改变 • 可用PRF/填充剂处理
晒伤造成的皱纹	• 弹性纤维损伤 • 导致线条松弛和褶皱 • 在极端情况下，可能会导致皮肤松弛 • 可用PRF/填充剂处理
面部表情纹	• 由肌肉活动引起 • 最明显的原因是在表情活动较少的区域很少或没有观察到纹路 • 用肉毒素更好
皮下组织萎缩引起的皱纹	• 由皮下组织萎缩引起 • 真皮层的消耗，导致皮肤拉伸，可能导致皱纹产生 • 最好使用填充剂处理
重力线	• 在面部轮廓最明显，尤其是下腭线 • 可用PRF/填充剂/肉毒素来治疗
睡纹	• 由睡眠习惯引起 • 典型的不对称 • 可用PRF/填充剂处理

治疗计划

一旦完成所有的评估，医师就可以开始讨论可能的治疗方案。在此期间，医师应该解决一些求美者考虑到的重要问题和顾虑。如，我们知道PRF需要多次治疗，随时间以自然的方式慢慢再生组织。求美者会接受这样的治疗吗？或者他们是在寻求立竿见影的结果吗？他们会对逐步地改善有什么感觉？讨论每个治疗方案达到预期结果后能维持多长时间也很重要。PRF效果会持续多久？求美者在以后的治疗中必须多长时间再来一次门诊？每次治疗后预期需要的休息时间是一个需要考虑的问题：求美者愿意从工作或其他相关活动中耽误多少时间？此外，医师还必须考虑求美者的经济状况，因为大多数手术都是选择性的，而且很可能不在医疗保险的覆盖范围内。如果医师遗漏了上面提到的任何一点，都可能导致求美者不满，因此完善的咨询是很重要的。

知情同意

一旦医师和求美者在治疗方案上达成一致，接下来很重要的就是获得涵盖治疗各个方面的知情同意书。这应该包括花费、每个流程的利弊、是否存在过度医疗、选择的治疗时间、切实的期望、相关的休假时间，以及保持依从性的必要性。

总结

这一章为进入诊所的每一名求美者进行适当的初诊奠定了基础。初诊可能是医师与求美者相处的最重要时间。当然，每个医师都会有一个特定的个人风格来处理他们与求美者之间的关系。一旦确定要进行治疗，绝不要忽视向求美者阐明治疗预期，并提供准确和容易理解的信息的重要性。在咨询期间，进行客观的医疗和人工评估是至关重要的，所有这一切都要听取求美者的治疗目标及目的。一旦选定了治疗方案，请务必在求美者的记录表中记录下所有信息，并提供一份信息翔实、经过签字的知情同意书。人们都说面部美容客户是终身客户。

永远不要低估这次初诊的重要性。

第5章

脱发患者的咨询
Consultation for the Hair Loss Patient

Alan J. Bauman

Catherine Davies

Richard J. Miron

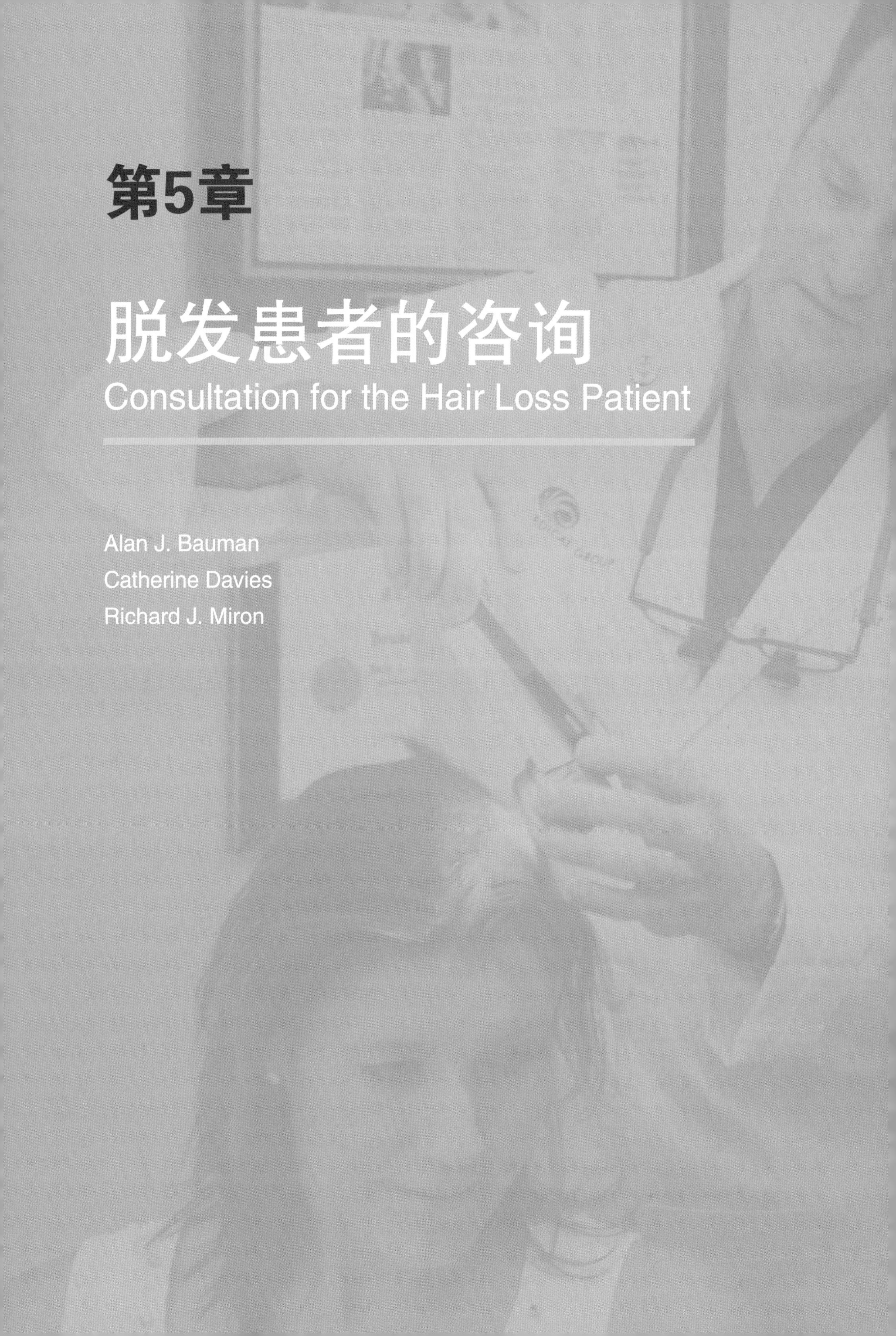

大约有8000万美国人患有遗传性脱发，脱发治疗的需求从未像目前这样旺盛。上两章我们介绍了对患者的全面检查，包括针对每个患者进行的一系列面部摄影。在本章中，我们提出了用于脱发患者管理的资料记录。再次强调了充分的前期咨询的重要性和必要性，并提供了一套具体的问卷及在脱发患者前期咨询期间进行的检查项目。并对关键策略进行了介绍，包括进行一系列快速和简单的测试，以更好地描述男性或女性脱发的类型及程度。在最初关于头发的会诊咨询中，充分地沟通对于建立患者的信任和信心至关重要。本章概述了脱发患者的前期咨询，并指出了初诊中需要注意的特征。

脱发

据估计，大约有8000万美国男性和女性正在经历着遗传性脱发，因此，处理和治疗遗传性脱发的愿望从未像现在这样强烈。然而，在临床环境中如何客观地评估头发生长、脱发和断发的问题也困扰了医师、毛发专家和美容师几十年。正在进行与发表的值得纳入同行评议的文章和科学报告的相关测量通常很麻烦，而且很难执行。常常需要刮除一定区域的毛发、文身标志和拍摄图像，而且很少有临床医师能够使用专业摄影设备和照相室来进行行业统一标准化的摄影。

因此，大多数临床医师会主观地评估他们的患者，或依赖患者对治疗的进展进行自我评估，这样很容易导致一些纠纷的发生，特别是在头发生长缓慢（患者情绪激动）的情况下。此外，即使治疗能促进头发的生长，但在患者渐进脱发的情况下，这种治疗的成功通常被忽略了。脱落的迹象和症状也难以判断，因为在头发的生长循环中，脱落也是头发自然生长周期的一部分。尤其是在某些情况下，高达50%或更多的显著亚临床脱发都是肉眼无法察觉到的，这更增加了诊断和治疗的难度。

因此，在初诊时采用系统的方法来诊断不同类型的脱发十分重要。这包括病史、临床检查、头皮和头发检查、使用拔毛镜检或横断面毛管仪（或HairCheck），以及必要时进行实验室检查。患者应该被安置在一个光线充足的私密空间。脱发的鉴别、诊断包括瘢痕性脱发和非瘢痕性脱发。富血小板治疗方法，如富血小板血浆（PRP）和富血小板纤维蛋白（PRF）仅用于非瘢痕性脱发，这在本书后面会讲到。

关于脱发，一次真实、成功咨询的关键源于你怀着最好的愿望，并给出诚实的反馈。

基本原则

隐私对患者来说非常重要，因为脱发对很多患者来说都是一个非常私人的、可怕的、情绪化的问题。在对脱发进行前期咨询时，应该考虑一些基本原则：
· 脱发可以反映基础的健康异常，需要在治疗头皮和头发的同时加以控制。
· 排除瘢痕性脱发是很重要的，因为PRP/PRF治疗对瘢痕性脱发没有作用。
· 常规记录头发的基线状态，以便能够监测进展。

咨询

在咨询前，患者填写一份患者信息表是很有用的（图5-1）。咨询包括详细的病史（图5-2），对患者的检查、头皮和头发的检查以及实验室检查。

病史

图5-2是一种可以在脱发咨询中使用的病史记录表。

检查

首先患者应该进行包括生命体征在内的全面检查，然后应对患者的头皮和头发进行如下检查。

患者信息表

日期 _____

姓名 _____　　出生日期 _____　　年龄 _____

地址 _____

电话 _____　　邮箱 _____

职业 _____　　工作单位 _____

为了给你提供最好的医疗服务，请回答以下问题：
你是否担心自己发生脱发或头发稀疏？　　头发脱落　　稀疏　　二者兼有
你第一次发现自己的头发变稀疏是什么时候？ _____

你想阻止头发脱落还是想再长一些？　　停止脱发　　获得再生

你有什么潜在的健康问题吗？　是　　否
如果是，请在这里把所有的问题都列出来：_____

你目前正在服用什么药物吗？　是　　否
如果是，请在这里把所有的药物都列出来：_____

你目前正在使用治疗脱发的产品吗？　是　　否
如果有，是哪一种？ _____

你用什么美发工具吗？　是　　否
如果是，请在这里把所有的美发工具都列出来：_____

你用假发吗？　是　　否

你家里有人脱发吗？　是　　否

你出汗过多吗？　是　　否

你经常戴帽子吗？　是　　否

你经常锻炼吗？　是　　否

你最近压力大吗？　是　　否

你最近改变饮食习惯了吗？　是　　否

你整天都在想脱发的事吗？　是　　否

以下只适用于女性：
你怀孕了还是在哺乳期？　是　　否

你使用节育药物吗？　是　　否

你是否处于围绝经期？　是　　否

图5-1

患者信息表

病史清单

年龄 _____

目前的健康状况和病史

_____

_____

服药史

_____

营养史

_____

社会心理史（包括最近的压力）

_____

脱发史
脱发的持续时间是多长? _____

脱发是突然的还是缓慢渐进的? 突然的 逐渐的

每天掉多少头发? _____

脱发模式: 弥漫性的 局部的

有什么相关症状吗?
❏ 痒
❏ 疼痛
❏ 灼烧感

有脱发的家族史吗?
❏ 母亲
❏ 父亲
❏ 叔叔/姨妈
❏ 祖父母
❏ 姐弟

是雄性激素过多吗?（仅限女性） 是 不是

患者目前是否正在接受脱发治疗?
❏ 局部的
❏ 口服
❏ 其他
❏ 移植

头发护理史/使用化妆品/假发史

_____

_____

图5-2

病史询问表

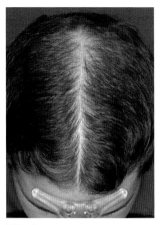

图5-3
显示头皮检查和状况的图像

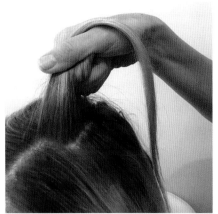

图5-4
头发拉伸试验的临床演示

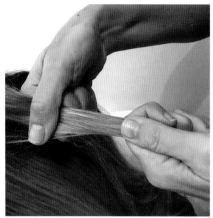

图5-5
头发拉扯试验的临床演示

头皮检查

首先应对头皮进行完善的检查，包括检查皮肤状况或是否存在损伤（图5-3）。检查期间的一些考虑因素包括：

- 识别脱发的模式和分布有助于得出正确的诊断。
- 头部、面部和身体的毛发都要评估。
- 区分瘢痕性脱发和非瘢痕性脱发是很重要的。
- 发红、鳞屑、色素沉着、萎缩和毛细血管扩张都应注意。

头发拉伸试验

在头发拉伸试验中，检查者用拇指、食指和中指抓捏住50～60根头发。稳定但轻柔地从头皮上沿着发轴提拉（图5-4）。正常情况下，高达10%的头发处于休止期；这个试验能够拔出5～6根头发表明患者正在进行脱发，其结果被认为是一个阳性的拉扯试验。头发拉脱测试呈阳性表明脱发活跃，常见于休止期脱发、斑秃或不同的瘢痕性脱发的活跃期（框5-1）。

头发拉扯试验

用头发拉扯试验可以很容易地检测头发的脆性（图5-5）。头发拉扯试验是一种简单的临床试验，用于显示头发纤维的脆性。用一只手握住一组毛发，另一只手拉其末端。任何头发断裂都是不正常的，是头发脆弱的标志。

横断面头发测量

以带USB接口的显微镜和iPhone附件形式出现的皮肤镜检查技术的进步，使得任何临床医师都可以对头皮的毛发密度（毛发纤维数量）和毛发质量（直径和色素）进行显微评估。虽然人工计数或使用软件辅助的自动数位影像计数对于头发的检查技术可能有所帮助，但鉴于需要修剪头发或文身，所以一些患者可能不同意使用这些方法来跟踪他们的进展情况。

虽然没有一种方法是100%准确的，但是目前人们发明了一种新的非侵入性的科学工具，以帮助专业人员在初期评估头发生长，建立基线期测量数据，并协助跟踪脱发、头发维护或头发再生的进展。这个工具是基于横断面

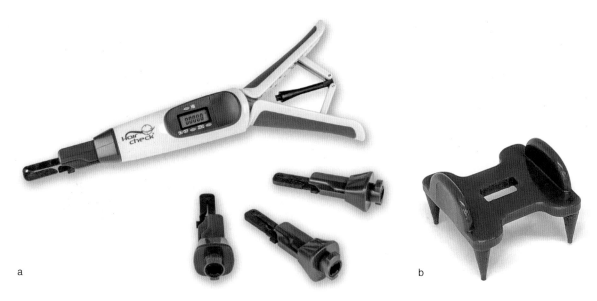

图5-6

（a）横断面发束检测设备是一种便携式工具，能够对固定区域内的头发进行定量。（b）发检工具带有一个小的2cm×2cm的小四叉形"印记"，可用于量化HMI

发束检测的概念，也称为头发质量指数（Hair Mass Index，HMI）。横断面发束检测（或发检）设备是一种便携式、方便、快速和无创的系统，用于测量头皮几个区域的头发数量和质量，同时也能够评估头发生长随时间的变化（图5-6a）。它也能量化头发的断裂。

这个系统是根据脑海中马尾辫体积的概念开发的。一个女人可能会通过观察扎马尾辫粗细变化注意到她的头发在减少。她可能曾经用橡皮筋扎马尾辫只需要绕两圈就可以把头发扎紧，但多年后她会发现，现在她需要绕3圈。发带内头发的总体积与发丝的数量以及每根发丝的直径有关。当其中一种或两种变量（即发丝数量或发丝的直径）减少时，马尾辫的横断面面积将成比例地减少。横断面面积的科学概念，也称为HMI，是系统能够捕获数据的方

式。HairCheck工具随附一个2cm×2cm的小四叉形"印记"（图5-6b）。这样就可以在头皮上精确地对4cm²区域进行临时标记和隔离。在小型放大镜辅助的显微镜视角下，将正方形内的头发与头皮上的其他头发小心分开，并收集在一起进行测量。

该系统的优点是，使用带有立体定向工具的数字卡尺设备，可以随着时间的推移对头皮的相同区域进行重复测量，而无须在头皮上进行永久性文身（图5-7）。利用固定的耳郭和鼻根解剖结构，临床医师可以在每次就诊时定位和测量同一标记处的毛发。通常于每次脱发治疗就诊期间，在几个标记处进行横断面发束检测（图5-8）。需要测量的区域包括枕骨、顶点、头皮中部、额部和太阳穴（左右两侧）。

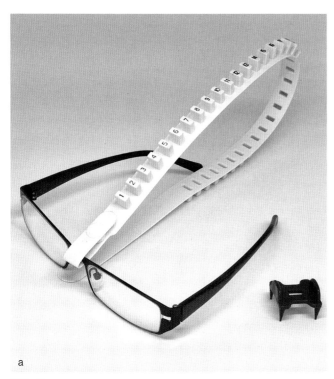
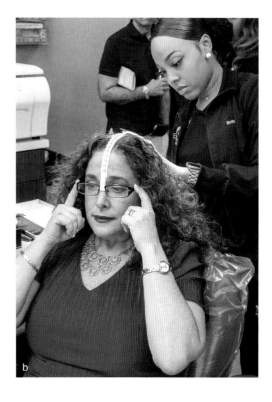

图5-7

（a）带立体定向工具的数字化卡尺设备，可对头皮的同一区域进行重复测量。（b）在患者身上使用的数字卡尺。在患者重复就诊时，可以将发检工具精确固定在同一头皮区域

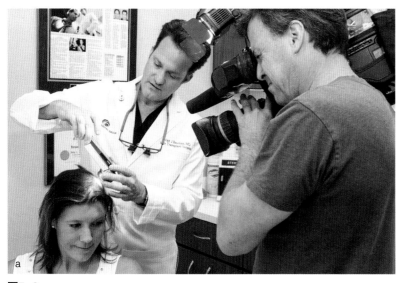
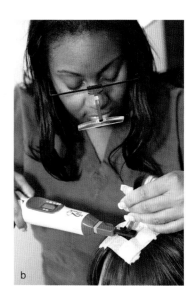

图5-8

（a）采用横断面发束检测。（b）请注意，对产生2cm×2cm区域的发检工具进行划分，然后对该区域的头发进行相应的量化

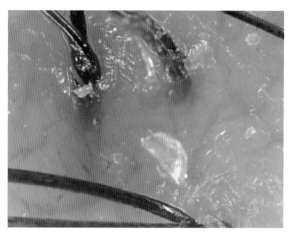

图5-9

头皮和毛囊的显微视图

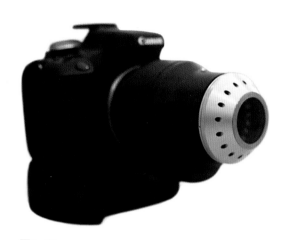

图5-10

显微照相机

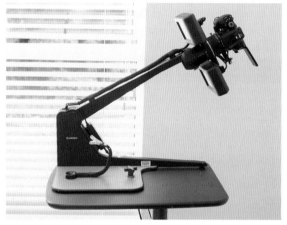

图5-11

一个固定角度的佳能Veos-SLR/头发摄影系统。这些设备能够进行精确的相机设置和人机距离设置，以利于头发摄影

毛发检视法检查

在进行这种类型的检查时，可以使用数字化显微镜或头皮显微镜查看头皮和毛囊，提供问题区域的高分辨率资料（图5-9）。毛发皮肤镜检查（也称为毛发检视法）通常使用10倍的放大倍数，可以结合静态或视频图像进行视频皮肤镜检查。毛发检视法在诊断、资料记录和患者咨询中都是非常有用的。附有摄像头的皮肤镜检查对保存和记录图像非常有用。市面上有许多皮肤镜都有适配器，可以连接到显微照相机上（图5-10）。

图像文档

用照相机对该区域进行拍照，以创建第一次就诊的基础图像数据。脱发患者的全貌图像应记录患者的头发美学状态。通常情况下，使用特定的设备捕捉脱发患者的图像，如佳能Veos-SLR/头发摄影系统（图5-11）。它能够针对脱发患者设置固定距离和设置相机，以标准化的方式拍摄经常使用的特定图像（图5-12）。此外，如本章后面所述，这种技术还具有图像高倍放大的功能和准确的细胞计数功能。记录前患者头发必须保持干净、干燥，而摄影师 *记录前患者头发必须保持干净、干燥，而摄影师在每次就诊时都必须花时间以完全相同的方式帮助患者梳理和准备头发。*

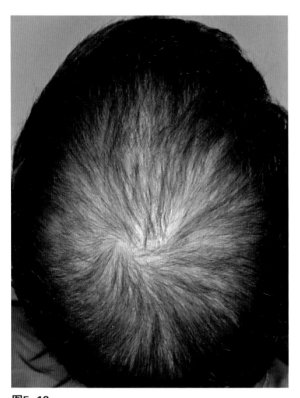

图5-12

以固定角度拍摄的头发和头皮图像

在每次就诊时都必须花时间以完全相同的方式帮助患者梳理和准备头发。

两次治疗期间，在记录脱发患者可能存在的细微变化时，用图像记录患者的进展是特别有用的。医师和患者可以用连续摄影（序列摄影）的方式评估这些变化。让脱发治疗师挑战兼职摄影师的工作是很关键的：需要拍摄能够评估差异的图像，而不是要求高超摄影技术的图像。保持拍照技术上的一致性是至关重要的。这包括患者准备、背景、照明、相机设置、相机正对患者、胶片和处理。

高质量的临床摄影可以在检查室完成，甚至可以使用办公室已有的摄影设备，构建一个

有秩序的方法，来拍摄一系列可重复的图像。可控、可重复的一系列图像观察起来应该像一部定时影片记录着患者病情随时间的变化。在一般临床摄影中，下述大多数建议都适用：

· 拍摄前一定要得到患者的书面同意，特别是在手术过程中患者可能没有意识到的情况下进行拍照。如果计划把该图像用于图书出版，最好是获得书面知情同意，这是必需的。

· 所有图像都要加上患者的身份编号，以便后期识别。头发摄影很少包括面部或可识别的特征，所以标签是必不可少的。

· 每张图像都要使用相同的标签格式（如姓名/患者编号）。

· 尽量使用自动对焦和三脚架。

· 精心地存储和分类图像。

· 一定要向患者展示这些图像，并讨论这些图像阐明的任何问题。

· 多拍些图像，可以随时删除未使用的那些图像。

· 第一次就诊基础图像必须能够为后续所有的拍照环节提供参考。这样可以使患者的头发和体位保持一致。

· 可以选择头皮上的一小块区域（用文身或永久性标志进行标记）进行头发计数评估。选择、修剪和准备头皮上的目标区域，并用一个文身永久标记未来的位置。

· 随后，按要求拍摄图像，集中处理、进行充分的技术监控并进行毛发计数。有一种保持图像一致性的方法是始终保持摄像机镜头与地面平行，并让患者对着摄像机；最理想的情况是使用三脚架进行拍摄。对于雄激素性脱发的全貌摄影，最好将相机垂直放置，以最大限度地记录临床信息。椅子最好是可调节的，用于调整患者的体位。

阶段（如果有以下模式的脱发）

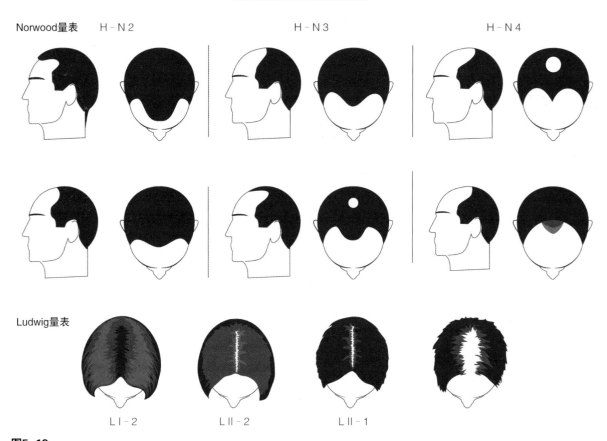

图5-13

脱发的阶段分类。用于男性的Norwood量表，用于女性的Ludwig量表

建议在每个图表中注明脱发的阶段。Norwood量表通常用于男性，而Ludwig量表通常用于女性（图5-13）。

头皮活检

不是所有的患者都需要做4mm头皮穿刺活检，但可以用于诊断瘢痕性脱发和辅助诊断非瘢痕性脱发。

图5-14为头发检查表在首次咨询时可以使用。

头发检查表

姓名 _____ 年龄 _____ 日期 _____

模式： 　　模式化的/聚焦的　　弥散的

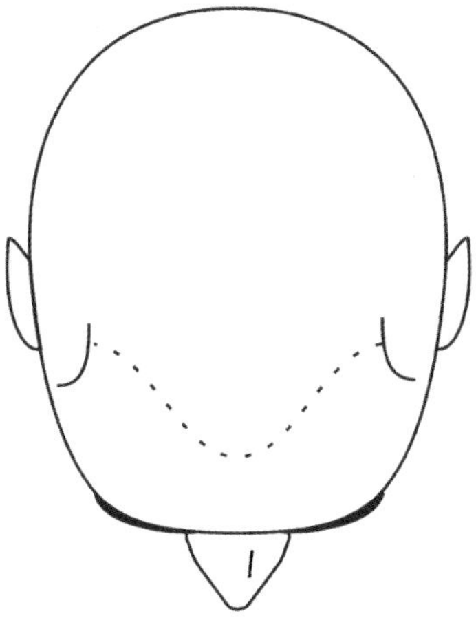

阶段（如果是模式化的脱发）：

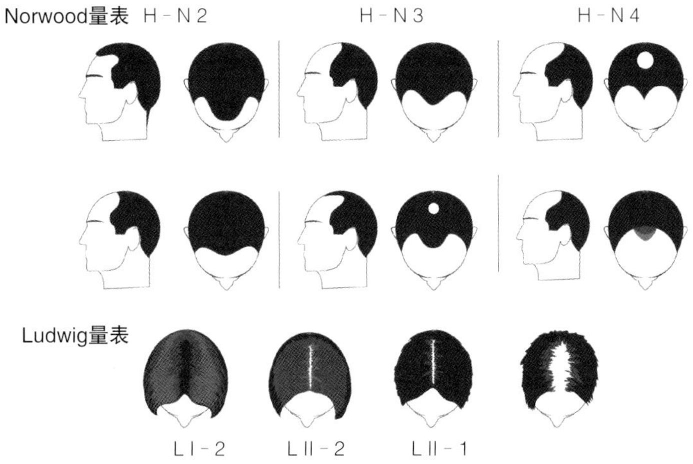

Norwood量表　H－N 2　　　　　　H－N 3　　　　　　H－N 4

Ludwig量表

L I－2　　　L II－2　　　L II－1

头皮：　　　　　　　　　　　　　　　　头发：

病变 _____　　　　颜色 _____

状态 _____　　　　密度 _____

瘢痕 _____　　　　纹理 _____

　　　　　　　　　　　　　　　　　　拉伸试验： _____

　　　　　　　　　　　　　　　　　　拉扯试验： _____

图5－14

头发检查表

数字化显微镜：

区域1 密度：_____

区域2 密度：_____

区域3 密度：_____

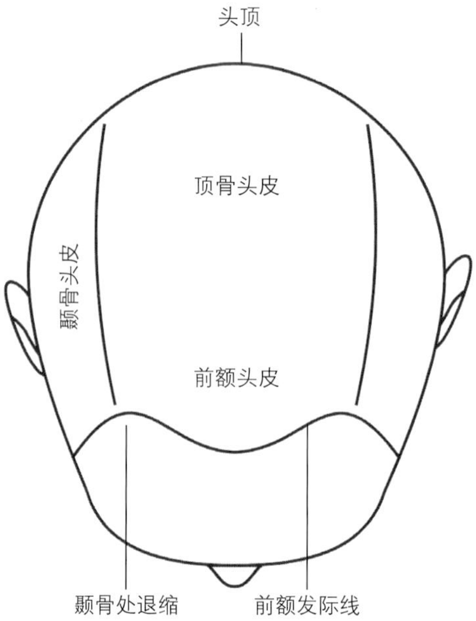

头顶

顶骨头皮

颞骨头皮

前额头皮

颞骨处退缩　　　前额发际线

活体组织检查：

血液检查：

诊断：

计划：

图5-14（续）

实验室检查

如果怀疑患者有任何基础性疾病，就应该做进一步相关检查。

血液检查通常包括全血细胞计数（CBC）、铁蛋白水平、甲状腺素、自身免疫相关指标以及雌激素。如果临床适用，它可能有助于评估空腹血糖、B族维生素和维生素D的水平。

鉴别诊断

根据病史和检查，可以根据框5-1确定脱发的类型。

框5-1 根据分类而定的脱发类型

模式脱发

男性模式脱发
- 逐渐进展
- 家族史
- 毛发检查上的微型头发
- 典型的暂时或冠向退缩模式

女性模式脱发
- 逐渐进展
- 家族史
- 毛发检查上的微型头发（＞20%）
- 典型的部分扩展模式

弥散性脱发

静止期脱发
- 脱发史
- 拉伸试验阳性
- 可能在触发后发生

总体脱发
- 从弥散开始，然后扩展到眉毛和睫毛
- 患者的整个头部和全身都掉毛发

生长期脱发
- 接受毒素后头发迅速脱落（如化疗）

局部的

斑秃
- 裸露的斑块，通常是硬币形的
- 感叹号的毛发

头癣
- 裸露的斑块
- 常见于儿童
- 患者可能有鳞屑和断发

牵引性脱发
- 做发型或编织的历史
- 沿牵引区域的脱发，常见于女性的发际线

瘢痕性脱发
- 头皮异常
- 没有再生
- 有瘢痕，同时缺少毛囊

拔毛癖
- 奇形怪状的斑块
- 拉伸测试阴性

治疗计划

一旦诊断出脱发的类型，就需要讨论治疗方案。有以下几点需要考虑：
- 是否有需要治疗的基础性疾病？
- 患者愿意在家里进行局部涂抹或口服药物与治疗吗？
- 患者是否愿意来门诊治疗并抽血？
- 患者在此项治疗上愿意花费多少钱？
- 通常至少需要3次治疗，患者是否愿意配合？
- 患者是否知道至少需要12~16周才能见效，而且不能保证一定见效？
- 针对患者的脱发类型，血小板治疗是否适用？

PRP /PRF治疗

将PRP/PRF用于以下适应证是最成功的：
- 男性型或女性型脱发。
- 弥散性脱发。
- 拉扯性脱发，仍有毛囊存在。
- 斑秃，3个月后如无效果则终止。

一旦医师和患者达成一致，患者可以在签署书面知情同意书的条件下预约下一步治疗。

知情同意

知情同意在每一次会诊中都是一个重要的组成部分。它涵盖了各种需要与患者彻底讨论的注意事项，包括：

- 治疗选择，包括每种方法的优缺点、是否超出适应证，以及相关的影响。
- 为什么为他/她选择的治疗方案是最合适的。
- 治疗后切实的期望。
- 需要的休假时间和患者依从性。
- 临床效果预期能维持的时间。
- 长期的治疗方案。
- 涉及的经济问题。

如果患者不是治疗的合适人选，拒绝为其治疗并解释原因是很重要的。

记录

拍照记录和清晰的书面记录治疗方案是至关重要的。如前一章所述，这些资料应包含每名患者的知情同意书，并储存在安全的地方。

总结

本章提供了一个针对脱发患者咨询的概述。这些患者需要一个更私密的环境，在开始治疗之前，对脱发的根本原因进行止确的诊断非常重要。在获得适当的知情书面同意后，需要进行一系列简单的检查测试，包括额外拍摄一些图像。

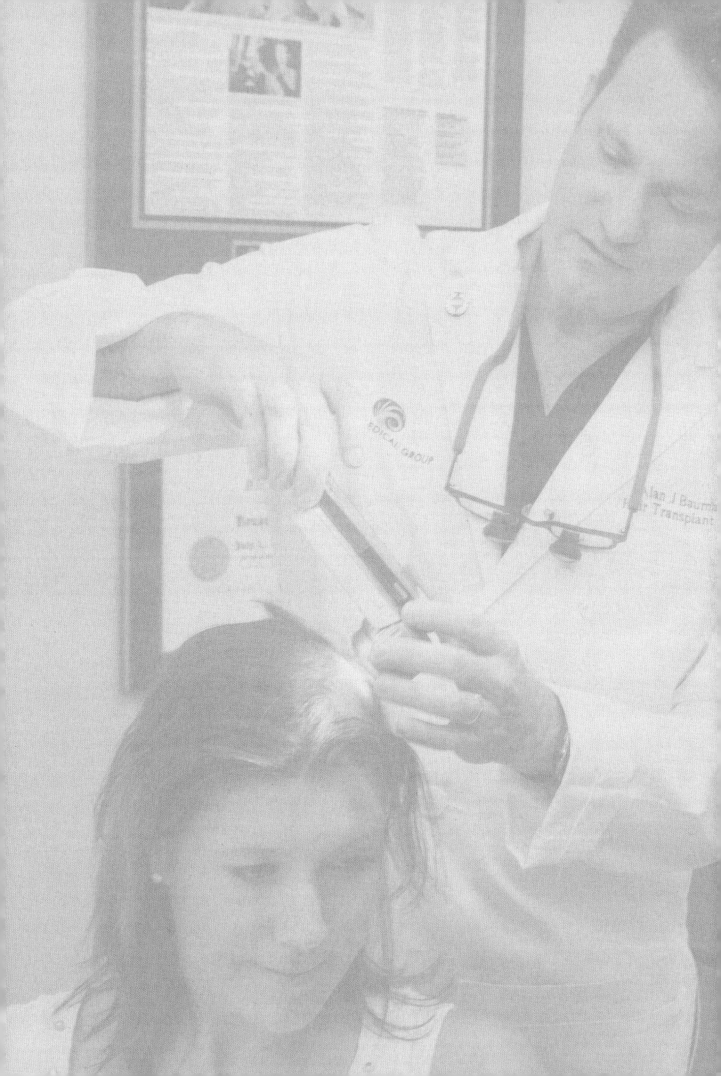

第6章

富血小板纤维蛋白在面部美容中的应用
Use of Platelet-Rich Fibrin in Facial Esthetics

Richard J. Miron

Yufeng Zhang

Ana Paz

Masako Fujioka-Kobayashi

Catherine Davies

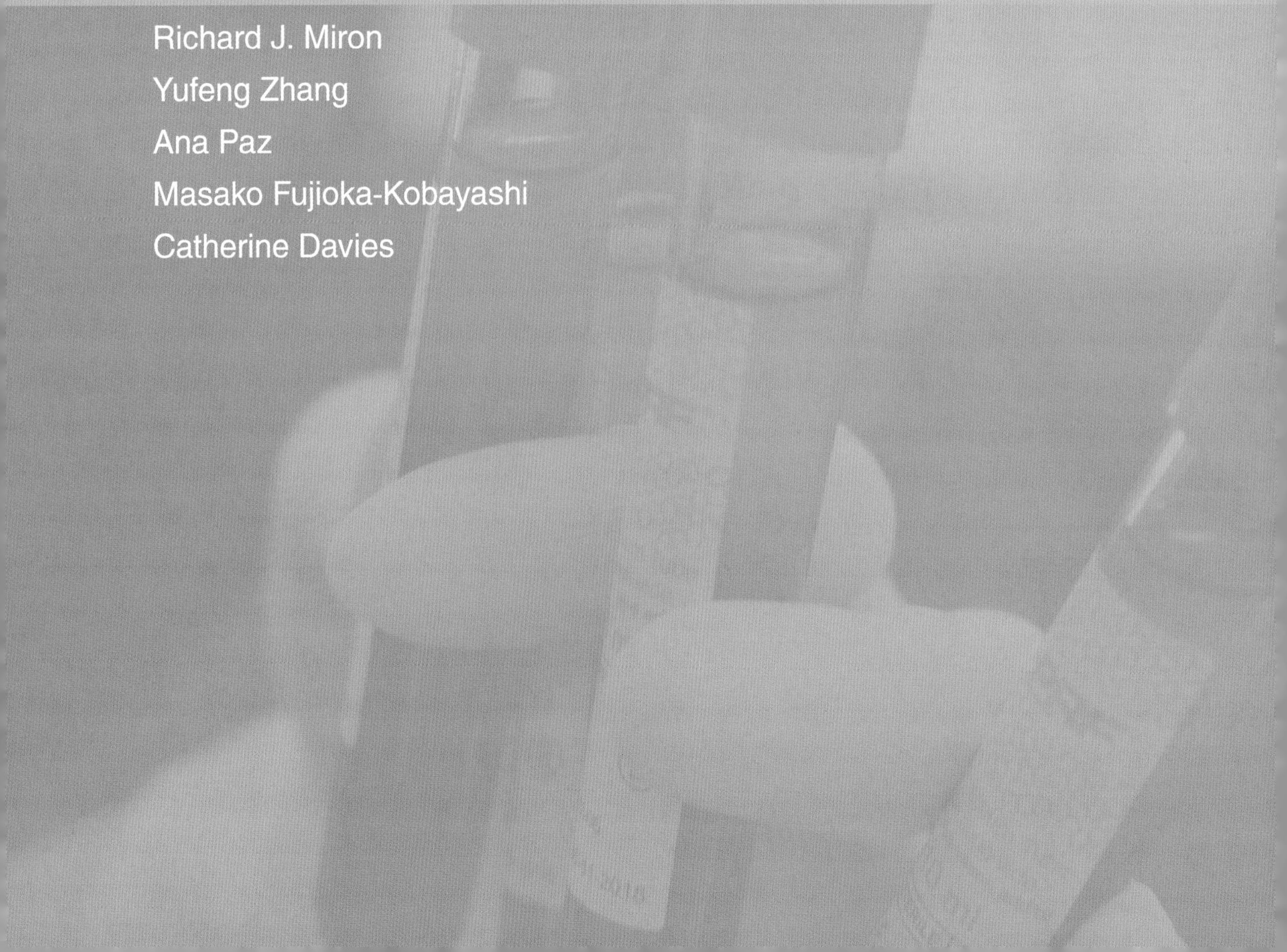

从自体外周血中提取的血小板浓缩物作为生长因子的天然来源，在各医学领域中的应用正在稳步上升。作为第一代血小板浓缩物，富血小板血浆（PRP）于30年前提取出。而在过去的10年中，学者们提取出了去除抗凝剂的富血小板纤维蛋白（PRF），作为一种更天然的血小板浓缩物进行使用。鉴于其优秀的促进愈合能力，PRF的应用已经扩展到许多医学领域，其中包括面部美容年轻化治疗。多年来，离心方案的优化（称为低速离心概念）已经表明，与PRP相比，使用较低的离心速度和较短的离心时间不仅可增加产物中血小板和白细胞的数量，而且有利于释放更多的生长因子，进而促进体内血管化和组织再生。并且，使用水平离心方案会有更好的效果。本章回顾了血小板浓缩物从PRP发展到PRF的历史，并重点介绍了制备液体和扩展型PRF（e-PRF）的离心方案的最新进展及科研基础。最后，我们提供了PRF作为可刺激组织再生的可注射生长因子复合物，在面部美容和面部修复方案中的应用方法，以及血小板浓缩物作为局部生长因子溶液在微针治疗中的应用方法。

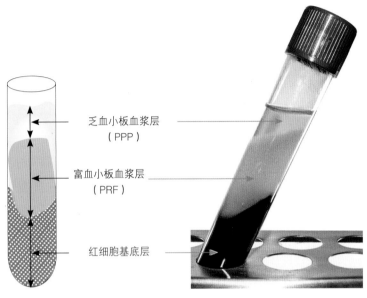

乏血小板血浆层
（PPP）

富血小板血浆层
（PRF）

红细胞基底层

图6-1

全血离心后产生的分层。离心后，PRF凝块在玻璃管的上1/3形成

PRF在医学中的应用概述

近年来，使用血小板浓缩物来提供超生理剂量的血液生长因子，用于各种人体组织再生的病例逐渐增加。它们的应用扩展到了多个医学领域，包括治疗膝关节炎、修复肩损伤、面部年轻化治疗等，以及口腔中各种组织的再生。虽然自体PRP是在20世纪70年代至20世纪80年代作为第一代血小板制剂开发出来的，但其中加入的牛凝血酶等抗凝剂已被证实能够延缓伤口愈合。自然情况下，创伤后伤口愈合的第一步是形成血凝块，随后募集血小板和白细胞并启动伤口愈合过程。由于PRP中含有抗凝剂，稍微降低了凝血级联反应，导致伤口愈合不理想。尽管如此，作为一种释放生长因子和细胞因子到周围微环境中的生物活性再生剂，

PRP仍广泛应用于医学的多个领域，并被证实可以加速软硬组织的再生。

鉴于PRP的局限性，有学者提出了PRF的概念，其目的是去除血小板制剂中抗凝剂的使用。由于去除了抗凝剂，血液在8~12分钟的离心过程中会自然凝固。离心后，产物通常会分为3层，包括上层乏血小板血浆层、富血小板血浆层和红细胞基底层（图6-1）。这种第二代血小板浓缩物与之前的PRP有很大的不同，因为富血小板层能够凝结，形成富血小板纤维蛋白（PRF）。PRF中含有高浓度的血小板与白细胞，包裹在纤维蛋白基质中，因此不仅能够显著提高宿主的免疫系统抵御病原体的传入能力，还能随着时间的推移逐渐分泌促进组织再生的生长因子和细胞因子。在血小板浓缩物中发现的最常见的生长因子是血小

板源性生长因子（PDGF）、转化生长因子β（TGF-β）和血管内皮生长因子（VEGF）。每一种成分在组织再生中都有各自的作用，并且其中PDGF已经作为重组生长因子进行销售，其商标名称为GEM 21S（Lynch Biologics）。

最近一项关于软组织再生系统的综述研究了20多个在医学和牙科领域中使用PRF的手术治疗，发现PRF成功促进了组织再生。其中7个再生手术是用于口腔颌面外科领域，其余13个是其他医疗领域。在医学上，PRF最常见的用途是成功地治疗了难治型腿部溃疡，包括糖尿病足溃疡、下肢静脉溃疡和慢性腿部溃疡。此外，PRF还可以用于处理手部溃疡、面部软组织缺损、腹腔镜胆囊切除术、鼻唇沟过深、面中区塌陷、面部缺损、浅皱纹、痤疮瘢痕这些整形手术，以及诱导皮肤胶原蛋白再生、阴道脱垂修复、尿道皮肤瘘修复、脂肪结构手术、慢性肩袖撕裂和急性外伤性鼓膜穿孔。本章主要介绍PRF在面部美容中的应用。

血小板浓缩物的简史：从PRP到PRF

作为自体来源的再生生长因子，虽然近年来血小板浓缩物的应用才开始发展迅猛，但其实它们在外科手术中的使用已长达30年之久。最初人们的猜想是可在血浆中收集自体来源的浓缩血小板用于手术部位，以释放可促进局部愈合的超生理剂量的生长因子。20世纪90年代的进一步研究产生了"富血小板血浆"这个目前常用的名词。由于制备PRP的目的是尽可能多地收集血小板，因此PRP的制备过程需要离心30分钟以上，并且需要使用抗凝剂来防止血液凝固。PRP的最终成分包含95%以上的血小

板，这些细胞负责激活生长因子的分泌，这些生长因子参与各种细胞类型的伤口愈合，包括成骨细胞、上皮细胞和结缔组织细胞。

但术后应用PRP存在几个问题。除了凝血因子的使用外，这项技术和制备中还需要额外使用牛凝血酶或氯化钙，研究发现，它们会极大延迟再生阶段的愈合过程。此外，该方案具有技术敏感性，其中几个步骤有时可能持续1小时以上，使其在日常临床应用中效率低下。此外，PRP在本质上是液体，而许多医学领域的应用需要一个支架来缓释生长因子，达到长效刺激再生的目的。最新研究表明，PRP生长因子的释放发生在使用的早期，而最理想的生长因子释放模式是在整个再生过程中都能够较长地缓释生长因子。

为了突破这些限制，学者们开发了第二代血小板浓缩物，该产品去除了抗凝剂，从而促进含有相同生长因子和细胞的纤维蛋白基质的形成，这些生长因子和细胞可以随着时间的推移长效释放。此外，PRF（也被称为白细胞PRF或L-PRF）含有促进伤口愈合的白细胞（图6-2）。这些细胞与单核细胞、中性粒细胞和血小板不仅能够调控组织伤口愈合，还能进一步促进新血管形成（血管生成）及组织再生。

到目前为止，已经有大量研究报道了PRF在各种临床医学应用中的再生潜力。对组织工程而言，最大化各种生物活性支架的再生潜能需要具备3个对提高组织修复至关重要的元素：①能够支持组织长入内部的三维支架；②能够影响组织生长的可局部获取的细胞；③能够提高细胞在生物材料表面招募和分化的生物活性生长因子。PRF同时具备上述3种特性，其中：①作为支架表面材料的纤维蛋白基质；②

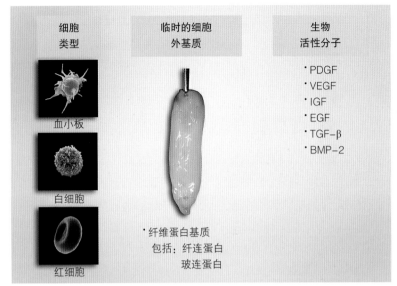

图6-2

天然的PRF成分包括各种类型的细胞（血小板、白细胞和红细胞），由自体纤维蛋白（包括纤连蛋白和玻连蛋白）形成的临时细胞外基质三维支架，以及超过100种的生物活性分子，主要包括PDGF、VEGF、胰岛素样生长因子（IGF）、表皮生长因子（EGF）、TGF-β、骨形成蛋白2（BMP-2）（经Miron等许可转载）

白细胞、巨噬细胞、中性粒细胞和血小板等细胞吸引及招募后期的再生细胞到治疗部位；③纤维蛋白作为生长因子的储存库，这些生长因子可能会随着时间的推移（10～14天）释放出来。

下面对这3个要素进行介绍：

纤维基质

在离心过程中，从收集的宿主血液中去除抗凝剂可以形成纤维蛋白凝块。自然，这种技术需要诊室有一台离心机和完善的样本采集制备操作衔接流程；由于不使用抗凝剂，血凝块形成迅速，所以采血后必须立即进行离心。最初的PRF制备方案非常简单：使用10mL不含抗凝剂的试管采集血液样本，然后立即以700g左右的离心力离心12分钟。没有抗凝剂意味着与管壁接触的大部分血小板都会被激活，凝血级联反应在几分钟内被激活。在循环凝血酶将

纤维蛋白原转化为纤维蛋白之前，它最初集中在试管的上层。随后在试管底部的红细胞和顶部的乏血小板血浆层和富血小板血浆层之间，即试管的中上部，得到一个纤维蛋白凝块（图6-1）。

如前所述，这项技术的成功完全取决于血液采集的速度以及随后将其转移到离心机的速度。事实上，在没有抗凝剂的情况下，血液样本会开始凝结，使用玻璃管时，最少也需要几分钟的离心时间才能将纤维蛋白原集中在试管的中部和上部。因此，在血凝块形成之前快速处理是有效对血液进行分层的唯一方法。通过去除纤维蛋白基质中的液体，医师可以获得非常坚韧的自体纤维蛋白膜，可用来替代商用胶原膜或其他支架材料进行相关缺损的治疗，如大型糖尿病足溃疡、皮肤烧伤、外科术后的软组织缺损。

PRF内主要的细胞类型

血小板

血小板是在PRF中发现的基础细胞之一，也是早期血小板浓缩物（即PRP）中最先收集到的细胞。理论上，PRF中的血小板被包裹在纤维蛋白网络中，其三维网状结构使得血小板以及相关生长因子随时间推移逐渐释放。

骨髓中的巨核细胞不断地形成血小板。自然情况下，它们是盘状无核结构，寿命一般为8～10天。它们的细胞质中含有许多颗粒，这些颗粒在活化时分泌内容物。α颗粒含有许多蛋白，既有血小板特异性的（如凝血球蛋白），也有非血小板特异性的（纤维连接蛋白、血小板反应蛋白、纤维蛋白原和其他凝血因子、生长促进剂、纤维蛋白溶解抑制剂、免疫球蛋白等），这些蛋白已被证明在伤口愈合过程中具有许多功能。此外，血小板膜是双层磷脂结构，许多分子的受体（胶原蛋白、凝血酶等）都穿插其中，可以起到促进伤口愈合的作用。鉴于血小板能聚集在受伤部位并参与多种凝血机制，血小板的激活是启动和支持止血的基础。

白细胞

白细胞是PRF的另一种主要细胞，在创面愈合过程中发挥重要作用。事实上，PRF和前几代浓缩血小板之间的一个主要区别是后者即使含有白细胞，其含量也非常少。血小板浓缩物的相关文献往往忽视了白细胞和单核细胞在组织创面愈合过程中的重要性。已经有研究指出白细胞在抗感染和免疫调节方面的关键作用。白细胞除了抗感染之外，还能分泌大量的VEGF和PDGF等生长因子。使用新的离心方案，PRF中白细胞的数量可得到进一步提高，本章节的后面将讨论到这些问题。

基础科研已经揭示了白细胞对组织再生的重要影响。除了释放生长因子与在免疫防御中发挥重要作用外，它还作为关键调节因子调控再生制剂适应和修改新环境。研究表明，通过PRF治疗的患者术后疼痛更少、对止痛剂的需求更少、伤口愈合更快，且肿胀减轻。这主要是由于PRF中发生的自然凝血现象，它可以捕获细胞和生长因子，使其能够以自然的方式再生组织。

PRF内主要的生长因子

细胞因子和生长因子在凝血后会从血小板α颗粒中大量释放。它们通过特定的细胞受体激活，并在伤口愈合过程中发挥重要作用。离心时间和离心速度会影响PRF凝块中生长因子的密度及释放速率（见下一节）。在PRF中发现的最常见的生长因子如下：

- PDGF：作为血小板衍生的主要生长因子，PDGF是间充质细胞迁移、增殖和存活的重要调节因子。根据其特定受体的分布，它可以激活多种细胞。因此，PDGF在生理愈合过程中发挥着关键作用，重组人血小板源生长因子（rhPDGF-BB）已经上市，通过了FDA批准用于医学和牙科的各种缺损再生。PRF凝块中可分泌及大量累积PDGF，它是PRF释放的重要因子之一。
- TGF-β1：TGF-β家族是一个包含30多名成员的超家族，被称为纤维化因子。在所有的细胞因子中，TGF-β1是最强的纤维化因子，是组织修复和重塑过程中由自体骨释放的生长因子。简单来说，无论是在成骨细胞还是成纤维细胞中，它都诱导了大量基质分

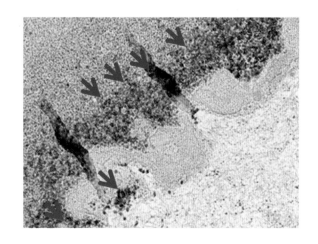

图6-3

离心后通过组织学观察白细胞。证明离心产生的白细胞包含在血浆PRF层和红细胞凝块层之间。这一发现清晰地证明了离心力过大，因此有必要发展新的离心方案，旨在改善白细胞在PRF中的保留（经Ghanaati等许可转载）

子的合成，如Ⅰ型胶原蛋白和纤连蛋白。尽管其调节机制特别复杂，但TGF-β1可以看作是一种炎症调控因子，并且具有诱导纤维瘢痕形成的能力。

· **VEGF**：血管内皮生长因子通常被认为是导致组织血管生成的最有效的生长因子。它对组织重塑有很好的作用，并且已有研究证实VEGF单独使用或联合各种骨生物材料应用可增加新骨形成，表明了其快速而有效的作用。

PRF膜的这3种特性（三维纤维蛋白基质、自体活细胞、细胞因子及其释放）能够发挥协同作用，快速有效地增加组织再生。

低速离心的概念

目前认为，刺激再生最重要的因素不是释放生长因子的总量，而是维持稳定持续地释放生长因子到再生微环境中。随着再生医学中PRF的使用稳步增加，学者们开始研究通过修改离心参数优化再生因子释放过程。这一假设基于这样一个事实，学者们惊讶地发现，原始PRF基质中的细胞聚集在PRF基质的底部或是在离心管的底部，在PRF凝块外（图6-3）。简单说来，随着离心速度的增加，或使用的相对离心力（RCF）值越大（重力），细胞越倾向于移向管底。由于PRF是从离心管的上层获得的，因此可以假设：较低的离心速度可能更有利于获得高浓度的血小板、白细胞和生长因子。

Ghanaati等的一项经典研究证实了这一假设，该研究表明，通过降低离心速度，可以使更多的白细胞更均匀地分布在PRF基质中，获得更理想的PRF。现在我们认识到，在高离心速度和时间下，白细胞被不必要地从纤维蛋白

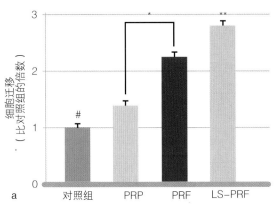

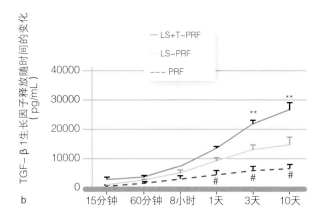

图6-4

（a、b）10天内，低速离心制备PRF的细胞迁移和TGF-β生长因子释放。一般来说，低速离心制备的PRF（LS-PRF）明显表现出最大的细胞迁移能力和最高的生长因子释放。此外，离心速度和时间的减少（LS+T-PRF）还有利于额外生长因子的释放。星号（*）表示具有显著差异，双星号（**）表示显著高于其他组的值，井号（#）表示显著低于其他组的值（数据引自Fujioka-Kobayashi等）

凝块中推到离心管的底部。最近的研究表明，可以通过降低离心速度和时间，进一步提高PRF的生长因子释放和细胞性能（图6-4）。

　　生长因子在PRF中缓慢释放的主要原因之一是纤维蛋白基质的网络结构可以将蛋白包裹其中，并且其中含有的活细胞能够进一步释放生长因子到周围微环境中。因此，如果优化离心过程使PRF包含更多的细胞（最明显的是白细胞），那么在10天内，它们将有潜力释放更多的生长因子，并有助于组织防御和生物材料整合，所有这些都是进一步增强组织再生的必要因素。

　　从第1版PRF出现以来，离心速度下降了许多，并且学者们发现如果使用更低速的离心方案，可以在血凝块形成之前获得液体的PRF。这种新制剂的专有名称为可注射PRF或液态PRF，学者们推测通过直接将其注射到缺损区或与其他生物材料结合，能够进一步促进

组织再生。目前，人们正在不断进行相关研究，并且已经证实使用较低的离心速度，离心时间为3~5分钟制备的液态PRF含有更多的白细胞和血小板。

液态PRF和热处理PRF

　　液态PRF是一种以液体形式输送的再生制剂，可通过抽取血液并在特定的离心管中以非常低的速度进行更短时间的离心（3~4分钟）来获得。其目的是血液没有抗凝剂或添加剂，但保持离心后分离成2层的能力（图6-5）。在水平离心机上以300g的离心力离心5分钟获取的液态PRF具有非常丰富的细胞和生长因子。

　　这种新制剂可用于多种手术，包括注射至膝关节来治疗骨关节炎、注射至颞下颌关节来治疗颞下颌关节紊乱，以及用于各种面部美容手术，以天然的方式促进胶原蛋白合成。液

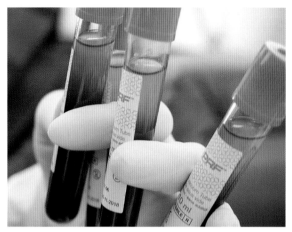

图6-5

较新的离心方案能在3~5分钟的离心方案下，于离心管中制备上层1~2mL的液态PRF。该液体可收集在注射器中，注入缺损部位或与生物材料混合，以改善其生物活性特性

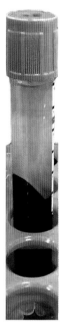

图6-6

在固定角度离心机上制备的分离层。显示红细胞和PRF连接处分离不均匀

态PRF制备的基础原理与其他PRF是一样的，但由于使用了低速离心，它含有更大比例的白细胞和血浆蛋白。如果按体积计算，由于液态PRF包含的血小板和生长因子比例最高，因此它是小体积注射剂（如用于面部美容）的最佳PRF配方。在注射后，液态PRF会逐渐凝固，从而更好地改善面部容量不足的缺陷，如我们在面部皱纹（如鼻唇沟）中观察到的容量缺失。研究发现离心力或离心时间稍微高一些时，凝血效果更好。因此，如果临床医师希望制备更致密的纤维蛋白支架（如填补更深层的面部凹陷），可采用热处理PRF方案将PRF的降解时间从2~3周延长至4~6个月［扩展型

PRF（e-PRF）］。制备e-PRF的方案会在第12章中进行详细介绍。

2019年，一篇突破性的文献表明，水平离心法比传统离心法可以更好地分离血液。因为，所有的PRF离心机制作时都使用固定角度的转子，这样做的一大缺点是高离心力导致细胞沿采血管管壁远端堆积（图6-6）。此外，传统的离心机不能有效分离细胞成分，因为较大的细胞（如红细胞）通常可以捕获和拉动较小的血小板到PRF管的底部（图6-7）。而水平离心时，细胞层的分离是线性的，没有细胞沿离心管外壁堆积（图6-7）。

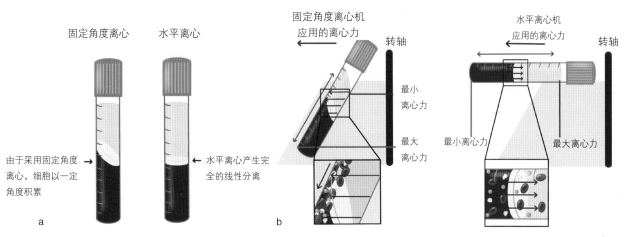

图6-7

插图对固定角度离心机和水平离心机进行了比较。（a）在固定角度离心机上离心后，血液层分离不均匀，导致血液成角度分离。相比之下，水平离心可以产生均匀的分离。（b）在固定角度离心机中，由于全血接受最小离心力和最大离心力之间的差异，可以实现基于密度的血液分层。请注意，即使全血接受相同的最小离心力，水平离心机上最大离心力要大得多，这有利于更有效地进行细胞分层。由于离心力值较大（200~700g），固定角度离心的细胞被推向离心管的后部，然后根据细胞密度向下或向上。当细胞沿离心管壁分离时，这些离心力在细胞上产生额外的剪切应力。相比之下，水平离心能让细胞根据密度自由移动，分离到合适的层，能更好地分离细胞，并减少细胞受到的创伤/剪切应力

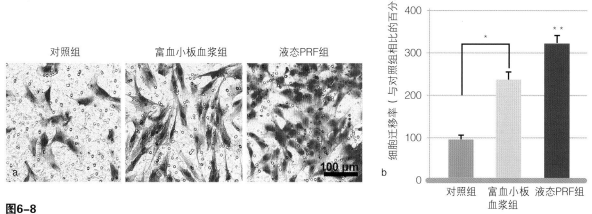

图6-8

（a、b）液态PRF和PRP培养24小时后人皮肤成纤维细胞的迁移实验（标尺=100μm）。星号（*）表示两组间有显著差异（$P<0.05$）；双星号（**）表示显著高于其他处理组的值（$P<0.05$）；本实验进行了3次独立重复实验〔对照组、富血小板血浆组、液态PRF组，右侧图：细胞迁移率（与对照组相比的百分率）〕

PRP和液态PRF再生潜能的比较

最近一项研究用液态PRF或PRP来培养皮肤真皮成纤维细胞，以比较两者促进/影响细胞活力、迁移、扩散、增殖，以及调节已知的软组织再生相关基因（包括PDGF、TGF-β和纤连蛋白）mRNA表达水平的能力的差异。研究发现，所有的血小板浓缩物都对细胞无毒，细胞存活率高。皮肤成纤维细胞在液态PRF处理后迁移率为空白对照组的350%和PRP处理组的200%以上（图6-8）。在第5天，液态PRF处理也显著地促进了细胞增殖。

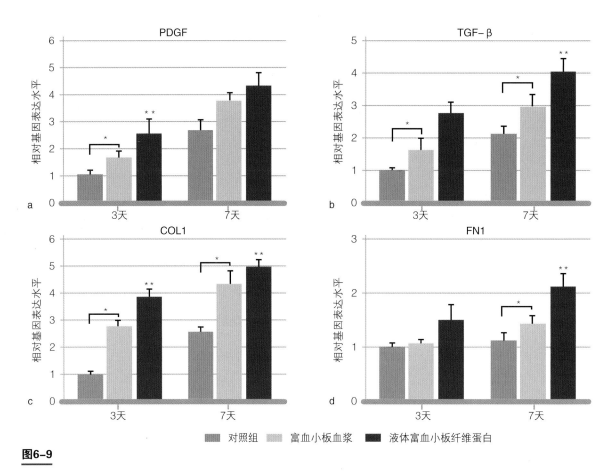

图6-9

PRP和液态PRF培养3天、7天牙龈成纤维细胞再生相关基因和细胞外基质相关基因的表达：（a）PDGF；（b）TGF-β；（c）COL1；（d）FN1。星号（*）表示两组间有显著差异（*P*<0.05）；双星号（**）表示显著高于其他处理组的值（*P*<0.05）；本实验进行了3次独立重复实验

虽然PRP和液态PRF均可诱导细胞PDGF信使RNA水平升高，但实验研究发现，在液态PRF组TGF-β、Ⅰ型胶原蛋白（COL1）和纤连蛋白（FN1）信使RNA水平均显著升高（图6-9）。最后，与PRP相比，液态PRF诱导胶原基质合成的能力更强（图6-10）。综上所述，我们发现液态PRF对人皮肤成纤维细胞有更大的促再生潜力。此外，由于PRF不含任何添加剂，它还是一种更天然的组织再生材料，并且对临床医师来说更为经济实用。

从外周血中收集PRF

为了制备PRP或PRF，操作者需熟悉静脉采血。由于PRF的工作时间较短，因此建议在开始采血之前，按照流程提前设置好离心机，开盖并准备使用（图6-11）。由于没有使用抗凝剂，采血必须迅速进行（最好在90秒内），然后离心，以最大限度地发挥PRF的再生潜力。采血后，将含有血液的离心试管放入离心机中（图6-12）。离心3~5分钟，将液态PRF

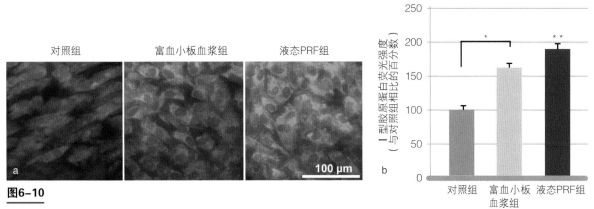

图6-10

皮肤成纤维细胞与PRP和液态PRF在培养7天后，Ⅰ型胶原蛋白（COL1）免疫荧光染色。（a）COL1染色（绿色）合并DAPI染色（蓝色）（标尺=100μm）。（b）COL1染色定量。星号（*）表示两组间有显著差异（$P<0.05$）；双星号（**）表示显著高于其他处理组的值（$P<0.05$）；本实验进行了3次独立重复实验

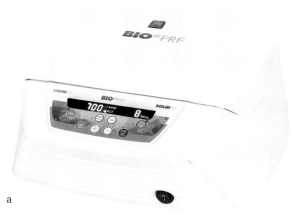

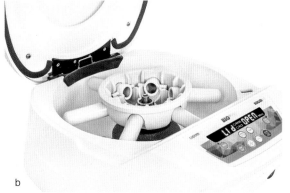

图6-11

（a）BIO-PRF离心机的图像。（b）展示水平离心概念的图像。试管是垂直放入的，但一旦设备开始旋转，试管就会完全水平地摆动起来。这有利于更好地分离血细胞层与获得较高浓度的血小板和生长因子

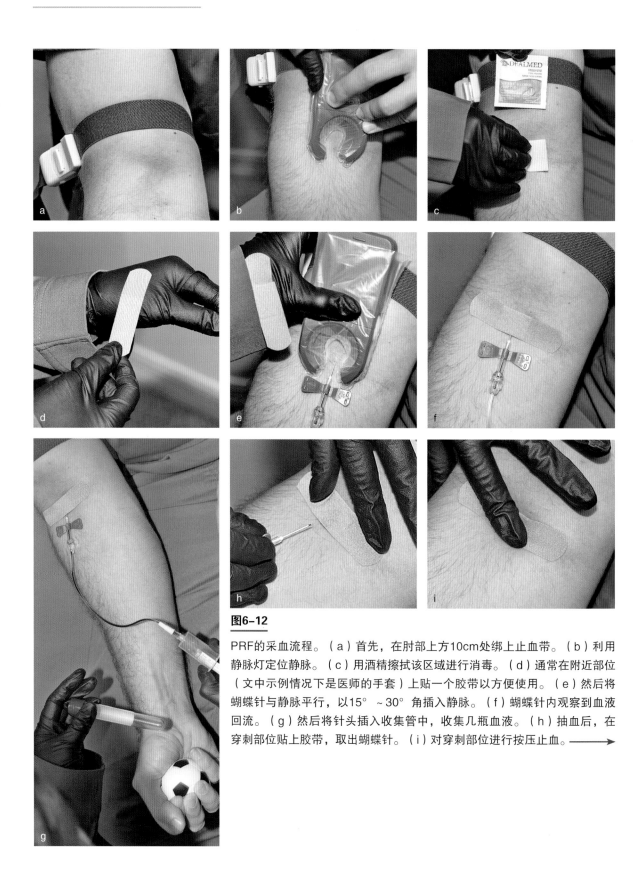

图6-12

PRF的采血流程。（a）首先，在肘部上方10cm处绑上止血带。（b）利用静脉灯定位静脉。（c）用酒精擦拭该区域进行消毒。（d）通常在附近部位（文中示例情况下是医师的手套）上贴一个胶带以方便使用。（e）然后将蝴蝶针与静脉平行，以15°～30°角插入静脉。（f）蝴蝶针内观察到血液回流。（g）然后将针头插入收集管中，收集几瓶血液。（h）抽血后，在穿刺部位贴上胶带，取出蝴蝶针。（i）对穿刺部位进行按压止血。━━━▶

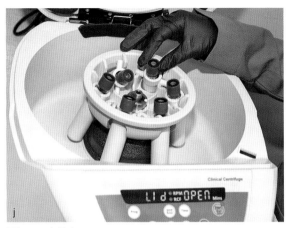

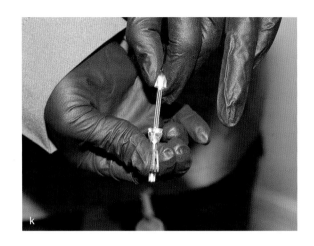

图6-12（续）

（j）在离心机中放置PRF管。（k）许多蝴蝶针都带有安全功能，在使用后可以把针头锁住

管取出。

　　当使用液态PRF制剂时，重要的是不要把盖子打开，避免使其暴露在氧气中。因为暴露将进一步加速凝血，而目标是使用液态PRF作为注射

> *当使用液态PRF制剂时，重要的是不要把盖子打开，避免使其暴露在氧气中。*

材料，所以应该避免凝血（如果不暴露在氧气中，PRF通常会在20~45分钟时凝结，具体取决于所用的离心管）。因此，离心后，使用一个21~27号针头（长度最好≥10cm）穿过盖子的橡胶部分，将液态PRF吸入注射器内（图6-13a）。此时重要的是尽可能多地吸取液态PRF，要记住，大部分细胞位于液态PRF和红细胞层的交界处。图6-13b展示了一个注射器，里面装满了液态PRF，可用于注射，也可以在微针穿刺之前添加到皮肤层。

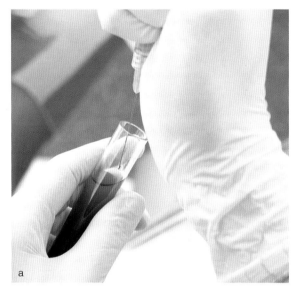

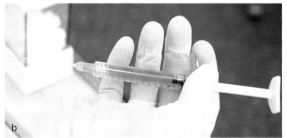

图6-13

（a）用注射器收集液态PRF。注意，不能打开盖子，因为氧合会加速凝血，减少临床医师的可操作时间。（b）装有收集到PRF液体的注射器，以备随后进行面部注射

PRF在面部美容中的应用

直到最近，PRF在面部美容中的使用还明显少于PRP。2010年，Anthony Sclafani博士进行了几项研究，探讨PRF成功填充鼻唇沟的能力。研究证明了PRF是一种安全有效的生长因子浓缩物，能够促进面部年轻化。最近，PRF也和各种其他治疗方案相结合使用，如注射填充剂或脂肪移植等，以进一步改善组织再生。PRF还能增加雄激素性脱发患者的头发密度。

PRF促进再生遵循与之前使用PRP相同的原理，即通过刺激细胞的有丝分裂活性，同时快速改善组织中的细胞招募。基于此，目前有许多文献支持在面部美容和毛发再生中使用PRP。尽管到目前为止还没有相关的对照研究，但由于PRF具有比PRP更优越的临床疗效，能够随着时间的推移缓慢而逐渐地释放生长因子，因此PRF可以更好地促进面部组织的再生。

一旦将液态PRF抽进注射器，需要注意的是，如果留在注射器中，它会在20～40分钟凝固。此外，如果液态PRF暴露在氧气中，凝血会发生得更快。液态PRF可作为一种可注射制剂，以类似PRP使用的方式进入面部组织或头皮。类似于吸血鬼美容术中的PRP的使用方式，PRF也可作为一种自体生长因子应用于微针穿刺之前或之后的颜面部。

非常重要的一点是，为了防止血液凝固形成PRF基质，在美学医学领域，仅使用塑料管采集并制备液态PRF。在医学和牙科领域，当使用PRF膜时，通常使用玻璃管或硅化塑料管以促进凝血。在本章中讨论了两种制备的PRF不同方案：液体可注射方案的PRF

称为液态PRF，通过低速离心将细胞维持在上层（300g，5分钟），以及一个更致密的e-PRF，用作填充剂的替代品（700g，5分钟）。这些方案是针对水平离心机的；如果使用一个固定角度离心机，通常需要使用更低的离心力（通常60～300g），因为它缩短了离心管处于最大距离时的半径（图6-7b）。PRF治疗的主要目的是通过提供天然再生治疗方法来自然地改善患者的外观。不像填充物只是简单地填补缺陷，PRF的目的实际上是恢复并使皮肤年轻化。

具体的方案将在以后的章节中介绍，但治疗的医师应始终记住，液态PRF包含更多的细胞和生长因子，可以有效地利用微针进行浅表组织的再生。e-PRF使用了更快的离心速度，因此包含更多的纤维蛋白。这对于填补较大的空隙是有用的，如明显的鼻唇沟。一般来说，生长因子从PRF中释放的观察时间为10～14天。基于皮肤的再生周期，14～28天的治疗周期是典型的基础治疗方案。作者推荐基础的PRF治疗计划是在最初的3～4个月里，每个月进行1次治疗。此后，可以每6～12个月进行1次维护，本书在后面部分将对此进行讨论。

用微针进行液态PRF治疗

使用Dermapen进行微针注射是一种常见而有效的面部再生手术（图6-14），如第7章所述。对于这种方案，治疗医师的目标是通过微针向皮下深度为0.25～2.5mm处注入小剂量的液态PRF。该方案首先在面部局部涂上一层液态PRF（主要富集细胞和生长因子）。随后，微针装置将局部的一层液态PRF推入皮下。在该区域进行微针穿刺后，应用另一层液态PRF来填充通过针刺形成的所有微通道（见

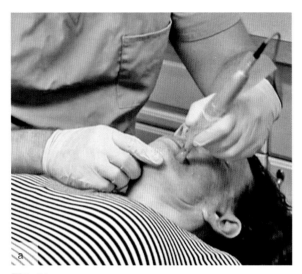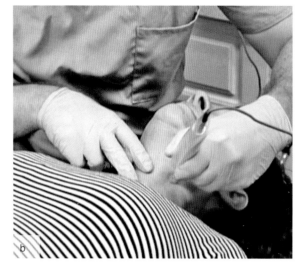

图6-14

（a、b）在面部皮肤表面局部应用液态PRF，然后用微针穿透皮肤

第7章）。这一过程通常需要20~30分钟，通常认为是机械性的皮肤刺激。为了延长临床效果，强烈建议定期进行维持治疗。

使用注射器注射液态PRF和e-PRF

在该方案中，将携带液态PRF或e-PRF的注射器针头插到皮肤更深处（图6-15），如第8章所述。研究表明，这对深度皮肤体积缺损效果良好，而且根据目的不同（体积缺损越大，需要的e-PRF越多），可以对方案进行叠加或优化。该过程通常使用液态PRF与e-PRF，它们使用针头的尺寸和量表各不相同，如第8章及第9章所述。也可以将液态PRF（包含更高浓度的细胞和生长因子）和e-PRF（有利于稳定缓慢地释放生长因子）注入同一区域，通过预混合或随后在同一区域注射进行联合应用。还可以利用一种组合方法，将液态PRF与透明质酸等面部填充剂预混。虽然与微针相比，这种手术被认为更具侵入性，会造成更多的皮肤损伤，但其结果更明显，也优于侵入性较小的手术。此外，再次强烈建议定期维护，以维持获得的效果。

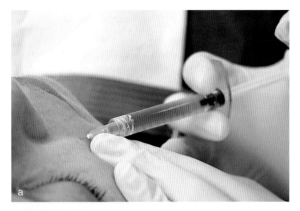

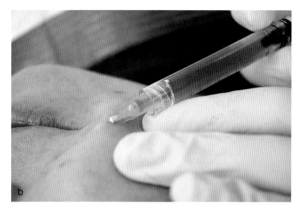

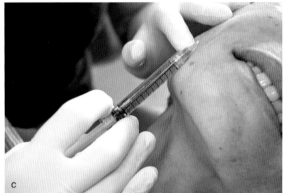

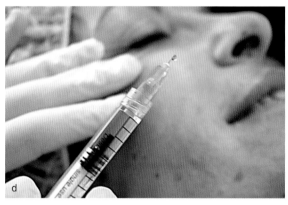

图6-15

（a~e）使用不同大小的针头进行液态PRF的面部注射（由Ana Paz博士提供）。这个主题将在第8章中详细介绍

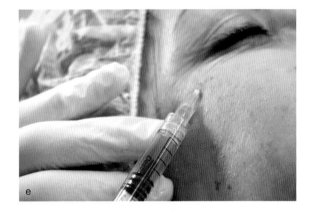

总结

　　PRF作为一种再生方案的优势之一是它不会特异性地诱导一种特定类型组织的增殖或分化。因此，它可以与多种再生方案一起应用，或与其他生物材料结合后用于各种手术。目前

的研究将继续探索利用PRF可以实现的组织体积增容。此外，最近的研究表明，与液态PRF相比，血浆层还可以进一步加热，并作为吸收速度更慢的填充剂使用，如用于唇部整形（见第12章）。

　　现有研究证明，PRF作为下一代自体血小

板浓缩物，在面部美容领域具有广阔的应用前景。作为一种完全安全的再生方式，它可以从患者自己的血液中获得，成本更低；与PRP相比，安全性更高。此外，它加速组织血管生成的能力，可显著促进软组织修复。未来的研究方向将集中于精确描述PRF确切的适应证和方案，从而有效地治疗更多类型的面部皱纹或缺陷。

参考文献

[1] Miron RJ, Fujioka-Kobayashi M, Bishara M, Zhang Y, Hernandez M, Choukroun J. Platelet-rich fibrin and soft tissue wound healing: A systematic review. Tissue Eng Part B Rev 2017;23:83-99.

[2] Heyns Adu P, Eldor A, Yarom R, Marx G. Zinc-induced platelet aggregation is mediated by the fibrinogen receptor and is not accompanied by release or by thromboxane synthesis. Blood 1985;66:213-219.

[3] Marx RE, Carlson ER, Eichstaedt RM, Schimmele SR, Strauss JE, Georgeff KR. Platelet-rich plasma: Growth factor enhancement for bone grafts. Oral Surg Oral Med Oral Pathol Oral Radiol Endod 1998;85:638-646.

[4] Kobayashi E, Flückiger L, Fujioka-Kobayashi M, et al. Comparative release of growth factors from PRP, PRF, and advanced-PRF. Clin Oral Investig 2016;20:2353-2360.

[5] Miron RJ, Fujioka-Kobayashi M, Hernandez M, et al. Injectable platelet rich fibrin (i-PRF): Opportunities in regenerative dentistry? Clin Oral Investig 2017;21:2619-2627.

[6] Rozman P, Bolta Z. Use of platelet growth factors in treating wounds and soft-tissue injuries. Acta Dermatovenerol Alp Pannonica Adriat 2007;16:156-165.

[7] Alsousou J, Thompson M, Hulley P, Noble A, Willett K. The biology of platelet-rich plasma and its application in trauma and orthopaedic surgery: A review of the literature. J Bone Joint Surg Br 2009;91:987-996.

[8] Davis VL, Abukabda AB, Radio NM, et al. Platelet-rich preparations to improve healing. Part I: Workable options for every size practice. J Oral Implantol 2014;40:500-510.

[9] De Pascale MR, Sommese L, Casamassimi A, Napoli C. Platelet derivatives in regenerative medicine: An update. Transfus Med Rev 2015;29:52-61.

[10] Grambart ST. Sports medicine and platelet-rich plasma: Nonsurgical therapy. Clin Podiatr Med Surg 2015;32:99-107.

[11] Whitman DH, Berry RL, Green DM. Platelet gel: An autologous alternative to fibrin glue with applications in oral and maxillofacial surgery. J Oral Maxillofac Surg 1997;55:1294-1299.

[12] Borzini P, Mazzucco L, Giampaolo A, Hassan HJ. Platelet gel—The Italian way: A call for procedure standardization and quality control. Transfus Med 2006;16:303-304.

[13] Choukroun J, Adda F, Schoeffler C, Vervelle A. Une opportunité en paro-implantologie: Le PRF. Implantodontie 2000;42:55-62.

[14] Martin P, Leibovich SJ. Inflammatory cells during wound repair: The good, the bad and the ugly. Trends Cell Biol 2005;15:599-607.

[15] Tsirogianni AK, Moutsopoulos NM, Moutsopoulos HM. Wound healing: Immunological aspects. Injury 2006;37(1 suppl):5S-12S.

[16] Adamson R. Role of macrophages in normal wound healing: An overview. J Wound Care 2009;18:349-351.

[17] Davis VL, Abukabda AB, Radio NM, et al. Platelet-rich preparations to improve healing. Part II: Platelet activation and enrichment, leukocyte inclusion, and other selection criteria. J Oral Implantol 2014;40:511-521.

[18] Ghasemzadeh M, Hosseini E. Intravascular leukocyte migration through platelet thrombi: Directing leukocytes to sites of vascular injury. Thromb Haemost 2015;113:1224-1235.

[19] Fujioka-Kobayashi M, Miron RJ, Hernandez M, Kandalam U, Zhang Y, Choukroun J. Optimized platelet-rich fibrin with the low-speed concept: Growth factor release, biocompatibility, and cellular response. J Periodontol 2017;88:112-121.

[20] Miron RJ, Zucchelli G, Pikos MA, et al. Use of platelet-rich fibrin in regenerative dentistry: A systematic review. Clin Oral Investig 2017;21:1913-1927.

[21] Danielsen P, Jørgensen B, Karlsmark T, Jorgensen LN, Agren MS. Effect of topical autologous platelet-rich fibrin versus no intervention on epithelialization of donor sites and meshed split-thickness skin autografts: A randomized clinical trial. Plast Reconstr Surg 2008;122:1431-1440.

[22] O'Connell SM, Impeduglia T, Hessler K, Wang XJ, Carroll RJ, Dardik H. Autologous platelet-rich fibrin matrix as cell therapy in the healing of chronic lower-extremity ulcers. Wound Repair Regen 2008;16:749-756.

[23] Steenvoorde P, van Doorn LP, Naves C, Oskam J. Use of autologous platelet-rich fibrin on hard-to-heal wounds. J Wound Care 2008;17:60-63.

[24] Jørgensen B, Karlsmark T, Vogensen H, Haase L, Lundquist R. A pilot study to evaluate the safety and clinical performance of Leucopatch, an autologous, additive-free, platelet-rich fibrin for the treatment of recalcitrant chronic wounds. Int J Low Extrem Wounds 2011;10:218-223.

[25] Löndahl M, Tarnow L, Karlsmark T, et al. Use of an autologous leucocyte and platelet-rich fibrin patch on hard-to-heal DFUs: A pilot study. J Wound Care 2015;24:172-174,176-178.

[26] Chignon-Sicard B, Georgiou CA, Fontas E, et al. Efficacy of leukocyte- and platelet-rich fibrin in wound healing: A randomized controlled clinical trial. Plast Reconstr Surg 2012;130:819e-829e.

[27] Desai CB, Mahindra UR, Kini YK, Bakshi MK. Use of platelet-

rich fibrin over skin wounds: Modified secondary intention healing. J Cutan Aesthet Surg 2013;6:35-37.

[28] Danielsen PL, Agren MS, Jorgensen LN. Platelet-rich fibrin versus albumin in surgical wound repair: A randomized trial with paired design. Ann Surg 2010;251:825-831.

[29] Sclafani AP. Safety, efficacy, and utility of platelet-rich fibrin matrix in facial plastic surgery. Arch Facial Plast Surg 2011;13:247-251.

[30] Sclafani AP, McCormick SA. Induction of dermal collagenesis, angiogenesis, and adipogenesis in human skin by injection of platelet-rich fibrin matrix. Arch Facial Plast Surg 2012;14:132-136.

[31] Gorlero F, Glorio M, Lorenzi P, Bruno-Franco M, Mazzei C. New approach in vaginal prolapse repair: Mini-invasive surgery associated with application of platelet-rich fibrin. Int Urogynecol J 2012;23:715-722.

[32] Soyer T, Çakmak M, Aslan MK, Senyücel MF, Kisa Ü. Use of autologous platelet rich fibrin in urethracutaneous fistula repair: Preliminary report. Int Wound J 2013;10:345-347.

[33] Guinot A, Arnaud A, Azzis O, Habonimana E, Jasienski S, Frémond B. Preliminary experience with the use of an autologous platelet-rich fibrin membrane for urethroplasty coverage in distal hypospadias surgery. J Pediatr Urol 2014;10:300-305.

[34] Braccini F, Chignon-Sicard B, Volpei C, Choukroun J. Modern lipostructure: The use of platelet rich fibrin (PRF). Rev Laryngol Otol Rhinol (Bord) 2013;134:231-235.

[35] Zumstein MA, Rumian A, Lesbats V, Schaer M, Boileau P. Increased vascularization during early healing after biologic augmentation in repair of chronic rotator cuff tears using autologous leukocyte- and platelet-rich fibrin (L-PRF): A prospective randomized controlled pilot trial. J Shoulder Elbow Surg 2014;23:3-12.

[36] Habesoglu M, Oysu C, Sahin S, et al. Platelet-rich fibrin plays a role on healing of acute-traumatic ear drum perforation. J Craniofac Surg 2014;25:2056-2058.

[37] de Vries RA, de Bruin M, Marx JJ, Hart HC, Van de Wiel A. Viability of platelets collected by apheresis versus the platelet-rich plasma technique: A direct comparison. Transfus Sci 1993;14:391-398.

[38] Anfossi G, Trovati M, Mularoni E, Massucco P, Calcamuggi G, Emanuelli G. Influence of propranolol on platelet aggregation and thromboxane B2 production from platelet-rich plasma and whole blood. Prostaglandins Leukot Essent Fatty Acids 1989;36:1-7.

[39] Fijnheer R, Pietersz RN, de Korte D, et al. Platelet activation during preparation of platelet concentrates: A comparison of the platelet-rich plasma and the buffy coat methods. Transfusion 1990;30:634-638.

[40] Jameson C. Autologous platelet concentrate for the production of platelet gel. Lab Med 2007;38:39-42.

[41] Marx RE. Platelet-rich plasma: Evidence to support its use. J Oral Maxillofac Surg 2004;62:489-496.

[42] Lucarelli E, Beretta R, Dozza B, et al. A recently developed bifacial platelet-rich fibrin matrix. Eur Cell Mater 2010;20:13-23.

[43] Saluja H, Dehane V, Mahindra U. Platelet-rich fibrin: A second generation platelet concentrate and a new friend of oral and maxillofacial surgeons. Ann Maxillofac Surg 2011;1:53-57.

[44] Dohan Ehrenfest DM, Del Corso M, Diss A, Mouhyi J, Charrier JB. Three-dimensional architecture and cell composition of a Choukroun's platelet-rich fibrin clot and membrane. J Periodontol 2010;81:546-555.

[45] Choukroun J, Diss A, Simonpieri A, et al. Platelet-rich fibrin (PRF): A second-generation platelet concentrate. Part IV: Clinical effects on tissue healing. Oral Surg Oral Med Oral Pathol Oral Radiol Endod 2006;101:e56-e60.

[46] Dohan DM, Choukroun J, Diss A, et al. Platelet-rich fibrin (PRF): A second-generation platelet concentrate. Part I: Technological concepts and evolution. Oral Surg Oral Med Oral Pathol Oral Radiol Endod 2006;101:e37-e44.

[47] Dohan DM, Choukroun J, Diss A, et al. Platelet-rich fibrin (PRF): A second-generation platelet concentrate. Part II: Platelet-related biologic features. Oral Surg Oral Med Oral Pathol Oral Radiol Endod 2006;101:e45-e50.

[48] Dohan DM, Choukroun J, Diss A, et al. Platelet-rich fibrin (PRF): A second-generation platelet concentrate. Part III: Leucocyte activation: A new feature for platelet concentrates? Oral Surg Oral Med Oral Pathol Oral Radiol Endod 2006;101:e51-e55.

[49] Weibrich G, Kleis WK, Kunz-Kostomanolakis M, Loos AH, Wagner W. Correlation of platelet concentration in platelet-rich plasma to the extraction method, age, sex, and platelet count of the donor. Int J Oral Maxillofac Implants 2001;16;693-699.

[50] Weibrich G, Kleis WK, Hafner G, Hitzler WE, Wagner W. Comparison of platelet, leukocyte, and growth factor levels in point-of-care platelet-enriched plasma, prepared using a modified Curasan kit, with preparations received from a local blood bank. Clin Oral Implants Res 2003;14:357-362.

[51] Kawazoe T, Kim HH. Tissue augmentation by white blood cell-containing platelet-rich plasma. Cell Transplant 2012;21:601-607.

[52] Perut F, Filardo G, Mariani E, et al. Preparation method and growth factor content of platelet concentrate influence the osteogenic differentiation of bone marrow stromal cells. Cytotherapy 2013;15:830-839.

[53] Pirraco RP, Reis RL, Marques AP. Effect of monocytes/macrophages on the early osteogenic differentiation of hBMSCs. J Tissue Eng Regen Med 2013;7:392-400.

[54] Bilginaylar K, Uyanik LO. Evaluation of the effects of platelet-rich fibrin and piezosurgery on outcomes after removal of impacted mandibular third molars. Br J Oral Maxillofac Surg 2016;54:629-633.

[55] 5Border WA, Noble NA. Transforming growth factor beta in tissue fibrosis. N Engl J Med 1994;331:1286-1292.

[56] Bowen T, Jenkins RH, Fraser DJ. MicroRNAs, transforming growth factor beta-1, and tissue fibrosis. J Pathol 2013;229:274-285.

[57] Shamloo A, Xu H, Heilshorn S. Mechanisms of vascular endothelial growth factor-induced pathfinding by endothelial sprouts in biomaterials. Tissue Eng Part A 2012;18:320-330.

[58] Ghanaati S, Booms P, Orlowska A, et al. Advanced platelet-rich fibrin: A new concept for cell-based tissue engineering by means of inflammatory cells. J Oral Implantol 2014;40:679-689.

[59] Lekovic V, Milinkovic I, Aleksic Z, et al. Platelet-rich fibrin and bovine porous bone mineral vs platelet-rich fibrin in the treatment of intrabony periodontal defects. J Periodontal Res 2012;47:409-417.

[60] Panda S, Jayakumar ND, Sankari M, Varghese SS, Kumar DS. Platelet rich fibrin and xenograft in treatment of intrabony defect. Contemp Clin Dent 2014;5:550-554.

[61] Pradeep AR, Rao NS, Agarwal E, Bajaj P, Kumari M, Naik SB. Comparative evaluation of autologous platelet-rich fibrin and platelet-rich plasma in the treatment of 3-wall intrabony defects in chronic periodontitis: A randomized controlled clinical trial. J Periodontol 2012;83:1499-1507.

[62] Sharma A, Pradeep AR. Treatment of 3-wall intrabony defects in patients with chronic periodontitis with autologous platelet-rich fibrin: A randomized controlled clinical trial. J Periodontol 2011;82:1705-1712.

[63] Kumar RV, Shubhashini N. Platelet rich fibrin: A new paradigm in periodontal regeneration. Cell Tissue Bank 2013;14:453-463.

[64] Miron RJ, Chai J, Zheng S, Feng M, Sculean A, Zhang Y. A novel method for evaluating and quantifying cell types in platelet rich fibrin and an introduction to horizontal centrifugation. J Biomed Mater Res A 2019;107:2257-2271.

[65] Wang X, Yang Y, Zhang Y, Miron RJ. Fluid platelet-rich fibrin stimulates greater dermal skin fibroblast cell migration, proliferation, and collagen synthesis when compared to platelet-rich plasma. J Cosmet Dermatol 2019;18:2004-2010.

[66] Sclafani AP. Applications of platelet-rich fibrin matrix in facial plastic surgery. Facial Plast Surg 2009;25:270-276.

[67] Sclafani AP, Azzi J. Platelet preparations for use in facial rejuvenation and wound healing: A critical review of current literature. Aesthetic Plast Surg 2015;39:495-505.

[68] Sclafani AP. Platelet rich fibrin matrix for improvement of deep nasolabial folds. J Cosmet Dermatol 2010;9:66-71.

[69] Liang ZJ, Lu X, Li DQ, et al. Precise intradermal injection of nanofat-derived stromal cells combined with platelet-rich fibrin improves the efficacy of facial skin rejuvenation. 2018;47:316-329.

[70] Wei H, Gu SX, Liang YD, et al. Nanofat-derived stem cells with platelet-rich fibrin improve facial contour remodeling and skin rejuvenation after autologous structural fat transplantation. Oncotarget 2017; 8:68542-68556.

[71] Sclafani AP. Platelet-rich fibrin matrix (PRFM) for androgenetic alopecia. Facial Plast Surg 2014;30:219-224.

[72] Runels C. CMG facelift. Temple Repair Skin Care 2013;52.

[73] Bowes L. Safety considerations for aesthetic nurses administering platelet-rich plasma. J Aesthet Nurs 2013;2:118-122.

[74] El Domyati M, El Ammawi TS, Moawad O, et al. Efficacy of mesotherapy in facial rejuvenation: A histological and immunohistochemical evaluation. Int J Dermatol 2012;51:913-919.

第7章

微针治疗的生物学基础
Biology of Microneedling

Erin Anderson

Nichole Kramer

Richard J. Miron

Ana Paz

Catherine Davies

皮肤老化是一个复杂的生理过程，受到多种因素的影响，包括遗传、细胞代谢、日晒、污染、压力和毒素。在2005年，Fernandes提出了微创经皮肤胶原蛋白诱导（微针技术）的概念。顾名思义，微针技术是指使用大量细小的针（通常为12根）对面部组织进行微创、非手术和非消融治疗。微针技术的原理是微小创伤新生血管形成以诱导快速胶原蛋白新生和组织修复。这是通过一种叫作Dermapen的微针设备自动完成的。Dermapen是一种电动医疗设备，它能向皮肤传递一种振动的盖章式运动，从而产生一系列微小通道。这些通道之后充满富血小板纤维蛋白（PRF），该设备还可以将产品（以PRF为例）推向皮肤的特定深度，通过释放自体生长因子促进面部恢复活力。本章介绍了微针技术的临床适应证和使用方法，并提供了其与PRF相结合的使用方法。

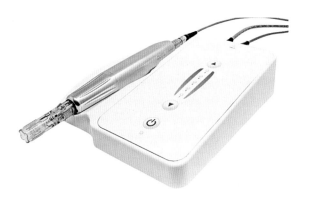

图7-1

Dermapen微针装置

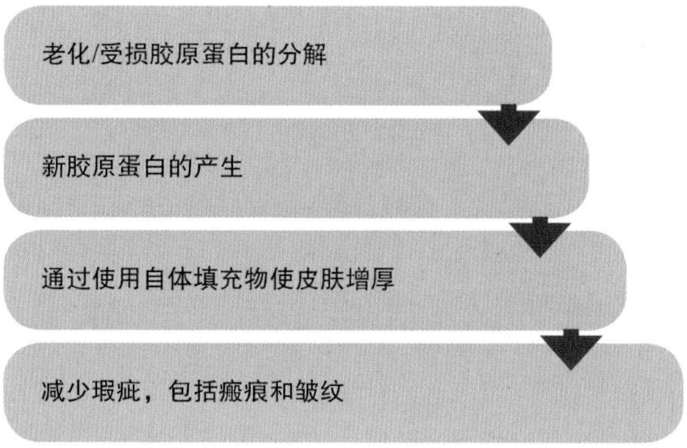

| 老化/受损胶原蛋白的分解 |
| 新胶原蛋白的产生 |
| 通过使用自体填充物使皮肤增厚 |
| 减少瑕疵，包括瘢痕和皱纹 |

图7-2

微针治疗的目标。患者在治疗4周后可能就可以看到效果，但3~6个月后才能看到显著的效果

皮肤老化

皮肤老化分内源性老化和外源性老化两个过程。内源性老化是由内在因素，如遗传、细胞新陈代谢、激素水平引起的。而外在因素来自日常的外部刺激，如暴露在阳光下、污染、辐射、化学物质和毒素。内源性老化也常被称为年龄导致的衰老，它是自然发生且不可逆的。这通常是一个缓慢的过程，随着时间的推移，会导致组织发生变化。另外，外源性老化与一些可控因素有关，如紫外线（阳光）、污染、吸烟等环境因素的反复暴露导致了面部组织的破坏。这些因素促进胶原蛋白的分解，最终表现出皱纹和其他皮肤老化的迹象。与皮肤老化有关的两个最常见的因素是阳光直射和吸烟。

多年来，人们一直在寻找延缓面部衰老的方法，甚至在很多时候，希望能够逆转衰老。一个有效的途径和本书中大力推广的方法一致，就是提高组织再生能力，而不是简单地进行填补。微针，顾名思义，是指使用细小的针来达到治疗效果。2005年，Fernandes提出了微针技术，作为一种微创、非手术、非消融的面部年轻化手术。电动微针设备（Dermapen；图7-1）用于制造深度为0.25~2.5mm的可控的微小皮肤损伤。简而言之，该技术依赖于由针头穿刺角质层引起的微小皮肤损伤，从而导致新生血管形成。此后，刺激生长因子释放，新胶原蛋白开始形成（图7-2）。这种技术是天然的，因为它不使用可注射的材料，而是通过诱导自然的伤口级联愈合，促进局部新血管生成和新生胶原蛋白的形成增加。目前研究证明，在人类皮肤活检中，使用微针可以显著地增厚表皮层和增加胶原蛋白合成，效果甚至可以持续到治疗后2年（图7-3）。Dermapen是旧的真皮滚轮微针的升级版，旧的真皮滚轮微针有各种缺点，包括压力和穿刺深度的控制不精确等。由于这些原因，人们发明了一种自动微针。

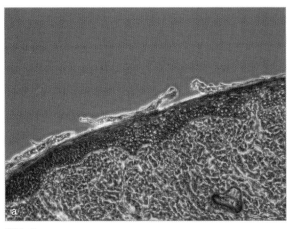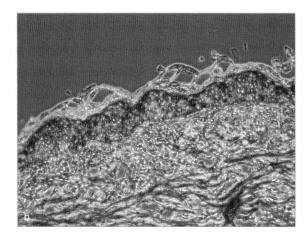

图7-3

（a）烧伤瘢痕（Masson三染）术前组织学显微图像。（b）术后24个月同一瘢痕的组织学显微图像。Van Gieson染色显示网状真皮中胶原蛋白/弹性蛋白基质相当正常，术后24个月胶原蛋白沉积增加，胶原蛋白看起来并非平行成束排列，而是呈正常的格子状排列（经Aust等版权许可转载）

Dermapen

Dermapen是一种自动化的电动医疗设备，形状像一支笔，内含大量的一次性微针。它装有弹簧调节环，可以在0.25～2.5mm的穿透深度范围内改变微针的高度（图7-4）。当使用该设备时，电动笔会向皮肤发出每分钟1000～5000次的振动，形成一系列的微通道，这些微通道利于被各种产品（如PRF）透皮吸收，本章稍后将对此进行讨论。

这种治疗方法是一种安全的皮肤表面修复治疗方法，对皮肤的损伤小、恢复快。停工时间通常为24～48小时。这种面部年轻化的方法比其他类似的方法

> 这种治疗方法是一种安全的皮肤表面修复治疗方法，对皮肤的伤害最小。

具有更短的停工时间，副作用如出现色素沉着过度和瘢痕（相比于激光方法）的风险更低，使其成为适用于所有人的理想治疗方法，特别是那些皮肤较薄、敏感或较黑的人（皮肤类型

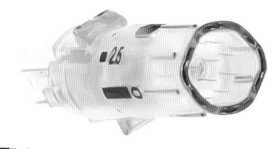

图7-4

Dermapen微针尖端图示。注意头端的12根微针，会向皮肤发出每分钟1000～5000次的振动，反复穿透深入面部组织0.25～2.5mm

Ⅲ～Ⅵ）。该产品对吸烟者和其他暴露于重大外部污染的人也有效。

适应证和禁忌证

微针最初被认为是一种简单的减少皱纹的工具，但它已经扩展了许多其他适应证。包括各种类型的瘢痕、妊娠纹（红斑纹）、雄激素性脱发和斑秃（有或没有使用PRP/PRF）、

色素和痤疮的治疗。这些将在本章后面单独讨论。Lichtman等之前已经概括了微针穿刺的禁忌证，包括以下内容：

· 如白癜风、扁平苔藓和牛皮癣，因为外伤导致的柯柏（Kober）反应可加重皮肤病（然而，也有一些作者使用微针与局部的拉坦前列素治疗白癜风）。

· 凝血障碍，或患者使用华法林或肝素等抗凝治疗，因为它可能导致无法控制的出血。

· 红斑痤疮（酒渣鼻）。

· 皮肤恶性肿瘤、痣、疣和光化性角化病，因为针头插入可能传播异常细胞。

· 其他慢性皮肤病如湿疹。

· 在6个月内，有异维A酸使用史。

· 脓疱或唇疱疹感染部位的治疗。

· 极端瘢痕倾向。

· 化疗或放疗。

微针结合PRF使用技术

准备工作

使用复方利多卡因乳膏对治疗区域进行表面麻醉（图7-5a～c）。虽然现在各公司在市场上销售非处方外用局部乳膏制剂，我们还是推荐使用正规药用型的外用局部麻醉乳膏。这种的配方通常是23%的利多卡因和7%的丁卡因制剂（需要在药店开处方）。其他复合乳膏配方含有20%的苯佐卡因、8%的利多卡因和4%的丁卡因。

对于敏感的患者，手术前30～60分钟应该于面部、颈部等处局部外敷麻膏。或者，患者

可以在手术前1小时在家涂抹药膏。手部也可以这样处理。在麻醉前必须清除皮肤上的任何乳霜或化妆品。去除乳膏后用消毒剂重新清洁皮肤（图7-5d、e）。使用头巾或帽子防止患者的头发进入治疗区域。

PRF的应用

一旦面部准备和清洁工作完成，就可以采集血液进行PRF制备（图7-5f～j）；随后将一层PRF局部应用于皮肤表面（图7-5k）。用一只手轻轻拉伸皮肤，然后用Dermapen沿着图7-5l和m所示的指引方向穿过不同的区域（图7-5n）。通常在面部的每个区域以不同的推荐深度进行三道工序的操作。典型的结果可见点状出血。

随后，将剩余的PRF涂布到微针处理过的所有皮肤表面（图7-5o）。

术后护理

治疗区域经常出现点状出血（图7-5m），并可能出现一些浅表淤伤，因此在治疗后应立即使用预冷过的面膜敷脸（图7-5p）。通常建议使用天然水凝胶，不含有任何额外药物的面膜。可进一步使用维生素复合物和/或矿质面霜（见第11章）或低强度激光治疗（见第10章）来改善伤口愈合和减少红肿（图7-5q～s）。在离开诊室之前，医师要给患者提供一份手术后的说明书。建议患者在治疗后至少72小时内避免阳光暴晒，避免使用刺激性化学药品，以及进行任何面部整容手术。

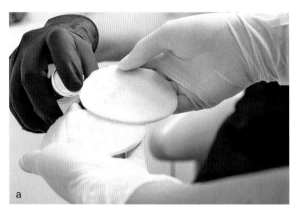
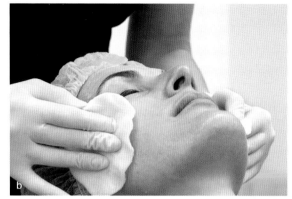

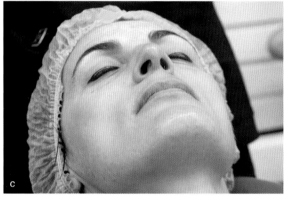
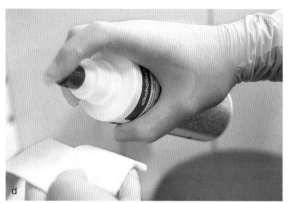

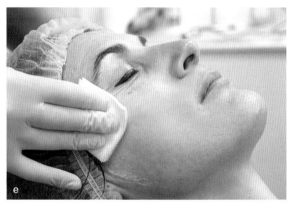
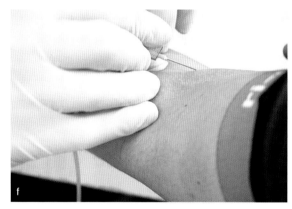

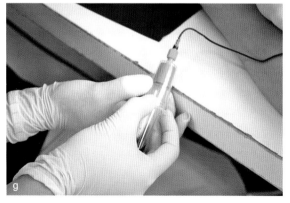

图7-5

微针联合PRF技术步骤展示。（a、b）应用去角质酶泡沫洁面乳进行皮肤消毒和去除死皮细胞。（c）应用局部麻醉药膏。（d、e）皮肤用70%酒精消毒。（f、g）用21G针穿刺和取血

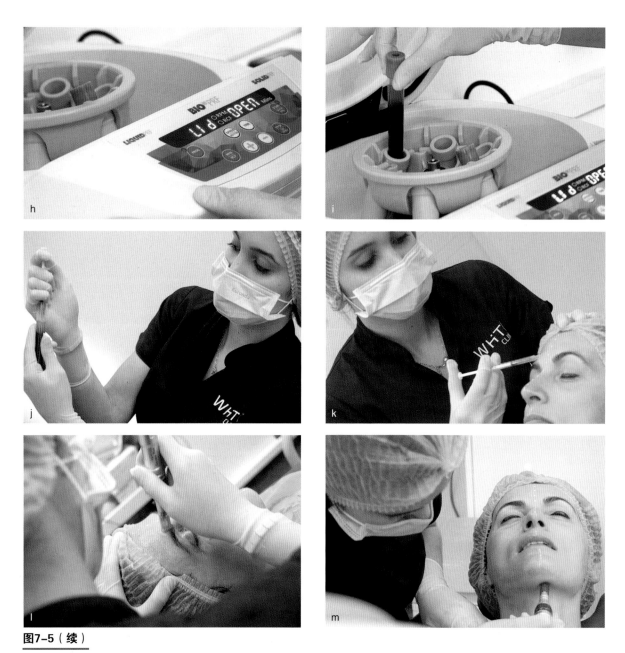

图7-5（续）

（h、i）利用水平离心机（BIO-PRF）对血液进行离心。（j）液态PRF的收集。（k）局部应用PRF微针。（l、m）微针与PRF联合应用。请注意由微针穿刺引起的面部右下象限的淤点 ➞

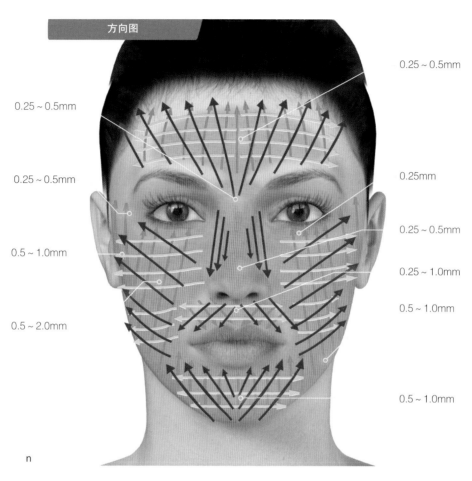

0.25～0.5mm

0.25～0.5mm

0.25mm

0.25～0.5mm

0.5～1.0mm

0.25～0.5mm

0.25～1.0mm

0.5～1.0mm

0.5～2.0mm

0.5～1.0mm

方向图

n

第一层	（紫色）使用"条纹技术"治疗，并遵循从下向上的方向。从底部开始操作，向上划动。
第二层	（蓝色）持续接触，从内侧向外侧。从外脸的末端开始向上移动，然后重复从内脸到外脸的过程。遵循"条纹"运动的操作方法。
第三层	（黑色）向外和向上（在第三遍治疗鼻子和上唇时，如图所示，使用向下过程）

图7-5（续）

（n）微针深度图（由Dermapen提供）

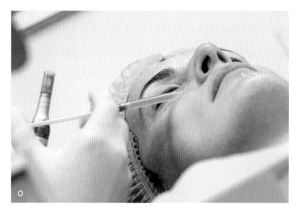

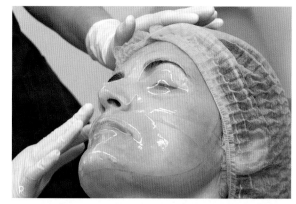

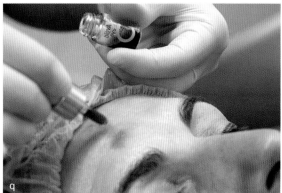

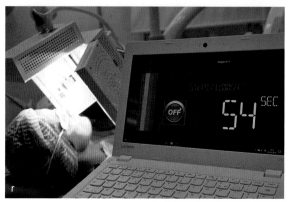

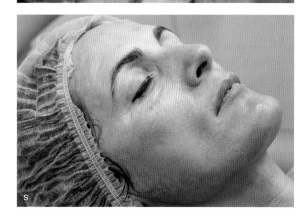

图7-5（续）

（o）使用微针后应用液态PRF。PRF进入Dermapen
创建的微通道，随着时间的推移，自体生长因子会在
面部组织中逐渐释放。（p）治疗后使用预冷的水晶面
膜敷料。（q）应用维生素复合物。（r）使用低强度
激光治疗以改善伤口愈合和减轻红肿（见第10章）。
（s）手术后即刻皮肤的质地和色调。注意有轻微的发
红，24小时内就会消失

并发症

微针的并发症几乎可以忽略，但可能包括术后的轻微疼痛（罕见）、唇红周围单纯疱疹病毒的重新激活、脓疱和对外用药物的过敏性接触皮炎。当使用PRF时，这种完全的自体制剂避免了潜在的过敏反应。

临床医师必须使用高质量的针头用于治疗。即使对同一患者进行重复治疗，这些针尖也不能重复使用。

临床意义和微针的优点

现有文献已经讨论了微针的几种优点：
- 与其他方式相比，愈合时间短（通常是24～48小时）。
- 技术易于掌握。
- 可用于所有皮肤类型（而激光和深层处理无法做到）。
- 流程方便、成本最小。
- 患者耐受性良好。
- 最小的炎症、色素沉着或淤伤风险，因为针头穿透皮肤的深度最大为2.5mm。

微针的科学基础

目前已经有许多关于微针的优秀综述文献报道，本节提供了关于该主题现有文献的概述。

在微针技术中，微针进入皮肤，造成局部损伤，这会导致细小血管破裂而造成轻微出血。微针穿刺1天后，角质形成细胞开始增殖并释放生长因子促进成纤维细胞的胶原蛋白沉积。针刺治疗方法可调节皮肤中几种促进细胞外基质重构的基因的表达［如血管内皮生长因子（VEGF）、成纤维细胞生长因子（FGF）、表皮生长因子（EGF）和Ⅰ型胶原蛋白（COL1）和Ⅲ型胶原蛋白（COL3）］。微针治疗后释放的非常有益于皮肤再生的因子是转化生长因子β3（TGF-β3），这是一种负责非瘢痕再生过程的生长因子。此外，微针可诱导软组织中的成纤维细胞增殖、胶原蛋白和细胞外基质沉积、再上皮化和血管生成。这接下来导致皮肤变得紧致，增强皮肤结构，改善皮肤外观。微针治疗6个月后，胶原蛋白和弹性蛋白纤维明显增加。对比研究表明，微针治疗后胶原蛋白沉积增加了98%，表皮组织厚度也显著增加，而强脉冲光（IPL）治疗后胶原蛋白沉积仅增加了51%（图7-6）。

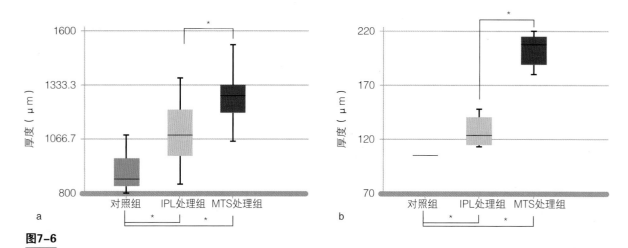

图7-6

（a）Ⅰ型胶原蛋白的Western blot分析。Ⅰ型胶原蛋白的α1链的表达随处理逐渐增加。其顺序如下：未处理组（对照组）、强脉冲光（IPL）处理组和微针治疗系统（MTS）处理组（$P<0.05$）。MTS组明显高于IPL组（$P<0.05$）。（b）用卡尺测量皮肤厚度，将54只小鼠分为3组（18只/组）：未处理组（对照组）、IPL处理组和MTS处理组。数值以平均值±标准差表示。多重比较检验表明，均数之间均有两两差异（＊）。（经Kim等许可转载）

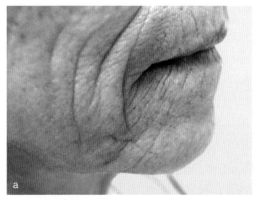

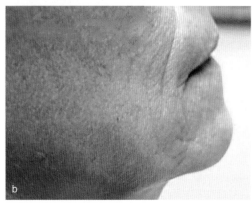

面部年轻化

微针是最常用的面部年轻化治疗手段。临床前和临床研究已经证明它有减少皱纹和诱导胶原蛋白合成的能力。图7 7、图7-8显示用微针治疗的两个病例。通常，标准方案包括初次治疗时，每14~28天治疗1次，1个疗程进行3~4次治疗。此后，每6~12个月进行1次维护治疗（尽管研究表明，术后24个月不进行维护，治疗效果仍然较好）。

除了面部年轻化，微针还用于许多医疗应用，如下面的章节所述。

图7-7

（a）有明显深皱纹的老年女性患者的临床图像。
（b）每次治疗间隔1个月，进行4次治疗后的结果。可见术后每条皱纹深度显著减少（由Dermapen提供）

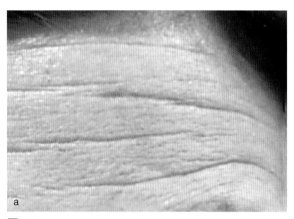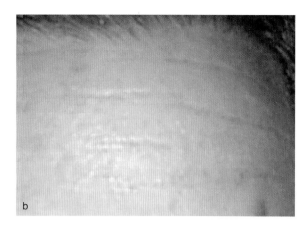

图7-8

（a）患者，男性（吸烟者）。前额有明显皱纹。（b）4次微针治疗后，可见前额的深皱纹显著减少（由Dermapen提供）

瘢痕

一些研究证明了微针在瘢痕治疗中的有效性（表7-1；图7-9）。第一项相关研究是El-Domyati等开展的，他们观察了10例痤疮引起的面部萎缩瘢痕患者在接受微针诱导后的组织学改变。在基线和治疗后进行了皮肤活检。在治疗结束时，Ⅰ型胶原蛋白、Ⅲ型胶原蛋白和Ⅶ型胶原蛋白的产生显著增加（有统计学意义）。所有患者都提到在治疗部位出现一定程度的不适和水肿，但这些症状在24小时内消失，未发现其他不良反应。在为期3个月的6次治疗后，患者总体报告瘢痕外观改善51%～60%，皮肤质地改善40%～50%，总体满意度80%～85%（$P=0.001$）。

这个开创性的研究之后，又有大量的相关研究报道微针治疗的效果。在Majid等进行的队列研究中，37名患者接受了Dermaroller治疗并随访2个月。在接受治疗的37名患者中，超过80%的患者报道了良好的治疗效果，其中94.4%的患者表明瘢痕的严重程度至少有一个客观级别的显著减轻，且无不良反应。Garg和Baveja进行的一项临床试验研究了皮下剥离术、微针和15%三氯乙酸剥脱联合治疗50例萎缩性寻常痤疮瘢痕患者的疗效。总的来说，100%的患者在瘢痕上有至少1级的客观改善（有些表现出更大的改善）。

其他的研究比较了微针和激光的疗效。Cachafeiro等以随机方式比较了1340nm非消融性部分铒激光治疗和微针治疗46例面部萎缩性痤疮瘢痕患者的效果。在治疗后2个月和6个月时，两组患者均有好转，两组间差异无统计学意义（$P=0.264$）。然而，一个值得注意的差异是，微针组术后出现红斑的平均时间为1天，而激光组平均需要3天才能恢复正常。此外，13.6%的激光组患者经历了炎症后色素沉着，而微针组患者没有观察到这种影响。

最近，临床医师研究了微针对不同种族皮

表7-1 用微针治疗瘢痕

作者（年）	辅助治疗±微针	针深度	瘢痕种类	研究设计
El-Domyati等（2015）	微针	1.5mm	萎缩性痤疮瘢痕	前瞻性临床研究
Majid（2009）	微针	1.5mm	萎缩性痤疮瘢痕	非对照前瞻性临床试验
Garg和Baveja（2014）	15%三氯乙酸皮下分离±微针	1.5mm	萎缩性痤疮瘢痕	非对照前瞻性临床试验
Cachafeiro等（2016）	非消融性铒激光器（1340nm）±Dr Roller（Vydence医学）	2.0mm	萎缩性痤疮瘢痕	评估者-盲法前瞻性随机对照试验
Dogra等（2014）	微针	1.5mm	萎缩性痤疮瘢痕	非对照前瞻性研究
Sharad（2011）	35%乙醇酸剥脱±微针MF8	1.5mm	萎缩性痤疮瘢痕与炎症后色素沉着	前瞻性随机对照试验
Aust等（2010）	局部维生素A和维生素C±医学Roll-CIT（Vivida）	1.0mm	肥厚性烧伤瘢痕	非对照前瞻性队列研究

（经Iriarte等允许改编）

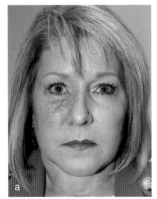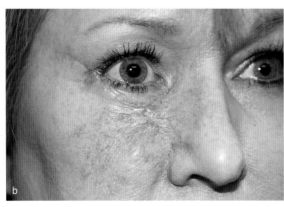

图7-9

（a）患者的临床图像显示右眼下方有大量瘢痕和颜色变化。（b）缺陷区域的放大

患者数	报告数（间隔）	结果
10	6（2周）	治疗结束时Ⅰ型胶原蛋白、Ⅲ型胶原蛋白、Ⅶ型胶原蛋白及新合成胶原蛋白的平均含量增加（$P < 0.05$）。弹性蛋白总量减少。患者报告了80%～85%的总体满意度（$P \leq 0.01$）
37	4（4周）	根据Goodman和Baron的面部瘢痕量表，94%的患者瘢痕严重程度至少降低了1级。超过80%的患者认为他们对治疗的反应"非常好"
50	6（2周）	Per Goodman和Baron的面部瘢痕比例为63%，38%的等级4患者提高到3级；23%的等级3患者完全缓解，68%的患者改善到等级2；100%的等级2患者完全缓解
46	3（4周）	两组的痤疮瘢痕程度均有改善，但两组间无统计学差异（$P = 0.264$）
36	5（4周）	痤疮瘢痕评估评分平均值从基线的11.73显著降低到5个疗程后的6.5（$P < 0.05$）。在大多数患者中，图像可以观察到50%～75%的改善
30	5（6周）	在皮肤质地和瘢痕外观方面，单独使用微针组改善了31%，而使用乙醇酸剥脱微针组改善了62%（$P = 0.001$）
16	1～4（4周）	据报道，在视觉模拟量表上瘢痕的满意度在治疗后从4.5增加到8.5。1年的组织学分析显示胶原蛋白和弹性蛋白沉积增加

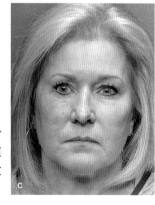
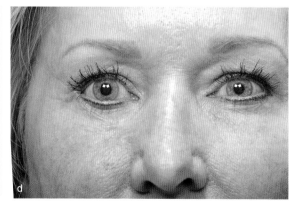

图7-9（续）

（c、d）在单独使用微针治疗4个疗程后，可见瘢痕减少和颜色方面的实质性改善

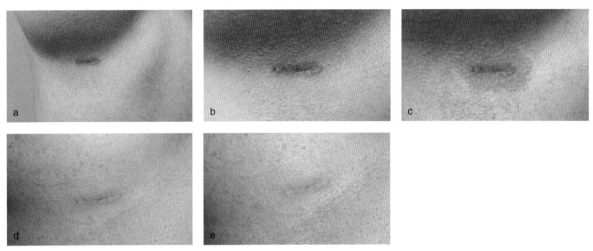

图7-10

（a）选择性美容手术后，右胸下方可见2cm长的瘢痕。（b）瘢痕缺损处理前的特写。（c）3次微针联合PRF治疗后的临床表现。（d）两次微针治疗2个月后的效果。（e）4次PRF联合微针治疗4个月后的效果。可见瘢痕组织明显改善和减少

肤类型人群的影响。一项由Dogra等进行的临床试验评估了微针在亚洲人群中治疗萎缩性痤疮瘢痕的效果。经过5次微针治疗，瘢痕评估从11.73降低到6.5。同样，在一项对印度深肤色患者的研究中，使用微针结合乙醇酸剥脱治疗痤疮瘢痕，显著改善皮肤纹理和瘢痕，减少炎症后色素沉着。这一点在联合治疗方法中尤为明显。

还有研究探索了微针对肥厚性手术瘢痕的治疗效果，并且证明它对伴有肥厚性瘢痕的烧伤患者是有效的。然而，目前尚需要研究以评估各种规格的微针装置（针的粗细、密度和深度，每分钟预备的微通道）以及为达到最佳效果而进行治疗的频率和间隔。

总之，目前的研究表明，微针治疗面部萎缩瘢痕的疗效与激光治疗相当，但耐受性更好，长期不良后遗症更少。瘢痕类型似乎是影响微针治疗临床反应的一个因素，因为冰锥瘢痕和深层萎缩性瘢痕对治疗的反应较差。图7-10显示了微针和PRF治疗常规隆胸手术后瘢痕的改善，图7-11和图7-12显示了微针联合PRF治疗难治性瘢痕疙瘩的效果。

脱发

微针已被有效地应用于脱发患者的毛发再生。微针治疗雄激素源性脱发（AGA）和斑秃（AA）的疗效在过去几十年里得到了广泛的研究（表7-2）。

雄激素源性脱发

Dhurat等在对100名男性患者的研究中发现，微针联用米诺地尔的效果在统计学上优于单独用米诺地尔。在12周的时间里，一半的参与者接受了微针与5%米诺地尔联合治疗，

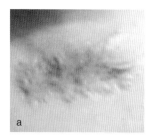
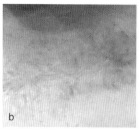

图7-11 ➤

微针治疗瘢痕疙瘩。（a）在基线期，可见瘢痕形成多年后有大而明显的分界线和粗糙的边界。（b）经过4次微针治疗后，可见在纹理和色调上有巨大改善

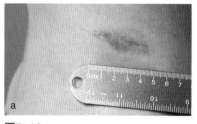
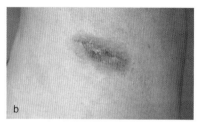
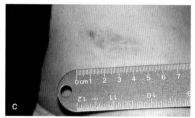

图7-12

（a）患者，女性，40岁。活检后瘢痕疙瘩形成，伤疤有4cm长。（b）微针治疗后的临床图像。注意，微针治疗区域总是延伸到缺陷区域之外。（c）每隔1个月进行1次治疗，记录4次治疗后的临床改善情况。这种类型的瘢痕很难得到完全的解决

其中80%的参与者表现出中度或较多的毛发再生。在仅使用5%米诺地尔的对照组中，只有4.5%的患者报告病情好转超过50%。Dhurat和Mathapati随后发表了一组随访病例系列，其中4名AGA患者对常规治疗无反应。将为期6个月的微针治疗添加到这些患者的治疗方案中（他们要么外用米诺地尔，要么口服非那雄胺），这4名患者在1个月后均发现了毛发厚度增加；在6个月的研究期间，有报道称毛发再生有中到大幅度的增加。

斑秃（Alopecia areata，AA）

微针也是治疗AA的一种选择。Chand-rashekar等猜测，微针诱导的胶原蛋白再生可以有效对抗类固醇导致的萎缩，并减少注射引起的疼痛。在该研究中，微针与局部皮质类固醇联合使用。虽然在这项研究中只有两名患者接受了治疗，但在3个月的随访中，这两名患者都发现了良好的毛发再生情况，且无复发。

总之，虽然这些临床研究对使用微针治疗脱发持乐观态度，但实际存在的研究很少。同样，需要更多关于微针深度、针头大小、治疗时间和治疗频率的研究数据。

色素疾病

一些研究者提出微针可以治疗困扰深肤色类型的色素沉着导致的疾病，包括黄褐斑、白癜风和眼眶周围色素过多（表7-3）。

表7-2 用微针治疗脱发

作者（年）	辅助治疗±微针	针深度	脱发类型	研究设计
Dhurat等 （2013）	局部用5%米诺地尔 ±微针	1.5mm	雄激素源性脱发	前瞻性评估随机对 照试验
Dhurat和Mathapati （2015）	局部用5%米诺地尔和 口服非那雄安±微针	1.5mm	雄激素源性脱发	病例系列研究
Chandrashekar等 （2014）	0.1%的局部去炎松 ±微针	1.5mm	斑秃	病例系列研究

（经Iriarte等允许改编）

表7-3 用微针治疗色素沉着障碍

作者（年）	辅助治疗±微针	针深度	色素沉着类型	研究设计
Fabbrocini等 （2011）	脱色血清±微针CIT 8在诊室和微针 C8在家使用	CIT 8：0.5mm 微针 C8：0.13mm	黄褐斑	前瞻性 对照试验
Budamakuntla等 （2013）	氨甲环酸（TA）±微针MS4	1.5mm	中度至重度黄 褐斑	随机对照试验
Lima Ede （2015）	脱色配±Dr Roller	2.0mm	黄褐斑	回顾性分析
Stanimirovic等 （2016）	窄带紫外线B（NB-UVB） +0.005%拉坦前列素溶液±微针	1.5mm	白癜风	前瞻性 对照试验
Sahni和Kassir （2013）	抗衰老血清±DermaFrac （Genesis生物系统）	0.25mm	眶周黑变病	病例报告
Kontochristopoulos 等（2016）	10%三氯乙酸剥脱± 自动微针治疗方法系统-Handhold	0～2.5mm	眶周黑变病	非对照 前瞻性研究

（经Iriarte等允许改编）

患者数	报告数（间隔）	结果
100	12（1周）	与米诺地尔单独组相比，微针联合米诺地尔组的平均毛发计数显著增加（91.4∶22.2，P=0.039）；联合用药组82%的患者报告改善超过50%，而米诺地尔单独用药组为4.5%
4	4（1周） 然后11（2周）	在一个7分的头发生长标准量表中，100%的人表现出+2或+3的反应 结果在最后的随访中维持不变；大于75%的人对毛发生长有主观改善
2	3（3周）	随访3周，100%分级的毛发再生为"优秀"，12周时斑秃无复发

患者数	报告数（间隔）	结果
20	1个在诊室治疗，60个在家治疗	平均黄褐斑面积和严重程度指数（MASI）评分改善血清加微针治疗9.9（$P < 0.001$）与单纯血清7.1（$P < 0.05$）
60	3（4周）	仅在TA中，MASI评分提高了36%，而在TA加微针治疗中，MASI评分提高了44%。联合组比单独TA组有50%以上的改善（41%∶26%）
22	2（4周）	100%的患者表现为"好至非常好"，并报告对治疗的主观满意度；在1年的随访中，50%的患者保持皮肤变白
25	1个微针+拉坦前列素，9个NB-UVB（每周3次）	77%的病灶在成对的实验病灶和对照病灶中观察到相同的修复
1	12（2周）	根据医师的整体评估，4次后有50%~75%的改善，12次后有75%~90%的改善
13	1	在医师和患者的全球评估中，92.3%的人有公平、良好或优秀的反应。4个月后无复发

表7-4　微针治疗光化性角化病

作者（年）	辅助治疗±微针	针深度	研究设计
Torezan等（2013）	甲基氨基乙酰丙酸盐光动力治疗方法（MAL-PDT）±微针	1.5mm	横断面前瞻性随机对照试验
Spencer和Freeman（2016）	Delta氨基乙酰丙酸光动力治疗方法（ALA-PDT）±暗纹微笔精华（Eclipse美学）	0.5mm	横断面双盲前瞻性随机对照试验
Bencini等（2012）	MAL-PDT±微针 MC905（Alpha工具）	0.5mm	非对照前瞻性临床试验

经Iriarte等允许改编

黄褐斑

总的来说，与单独使用皮肤美白剂治疗黄褐斑相比，微针增强了药物的经皮吸收，取得了更好的效果。与本主题相关的一项开拓性研究比较了单独使用含有4-丁基间苯二酚和苦豆子（苦豆子根中提取的预酰类黄酮）的脱色血清与将脱色血清联合微针使用对黄褐斑的疗效，发现与单独使用血清治疗相比，微针联合血清治疗表现出更好的治疗效果。在另一项研究中，与单独使用防晒霜相比，联合使用微针与防晒霜在治疗黄褐斑的治疗方面也产生了较好的效果。

白癜风

微针治疗白癜风的疗效尚不清楚。Stanimirovic等通过比较窄带紫外线B治疗方法和0.005%拉坦前列素溶液联合微针治疗，研究了微针治疗耐药性双侧对称型白癜风患者的色素沉淀的效果。结果显示组间没有统计学上的显著差异，在这种情况下使用微针的疗效证据不足，未来还需要进行更多的研究。

眶周黑变病

使用微针治疗眼眶周围色素沉着获得了良好的结果。Kontochristopoulos等观察了使用微针治疗眼眶周围色素沉着的13名女性患者的效果，她们先用微针治疗，然后再用10%的三氯乙酸进行换肤治疗。据报道，根据患者的整体评估，几乎所有（92.3%）患者都表现出显著改善。一过性副作用包括轻度不适、水肿和红斑。综上所述，微针在黄褐斑和眶周黑变病的治疗中显示了良好的效果，尤其是对肤色较深的患者。然而，支持其用于白癜风治疗的数据有限。仍有必要在更大的人群中进行随机对照研究，以进一步探索微针在治疗色素沉着异常方面的潜力。

疣

Konicke和Olasz是第一批发现微针作为一种给药手段可提高疣的治疗效果的学者。每

患者数	报告数（间隔）	结果
10	1	光化性角化病平均清除率为88.3%，但各组间清除率无统计学差异。微针组在皱纹和红斑方面有改善，在所有测量参数中，包括整体评分方面有很大的改善（$P=0.01$）
19	1	平均降低光化性角化病在微针组为89.3%，而在对照组为69.5%单纯PDT组（$P<0.05$）；与单纯PDT组的11%相比，微型针组87%的患者有明显的美容改善
12	3（2周）	在3个疗程后，100%的患者表现出完全缓解（0级，"优秀"）；在9个月的随访中，83%的患者没有复发光化性角化病

2～4周进行1次治疗，在进行4次治疗后，他们在3名患者中实现了完全治愈。值得注意的是，与博来霉素组相比，微针治疗组没有出现组织坏死，而且患者报告疼痛程度极低。相比之下，局部博来霉素的治愈率为0～95%，其变异性归因于病变的浸润性差。因此，微针已被提议用于加强博来霉素在病损中的传递，从而用于治疗足底疣。为了阐明微针技术的实际作用，我们还需要进行更多的大样本临床试验。

光化性角化病

目前，微针辅助治疗光化性角化病（AK）的临床效果方面的研究较复杂（表7-4）。在一项横断面研究中，Torezan等评价了对10例患者联合应用甲基氨基乙酰丙酸盐光动力治疗方法（MAL-PDT）与微针治疗方法的效果。对于包括光老化和面部红斑在内的所有测量参数，MAL-PDT联合微针（Dermaroller）的改善都优于单独使用MAL-PDT（整体评分 $P=0.01$）。

Spencer和Freeman使用局部δ-氨基乙酰丙酸PDT（ALA-PDT）联合和不联合微针治疗AK。在双侧面部试验中，20名每侧至少有4个非角化过度型AK的患者被随机分配到联合使用微针和ALA-PDT组或单独使用ALA-PDT组。当使用微针时，统计学上有显著的改善，且没有额外的副作用报告。在12例器官移植接受者中，人们也对微针治疗AK进行了评估，其中59例AK患者对经典的PDT治疗无反应。3个疗程后，所有病变均表现为0级（极好）反应，至少4个月无任何新的AK病变。

总之，作为难治性AK的辅助治疗，微针已经显示出早期的应用潜力。然而，仍需要大量的临床对照试验来进一步评估各种联合治疗方法的疗效。

讨论

虽然皱纹并不被认为是一种疾病，但它们往往与皮肤老化和不受欢迎的变化有关。

微针治疗，最初也被称为胶原蛋白诱导治疗，是一种微创的非手术和非消融的面部年轻化手术。微针治疗对于眼周和唇周区域、面颊、颈部和肩颈的皱纹特别有效。它也被证实能够通过建立进入真皮的微通道和启动修复过程来刺激胶原蛋白的形成。Falanga将这个伤口愈合过程分为3个阶段：

（1）血小板和中性粒细胞释放生长因子，如TGF-β、PDGF、结缔组织激活蛋白、结缔组织生长因子等，增加细胞间基质的生成。

（2）随后单核细胞释放生长因子以促进胶原蛋白的增加、弹性蛋白和糖胺聚糖的形成。受伤5天后，纤连蛋白基质形成，能够分泌胶原蛋白的成纤维细胞排列成行，胶原蛋白可以保持5~7年并自然收紧。

（3）胶原蛋白、糖胺聚糖和生长因子（血管内皮生长因子、表皮生长因子、成纤维细胞生长因子）的基因和蛋白表达增加，这些都与皮肤再生有关。

已有证据表明日晒和吸烟会导致皮肤过早老化，这两种最常见的与面部老化有关的外部因素，微针治疗方法都至少可以部分地逆转其衰老影响。吸烟主要是通过减少流向皮肤的毛细血管血流量，从而导致皮肤组织缺氧和营养缺乏来引发皮肤损伤。Peto等发现，吸烟者的皱纹评分比非吸烟者高3倍。这一结果在Okada等对双胞胎进行的一项比较研究中得到了更明显的证明。Okada等证明，双胞胎中，不吸烟组相比吸烟组的面部皱纹明显增加。对于这类患者（吸烟者），PRF的使用有额外的优势，因为PRF的主要作用之一是促进新生血管的生成（见第6章），这自然对那些组织血流减少的患者最有利，如吸烟者。未来需要更多研究进一步阐明微针在吸烟者中的应用潜力。

需要注意的是，到目前为止，大多数关于微针的研究都是病例报告、病例系列或小型随机对照试验。如微针也用于妊娠纹的处理（图7-13），但该主题的科学数据非常有限。未来仍有必要进行大型临床对照试验探索微针的疗效，为这种治疗提供验证。此外，未来还需要通过研究来确定理想的治疗次数、针的类型、针的深度，以及是否需要结合射频或生物电刺激等辅助治疗方法（见第12章）。

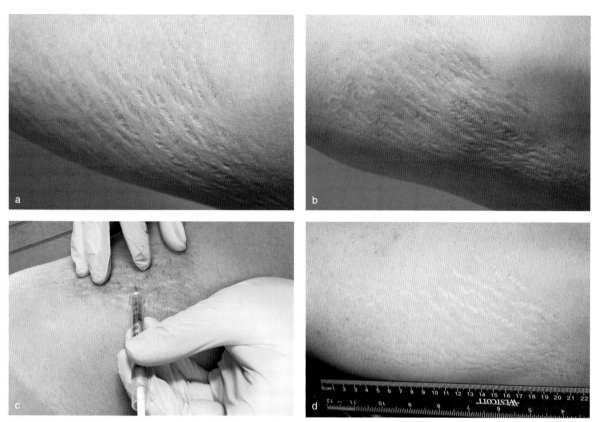

图7-13

（a）临床图像显示明显的妊娠纹。（b、c）该患者接受了液态PRF、微针注射以及皮下液态PRF注射的联合治疗。（d）尽管妊娠纹仍然明显并且没有完全消除，但4个疗程后仍然可见良好的改善

总结

本章概述了微针治疗因外部因素引起的面部皱纹的方法，并介绍了应用Dermapen这一有效医疗设备来治疗各种皮肤类型患者的皱纹。与其他方式相比，该方法有许多优点，如诱导胶原蛋白生成、导致皮肤层增厚、停工时间更短、潜在的继发性并发症（如脱色）更少等。

参考文献

[1] Cevenini E, Invidia L, Lescai F, et al. Human models of aging and longevity. Expert Opin Biol Ther 2008;8:1393–1405.

[2] Thurstan SA, Gibbs NK, Langton AK, Griffiths CE, Watson RE, Sherratt MJ. Chemical consequences of cutaneous photoageing. Chem Cent J 2012;6:34.

[3] Park MY, Sohn S, Lee ES, Kim YC. Photorejuvenation induced by 5-aminolevulinic acid photodynamic therapy in patients with actinic keratosis: A histologic analysis. J Am Acad Dermatol 2010;62:85–95.

[4] Kennedy C, Bastiaens MT, Bajdik CD, et al. Effect of smoking and sun on the aging skin. J Invest Dermatol 2003;120:548–554.

[5] Fernandes D. Minimally invasive percutaneous collagen induction. Oral Maxillofac Surg Clin North Am 2005;17:51–63.

[6] Fabbrocini G, De Vita V, Monfrecola A, et al. Percutaneous collagen induction: An effective and safe treatment for post-acne scarring in different skin phototypes. J Dermatolog Treat 2014;25:147–152.

[7] Majid I, Sheikh G, September PI. Microneedling and its applications in dermatology. Prime 2014;4:44–49.

[8] Fernandes D, Signorini M. Combating photoaging with percutaneous collagen induction. Clin Dermatol 2008;26:192–199.

[9] Aust MC, Knobloch K, Reimers K, et al. Percutaneous collagen induction therapy: An alternative treatment for burn scars. Burns 2010;36:836–843.

[10] Arora S, Gupta PB. Automated microneedling device–A new tool in dermatologist's kit: A review. J Pak Med Assoc 2012;22:354–357.

[11] Clementoni MT, B-Roscher M, Munavalli. Photodynamic photorejuvenation of the face with a combination of microneedling, red light, and broadband pulsed light. Lasers Surg Med 2010;42:150–159.

[12] Amer M, Farag F, Amer A, ElKot R, Mahmoud R. Dermapen in the treatment of wrinkles in cigarette smokers and skin aging effectively. J Cosmet Dermatol 2018;17:1200–1204.

[13] Lichtman G, Nair PA, Badri T. Microneedling. In: StatPearls. Treasure Island, FL: StatPearls, 2019.

[14] Badran KW, Nabili V. Lasers, microneedling, and platelet-rich plasma for skin rejuvenation and repair. Facial Plast Surg Clin North Am 2018;26:455–468.

[15] Bonati LM, Epstein GK, Strugar TL. Microneedling in all skin types: A review. J Drugs Dermatol 2017;16:308–313.

[16] Devgan L, Singh P, Durairaj K. Minimally invasive facial cosmetic procedures. Otolaryngol Clin North Am 2019;52:443–459.

[17] Duncan DI. Microneedling with biologicals: Advantages and limitations. Facial Plast Surg Clin North Am 2018;26: 447–454.

[18] Lee JC, Daniels MA, Roth MZ. Mesotherapy, microneedling, and chemical peels. Clin Plast Surg 2016;43:583–595.

[19] Majid I. Microneedling therapy in atrophic facial scars: An objective assessment. J Cutan Aesthet Surg 2009;2: 26–30.

[20] Bush J, Duncan JA, Bond JS, et al. Scar-improving efficacy of avotermin administered into the wound margins of skin incisions as evaluated by a randomized, double-blind, placebo-controlled, phase II clinical trial. Plast Reconstr Surg 2010;126:1604–1615.

[21] Kim SE, Lee JH, Kwon HB, Ahn BJ, Lee AY. Greater collagen deposition with the microneedle therapy system than with intense pulsed light. Dermatol Surg 2011;37:336–341.

[22] Ablon G. Safety and effectiveness of an automated microneedling device in improving the signs of aging skin. J Clin Aesthet Dermatol 2018;11:29–34.

[23] Doddaballapur S. Microneedling with Dermaroller. J Cutan Aesthet Surg 2009;2:110–111.

[24] El-Domyati M, Abdel-Wahab H, Hossam A. Combining microneedling with other minimally invasive procedures for facial rejuvenation: A split-face comparative study. Int J Dermatol 2018;57:1324–1334.

[25] El-Domyati M, Barakat M, Awad S, Medhat W, El-Fakahany H, Farag H. Multiple microneedling sessions for minimally invasive facial rejuvenation: An objective assessment. Int J Dermatol 2015;54:1361–1369.

[26] Gold MH, Biron J, Thompson B. Randomized, single-blinded, crossover study of a novel wound dressing vs current clinical practice after percutaneous collagen induction therapy. J Cosmet Dermatol 2019;18:524–529.

[27] Kaplan H, Kaplan L. Combination of microneedle radiofrequency (RF), fractional RF skin resurfacing and multi-source non-ablative skin tightening for minimal-downtime, full-face skin rejuvenation. J Cosmet Laser Ther 2016;18:438–441.

[28] Iriarte C, Awosika O, Rengifo-Pardo M, Ehrlich A. Review of applications of microneedling in dermatology. Clin Cosmet Investig Dermatol 2017;10:289–298.

[29] El-Domyati M, Barakat M, Awad S, Medhat W, El-Fakahany H, Farag H. Microneedling therapy for atrophic acne scars: An objective evaluation. J Clin Aesthet Dermatol 2015;8:36–42.

[30] Majid I. Microneedling therapy in atrophic facial scars: An objective assessment. J Cutan Aesthet Surg 2009;2:26–30.

[31] Garg S, Baveja S. Combination therapy in the management of atrophic acne scars. J Cutan Aesthet Surg 2014;7:18–23.

[32] Cachafeiro T, Escobar G, Maldonado G, Cestari T, Corleta O. Comparison of nonablative fractional erbium laser 1,340 nm and microneedling for the treatment of atrophic acne scars: A randomized clinical trial. Dermatol Surg 2016;42:232–241.

[33] Dogra S, Yadav S, Sarangal R. Microneedling for acne scars in Asian skin type: An effective low cost treatment modality. J Cosmet Dermatol 2014;13:180–187.

[34] Sharad J. Combination of microneedling and glycolic

acid peels for the treatment of acne scars in dark skin. J Cosmet Dermatol 2011;10:317-323.

[35] Eilers RE Jr, Ross EV, Cohen JL, Ortiz AE. A combination approach to surgical scars. Dermatol Surg 2016;42(2 suppl):150S-156S.

[36] Hartmann D, Ruzicka T, Gauglitz GG. Complications associated with cutaneous aesthetic procedures. J Dtsch Dermatol Ges 2015;13:778-786.

[37] Dhurat R, Sukesh M, Avhad G, Dandale A, Pal A, Pund P. A randomized evaluator blinded study of effect of microneedling in androgenetic alopecia: A pilot study. Int J Trichology 2013;5:6-11.

[38] Dhurat R, Mathapati S. Response to microneedling treatment in men with androgenetic alopecia who failed to respond to conventional therapy. Indian J Dermatol 2015;60:260-263.

[39] Chandrashekar B, Yepuri V, Mysore V. Alopecia areata—Successful outcome with microneedling and triamcinolone acetonide. J Cutan Aesthet Surg 2014;7:63-64.

[40] Fabbrocini G, De Vita V, Fardella N, et al. Skin needling to enhance depigmenting serum penetration in the treatment of melasma. Plast Surg Int 2011;2011:158241.

[41] Budamakuntla L, Loganathan E, Suresh DH, et al. A randomised, open-label, comparative study of tranexamic acid microinjections and tranexamic acid with microneedling in patients with melasma. J Cutan Aesthet Surg 2013;6:139-143.

[42] Lima Ede A. Microneedling in facial recalcitrant melasma: Report of a series of 22 cases. An Bras Dermatol 2015;90:919-921.

[43] Stanimirovic A, Kovacevic M, Korobko I, Šitum M, Lotti T. Combined therapy for resistant vitiligo lesions: NB-UVB, microneedling, and topical latanoprost, showed no enhanced efficacy compared to topical latanoprost and NB-UVB. Dermatol Ther 2016;29:312-316.

[44] Sahni K, Kassir M. Dermafrac: An innovative new treatment for periorbital melanosis in a dark-skinned male patient. J Cutan Aesthet Surg 2013;6:158-160.

[45] Kontochristopoulos G, Kouris A, Platsidaki E, Markantoni V, Gerodimou M, Antoniou C. Combination of microneedling and 10% trichloroacetic acid peels in the management of infraorbital dark circles. J Cosmet Laser Ther 2016;18:289-292.

[46] Fabbrocini G, De Vita V, Izzo R, Monfrecola G. The use of skin needling for the delivery of a eutectic mixture of local anesthetics. G Ital Dermatol Venereol 2014;149:581-585.

[47] Escobar-Chávez JJ, Bonilla-Martinez D, Villegas-González MA, Molina-Trinidad E, Casas-Alancaster N, Revilla-Vázquez AL. Microneedles: A valuable physical enhancer to increase transdermal drug delivery. J Clin Pharmacol 2011;51:964-977.

[48] Konicke K, Olasz E. Successful treatment of recalcitrant plantar warts with bleomycin and microneedling. Dermatol Surg 2016;42:1007-1008.

[49] Saitta P, Krishnamurthy K, Brown LH. Bleomycin in dermatology: A review of intralesional applications. Dermatol Surg 2008;34:1299-1313.

[50] Torezan L, Chaves Y, Niwa A, Sanches JA Jr, Festa-Neto C, Szeimies RM. A pilot split-face study comparing conventional methyl aminolevulinate-photodynamic therapy (PDT) with microneedling-assisted PDT on actinically damaged skin. Dermatol Surg 2013;39:1197-1201.

[51] Spencer JM, Freeman SA. Microneedling prior to levulan PDT for the treatment of actinic keratoses: A split-face, blinded trial. J Drugs Dermatol 2016;15:1072-1074.

[52] Bencini PL, Galimberti MG, Pellacani G, Longo C. Application of photodynamic therapy combined with pre-illumination microneedling in the treatment of actinic keratosis in organ transplant recipients. Br J Dermatol 2012;167:1193-1194.

[53] Fabbrocini G, De Padova MP, Tosti A. Nonsurgical Lip and Eye Rejuvenation Techniques. Basel: Springer, 2016.

[54] Falanga V. Wound healing and its impairment in the diabetic foot. Lancet 2005;366:1736-1743.

[55] Peto J. That the effects of smoking should be measured in pack-years: Misconceptions 4. Br J Cancer 2012;107:406-407.

[56] Okada HC, Alleyne B, Varghai K, Kinder K, Guyuron BJP. Facial changes caused by smoking: A comparison between smoking and nonsmoking identical twins. Plast Reconstr Surg 2013;132:1085-1092.

第8章

富血小板纤维蛋白
注射填充技术
Injection Techniques with Platelet-Rich Fibrin

Catherine Davies

Ana Paz

Alireza Panahpour

Ana Cristina

Richard J. Miron

本章介绍了通过注射富血小板纤维蛋白（PRF）以填充或再生各种面部组织的技术。首先概述了面部增容可用的治疗手段，随后介绍每个特定部位使用PRF的注射技术。注射部位包括额部、太阳穴、眶周、鼻唇沟、口周、下巴和下颌线等。并且列出了每个注射部位所使用的注射针头规格、长度和类型。为了最大限度地增强PRF注射填充技术的学习效果并减少潜在的并发症，在每个注射部位都先介绍该区域的具体解剖结构，再介绍注射技巧。为后续章节提出的PRF治疗方案建立了基础框架。

PRF在面部美容中的治疗方案

刺激真皮组织再生和真皮增容是美容医学中面部治疗的主要方法。治疗制剂主要为生物可吸收物质，如透明质酸。多种外源性填充物都可以刺激真皮层成纤维组织再生，从而增加真皮层的体积。作为可生物降解的物质，这些外源性注射剂有明显的缺点。它们在短期内即会引起一些不良反应，如持久性红斑、肿胀、肉芽肿形成，有时甚至导致慢性或迟发性感染。因此，医师和美容皮肤科医师想要研发自体来源的制剂用于软组织增容。

自体来源的PRF由于其生物学特性和内源性起源，是一种很好的生长因子和纤维蛋白来源（见第6章）。除了在医学上有广泛应用外，在美学领域也有大量临床证据表明PRF可以刺激真皮浅层及深层组织再生。PRF用于表浅层的刺激时，注射必须在真皮表面进行，使用美塑治疗方法以改善皮肤质感、光泽度和水润度。当用作填充物时，PRF必须按照常规填充物使用方式注射入真皮深层或真皮下组织。这种方式可以填充皮肤，增加局部组织体积。

PRF治疗的副作用很少，一般包括以下副作用：

- 注射部位疼痛、头痛或自觉头重。
- 肿胀和发红。
- 感染（尽管PRF具有抗菌作用，但与其他形式相比，在理论上可以将感染的概率降到最低）。
- 皮肤变色或擦伤。
- 出血。
- 可能把不同患者的样品标记错误，这可能导致严重的副作用（如严重的过敏反应和疾病传播）。⚠

PRF治疗有几个禁忌证。绝对禁忌证包括：

- 血小板功能障碍综合征。
- 严重血小板减少症。
- 血流动力学不稳定。
- 败血症。
- 局部感染。
- 癌症，尤指造血系统癌症或骨癌。
- 患者不愿意承受风险。

相对禁忌证包括：

- 治疗前72小时内持续使用非甾体抗炎药。
- 1个月内在治疗部位注射皮质类固醇类药物。
- 2周内全身性使用糖皮质激素。
- 吸烟。
- 有近期发烧或生病史。
- 孕妇或哺乳期患者。

治疗前注意事项

体位

将患者调整至正确的位置和良好的照明可帮助获得最佳治疗效果，并且方便患者和医师在诊疗过程中保持舒适。理想的治疗椅是患者可以躺在上面，并且其高度和角度是可调整的（图8-1）。

辅助设备

使用辅助工具可以协助患者和医师的诊疗过程顺利进行（图8-2）：

- **镜子**：当与患者讨论治疗目标和预期结果时，应使用手持镜子。
- **皮肤标记笔**：外科皮肤标记笔可用于确定注

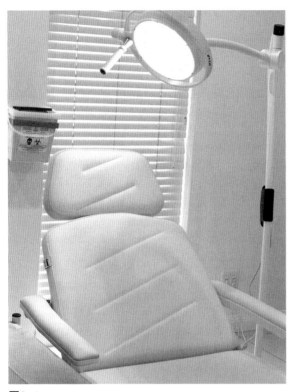

图8-1

治疗应该在一个光线充足的房间进行，有一个完全可躺的、高度可调的治疗椅和良好的光源

图8-3 ➤

用于PRF注射的各种锐针（从左到右：27G、30G、30G、34G）和钝针（27G、25G）

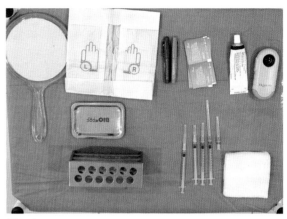

图8-2

在抽血和操作之前，在无菌托盘上放置需要用到的工具和附件

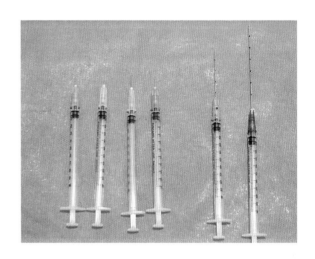

射的关键部位。

· **冷敷袋：** 冷敷袋对处理治疗后的不适、疼痛和淤青很有效。

· **表面麻醉：** 面部美容治疗有多种局部麻醉药物可供选择，但需要常规检查患者是否有麻醉药过敏史或并发症史，并且在每个治疗区域不要使用超过推荐剂量的麻醉剂（如苯佐卡因推荐浓度为7%，利多卡因推荐浓度为21%～23%，丁卡因推荐浓度为7%）。

· **放大镜：** 在做近距离注射时，医师可以使用放大镜以协助识别和避开小血管。

· **注射用锐针和钝针：** 锐针和钝针都是注射PRF的必要工具（图8-3）。根据所处理的区域，每种针都有其优点和缺点（表8-1）。

· **用于吸取PRF的针和注射器：** 使用较长、宽口径的针（18～21G）从离心管中吸取PRF（图8-4）。使用螺口注射器来注射。

· **PRF管架：** 离心后，离心管应尽可能保持静止。试管架有利于保证将PRF离心管维持在直立位（图8-5）。

· **利器盒：** 在治疗的每一个阶段，都保证手边

表8-1 注射PRF的锐针和钝针

	规格	穿透深度	适应证
锐针	30~33G	浅表至中等深度：真皮内、真皮下	BIO-PRF提升、皮肤表面不平滑、面部萎缩导致的凹陷、深层美塑治疗方法
	27G（Alb-PRF需要25G	深部：皮下、骨膜上、黏膜上	中等深度面部提升、面部轮廓塑形
	18G	只用于吸取PRF	不用于注射
钝针	27G钝针	浅表至中等深度：真皮内、真皮下	唇部表面再生美塑治疗方法、皮肤表面美塑治疗方法
	22~25G	深层水平注射和组织动员	多部位组织增量注射、组织动员和均质化，激活纤维生成及组织修复

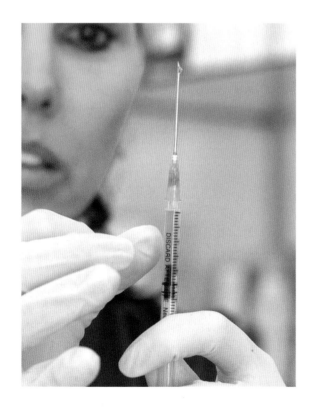

◄ 图8-4

粗径针（18G）用于从管盖中吸出PRF

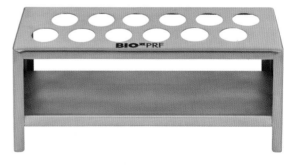

图8-5

PRF支架可用于在PRF制备后稳定离心管

有利器盒。

- **永久性记号笔：** 所有血液标本必须清楚标记。
- **静脉灯：** 静脉灯可用于采集静脉血和在面部注射时识别静脉。

成功注射PRF的秘诀

PRF注射对时间要求较高！

- 所有的治疗计划和讨论必须在抽血之前完成。
- 一旦抽血完成，所有的设备都必须准备好并就位。
- 确保离心机距离患者很近并处于打开状态。
- 抽血后，在90秒内将采血管插入离心机。
- 唯一可留待抽血后完成的操作是从患者身上擦去表面麻醉剂。
- 离心完成后，将PRF在离心机中静置几秒钟，然后再取出离心管。
- 一旦从离心机中取出离心管后，将采血管放置在PRF管架上以防止振动（图8-5）。
- 吸取PRF时要去除管盖（第6章）以尽量减少氧合作用，氧合作用会加速凝血。
- 一定吸取到最靠近红细胞交界处的PRF层和0.1~0.3mL的红细胞层。
- 吸取完成后尽早给患者注射PRF，避免PRF凝固。

可用于注射的PRF类型

可用于注射的PRF有两种：液态PRF和Alb-PRF（加热处理过的血浆；见第12章）。液态PRF的制备条件是使用水平离心机在300G下离心5分钟，这样可获得富含生长因子的PRF细胞层（图8-6）。Alb-PRF需要使用Bio-Heat方法（BIO-PRF）制备：在2200 RCF

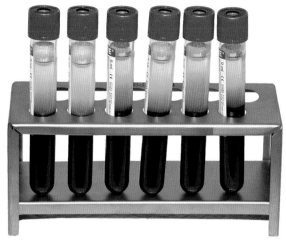

图8-6

可用于注射的液态PRF

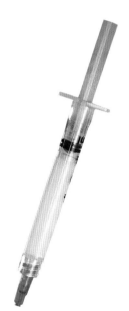

图8-7

可用于注射的Alb-PRF

（相对离心力）条件下，使用白色离心管离心8分钟，吸出上层，在75℃下加热10分钟，然后将其和富含细胞的那一层重新混合。这种材料可在需要更大的提升体积和"填充"效果时使用（图8-7）。更多关于这种新型PRF的信息可参见第12章。

整体与局部治疗对比

可以使用PRF作为改善皮肤整体外观的

方法（BIO-PRF提升术），也可以采用PRF治疗方法，对每个局部区域分别进行评估和处理（框8-1）。当使用联合方法时效果最优。如果治疗是在同一天完成，由于凝固时间的限制，建议从需要最小规格的针头治疗的部位开始注射。

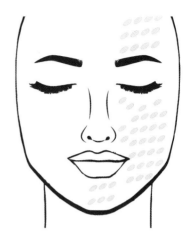

图8-8

通过BIO-PRF提升术，少量PRF可以应用到整个治疗区域

PRF整体应用（BIO-PRF提升术）

有研究表明，个人感觉到的皮肤健康程度是其个人吸引力的重要决定因素。因此，改善皮肤的平滑度和消除细纹，如斑点、皱纹、不均匀的色素沉着和毛孔粗大是解决患者美学问题非常重要的一部分。

在这个自拍图像盛行的时代，人们比以往任何时候都更渴望拥有完美无瑕的肌肤。

"BIO-PRF提升术"旨在使用美塑治疗方法或微针技术注射PRF从而改善及恢复皮肤的整体质地。美塑治疗方法是法国医师Michel Pistor在20世纪50年代发明以用于治疗风湿病、运动创伤、感染和血管疾病的一种治疗方法。美塑治疗方法目前被用于在面部美容中治疗多种皮肤问题，美塑治疗方法的优点在于可以让PRF与治疗区的组织直接接触，从而提高治疗效果。

BIO-PRF提升术可使用不同的工具，从简单的手针到复杂的自动化注射系统都可以。

框8-1　整体治疗方法和局部治疗方法

整体治疗方法（BIO-PRF提升术）

"BIO-PRF提升术"旨在使用PRF来改善及恢复皮肤的整体质地。通常使用美塑治疗方法，旨在改善皮肤外观、弹性、质地和均一性（面部、颈部、肩颈、手部）。

技巧：

- 胶原蛋白诱导治疗方法（CIT）（见第7章）。
- BIO-PRF技术。
- 丘疹技术。
- Nappage技术。
- 深层美塑治疗方法。
- 这些技术最适合面部、颈部、肩颈、手和膝盖及身体的整个皮肤。

大多数技术都是安全的、微创的。

局部治疗方法（按面部区域）

可以通过局部方法在每个区域施行，提升皮肤并增加体积。单独解决每个区域的问题，并且每个区域都需要选择特定的钝针与锐针、针头尺寸和注射技术。需要深入了解每个区域的解剖结构。

技巧：

通过锐针或钝针以及各种注射技术解决这些区域的问题。区域分为：

- 额部。
- 太阳穴。
- 眶周。
- 鼻唇沟。
- 口周。
- 颏部和下颌线。

表8-2　**美塑治疗方法注射的类型**

深度	注射物	备注
表皮水平	PRF：这项技术可以在整个治疗区域内进行，也可以针对问题区域进行	在表皮内行多次浅表注射，深度小于1mm（形成表浅的小突起）。起效较慢，几乎没有或完全没有出血，并且几乎没有疼痛感。使用的针为30～32G，长度为4～12mm。斜面朝上，仅斜角进入皮肤
真皮浅层（丘疹技术）	PRF：这项技术可以在整个治疗区域内进行，也可以针对问题区域进行	在皮肤基底层内注射形成多个丘疹状突起，注射深度为1～2mm，每个注射点的PRF小于0.1mL。使用的针为30G，长度为4～12mm。斜角朝上，注射后皮肤受PRF挤压变白形成丘疹
深层美塑治疗方法	PRF或扩展型PRF（e-PRF）：这项技术可以在整个治疗区域内进行，也可以针对问题区域进行	深度2～4mm的多点穿刺技术。效果是半延迟的。使用的针为30G，长度为4mm

无论选择何种注射方法，它都包括两个连续的阶段：①注射前皮肤表面的准备。②注射少量PRF到皮内（图8-8）。

PRF注射填充技术应根据适应证、病理、皮肤状况的严重程度和患者的年龄进行调整。一般而言，PRF可使用3种不同的注射技术，在不同层次对皮肤进行治疗（表8-2）：表皮水平；真皮浅层，称为丘疹技术（图8-9）；真皮内或真皮下（深层美塑治疗方法）。这些技术有不同的用途，因为它们能到达皮肤的不同深度。根据患者的意愿及其皮肤质量，我们应该选择性地在治疗中使用其中的1种、2种或全部3种技术。

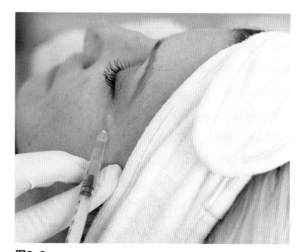

图8-9

形成小丘疹提示皮内注射成功

在开始治疗之前，必须进行以下几个步骤：

· 患者的评估，咨询病史和检查。

· 对需要治疗或可以改善的区域进行诊断。

· 设定治疗目标和讨论治疗计划（疗程和每次治疗间隔时间）。

· 签署知情同意书。

· 患者教育：在治疗时患者皮肤必须清除化妆品以及任何乳霜或乳液。治疗前10天和术后4天应尽量避免使用血液稀释药物。

治疗过程

（1）**局部麻醉**：术前30～60分钟，将局部麻醉药膏涂于患者的面部、颈部、胸部、手部等治疗部位。或者患者于术前1小时在家涂抹药膏。最好不要注射局部麻醉，因为局部麻醉可能会由于pH变化而产生对生长因子信号传导的抑制作用，并在注射PRF之前造成额外的体积变化。表面麻醉下进行手术的接受性良好。

（2）**清洁**：清洁皮肤上的任何面霜或残留的化妆品。用氯己定洗净治疗部位的皮肤。在患者头上戴上头巾或帽子，使头发远离治疗区域。

（3）**抽血并准备PRF**。

（4）**吸取PRF**：将PRF吸入注射器中，快速将其单独应用或联合其他药物应用于美塑治疗方法中。因为PRF必须在凝固前注射完毕，因此如果联合使用微针治疗方法一定要先注射PRF再用微针。

（5）**将剩余的PRF按摩到皮肤吸收**。

使用BIO-PRF提升术的首个疗程包括3次治疗，每次间隔1个月。维护阶段是每6个月3次。在患者第一次治疗完成离开诊室之前，应预约下次到访的时间，并为患者提供建议的治疗时间表。

局部PRF注射

使用微创注射和钝针技术来进行局部PRF注射可提升患者局部区域的体积。

PRF是软组织修复和真皮增量的安全、可靠的治疗选择，能够逐渐恢复皮下组织丢失的体积。尽管在美学实践中它不能代替真皮填充剂，但是对于那些认为自己使用真皮填充剂还为时过早，或希望使用更自然的再生方法的患者而言，它是一种有效的选择。要使用这种方法，我们需将面部分为几个区域（框8-2），并针对每个患者按区域定制治疗方法。这种方法通常使用多种技术的组合，包括表面增量技术、水平钝针和垂直增量技术。

框8-2　正常衰老过程中发生的变化

上面部1/3区域	中面部1/3区域	下面部1/3区域
· 太阳穴	· 颊部	· 口周
· 额部	· 颊部骨骼	· 木偶纹
· 眉间	· 皮肤	· 颏部
· 眶周	· 鼻唇沟	· 下颌线
· 上眼睑		
· 外侧眼角		
· 泪沟		

在注射前了解面部解剖

在制订面部局部注射治疗计划之前，理解局部的相关解剖十分重要。首先，由于面部的某些区域皮肤下方结构较复杂（如血管和神经等），其出现不可预见的并发症的风险更高；其次，治疗者需要了解衰老对于面部三维结构的影响，它是重力、进行性骨质流失、组织弹性下降和皮下支持组织重新分布的综合反应。

对临床医师来说，了解和避免血管损伤的发生风险，了解和解决衰老的基本解剖因素（按区域分类）是很重要的。

了解血管"危险区"

由于面部的某些部位下方的血管和神经较多，被认为是注射后发生并发症的高风险部位。动脉/静脉阻塞是联合使用真皮填充剂或体积增强剂时最严重的潜在并发症，可引起局部缺血，随后导致皮肤坏死和/或视力丧失。

虽然在注射纯PRF时不太可能出现这类问题，但仍应注意不要因针头的插入或周围PRF对血液供应的外部压迫或肿胀而造成血管或神经损伤。应当注意，如果PRF与任何形式的填充物联合使用，都存在动脉/静脉闭塞的风险，因此在使用时应遵守所有填充物使用的标准操作规程。

如果PRF与任何形式的填充物联合使用，都存在动脉/静脉闭塞的风险，因此在使用时应遵守所有填充物使用的标准操作规程。

为了最大限度地提高面部注射的安全性，作者列出了6个不同的面部危险区域（图8-10）：

- 眉间区：风险最高的区域，因为此处血管小，且没有良好的侧支循环。
- 太阳穴。
- 鼻旁动脉（面动脉的延伸）：提供内侧面颊、鼻侧壁，以及鼻背血供。当靠近鼻翼沟注射时应多加小心，因为大量填充材料的过度压迫或直接注射到血管内会导致鼻翼、鼻尖、鼻唇沟和上唇坏死。
- 口周。
- 眼眶下。
- 鼻唇沟。

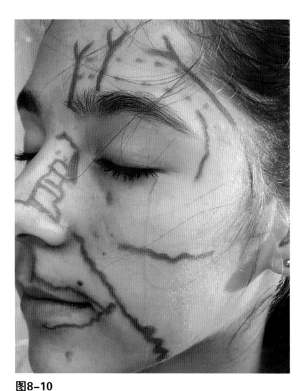

图8-10

在人体上标记面部动脉/静脉系统和危险区域

在注射时必须考虑到每个区域内血管的深度和位置，提前做好计划以避免造成血管损伤。

"危险区"旁注射实用操作建议

对面部解剖，特别是易受损伤的关键动脉和静脉结构，以及衰老如何影响这些解剖结构位置的了解，是在面部任何部位进行注射所必须了解的知识。治疗者也应记住神经和血管可能处于不典型的解剖位置。每次注射都有一定程度的风险，因此应在患者签署的知情同意书中注明所有潜在的并发症。此外，在手术前应与患者讨论最常见和最严重的不良事件。

话虽如此，依然有一些操作可以减少并发症的发生：

- 掌握危险区域的相关解剖。
- 注射前一定要回抽。
- 尽量使用退针给药注射法。
- 使用小的注射器，每次注射少量的PRF。
- 避免在血管束附近使用麻醉剂，因为含有肾上腺素的麻醉剂可以掩盖这种血管痉挛。
- 尽可能使用最小的针来减缓产品的注射流速。
- 在适当的地方使用钝针。
- 注射时捏住皮肤，在主干的浅表分支之间提供更多的空间，并将注射区与下方的血管分开。
- 评估注射时的疼痛程度。
- 使用静脉灯协助辨认主要血管。
- 在注射以前受过伤、有瘢痕的部位时要格外小心。

上面部1/3区域

太阳穴

太阳穴区域的解剖

太阳穴是4个颅骨（额骨、顶骨、颞骨、蝶骨）融合的结合点，形成颞窝（图8-11）。颞肌覆盖颞窝。它起源于粗糙的颞骨表面并插入冠突和下颌支的前缘。颞肌的神经供应来自三叉神经的下颌分支。颞浅动脉位于颞顶筋膜内，从耳轮根部开始向外延伸至眉侧上方。

太阳穴区域的衰老

颞部有少量浅表脂肪。随着年龄的增长，颞深脂肪垫萎缩导致太阳穴的体积减小（图8-12）。这会导致外观消瘦，并导致该区域大量的血管变得明显。太阳穴区域的体积减小也会导致眉尾失去支撑而下垂。

太阳穴高危区域的解剖 ⚠

颞浅动脉和颞浅静脉在浅表平面上走行，形成额支通向眶外侧上缘，最终与眶上动脉吻合。因此，在此处首选是深层的注射。然而，深层注射有损伤位于颞深筋膜浅层深部的颞中静脉的危险（图8-13）。因此，在注射PRF时，相关的解剖学知识对于避免发生血管损伤至关重要。

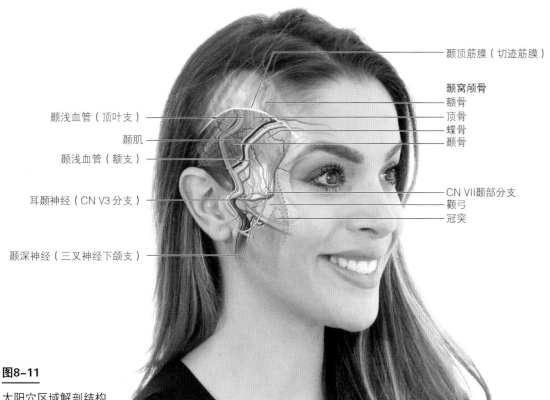

颞顶筋膜（切迹筋膜）

颞窝颅骨
额骨
顶骨
蝶骨
颞骨

颞浅血管（顶叶支）

颞肌

颞浅血管（额支）

耳颞神经（CN V3 分支）

CN VII颞部分支
颧弓
冠突

颞深神经（三叉神经下颌支）

图8-11

太阳穴区域解剖结构

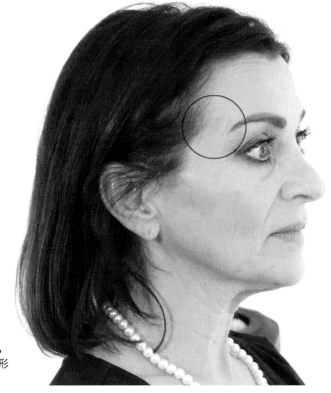

图8-12

太随着年龄的增长，太阳穴区域可能会形成凹陷（圆圈示）

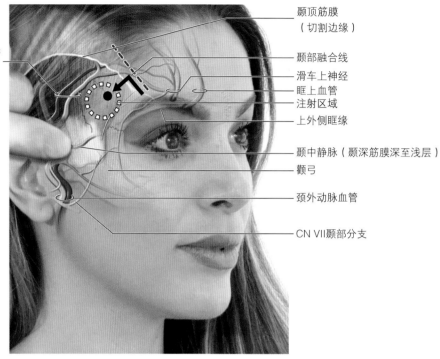

颞顶筋膜
（切割边缘）
颞部融合线
滑车上神经
眶上血管
注射区域
上外侧眶缘
颞中静脉（颞深筋膜深至浅层）
颧弓
颈外动脉血管
CN VII颞部分支
颞浅血管
（额分支）

图8-13

太阳穴注射危险区域

安全建议：
· 将患者的头部向内侧转动，以突出浅静脉，这样就可以避免损伤浅静脉。
· 使用数字化触诊仪检测颞浅动脉搏动，以避免损伤颞浅动脉。
· 使用本章建议的进针点。
· 在骨膜上注射。

太阳穴凹陷的治疗

　　该区域的治疗目的是通过在骨膜上水平垂直注入e-PRF或Alb-PRF来恢复凹陷的太阳穴区的体积。

技巧： 垂直骨膜上注射技术。临床医师用非注射侧手指将皮肤捏起以方便针头插入，并在最薄的进针点以90°角刺穿皮肤。保持针尖在骨骼上缓慢注射。注射后按压该区域以防止发生淤伤。

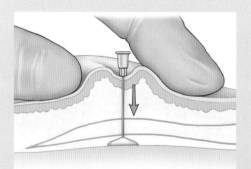

注射材料： Alb-PRF。
进针点： 颞嵴上方1cm，眶上嵴外侧1cm（图8-14）。
用量： 0.5mL。
工具： 25～27G锐针。

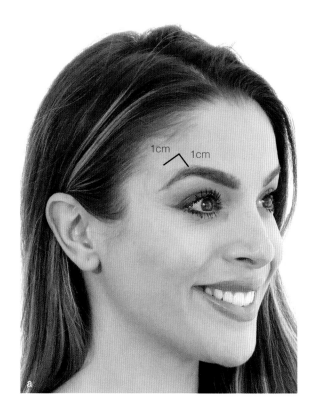

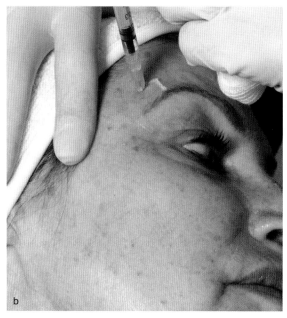

图8-14

（a）进行太阳穴骨膜上注射时的推荐进针点。（b）PRF注入太阳穴最安全的进针点，避免可见静脉

治疗步骤

（1）在治疗前涂抹局部麻醉药膏（可选）。

（2）彻底去除化妆品和/或麻醉剂。

（3）对治疗区域进行消毒。

（4）注射PRF。

（5）轻轻按摩该区域以使药物均匀分布。

（6）告知患者有关后期护理的说明。

（7）安排随访。

联合治疗方案

　　医用微针治疗可与PRF注射配合使用，以达到最好的治疗效果。对于外表消瘦的患者，建议吃营养丰富的食物。

并发症

　　可能会有淤伤，因为这个区域血管丰富。前哨静脉在治疗后可能会扩展得更明显，该现象在治疗后持续最多约7天。

实用建议：

- 操作应注意，以避免在血管丰富区造成损伤。垂直注射应在骨膜上水平的安全区域内进行。
- 体重指数过低的患者可能容易出现暂时性消瘦。

额部

额部区域的解剖

颅顶肌由枕额肌和颞顶肌组成。收缩时，颅顶肌抬起眉毛，在额头上产生水平皱纹。颅顶肌下方没有深厚的深层脂肪垫，浅层脂肪垫也很少（图8-15）。

额部区域的衰老

人们产生上面部衰老的印象通常是由于持续的眉间纹、前额横纹、眶上缘突出的现象共同构成的（图8-16）。持续性的衰老过程使前额皮下饱满度降低，并使某些解剖结构突出。抬头纹是面部常见的美学问题，尤其是当这种皱纹在静息状态下仍可见时。做面部表情，尤其是表达惊喜之类表情与光损伤一起导致弹性组织变化，从而产生前额静态皱纹。

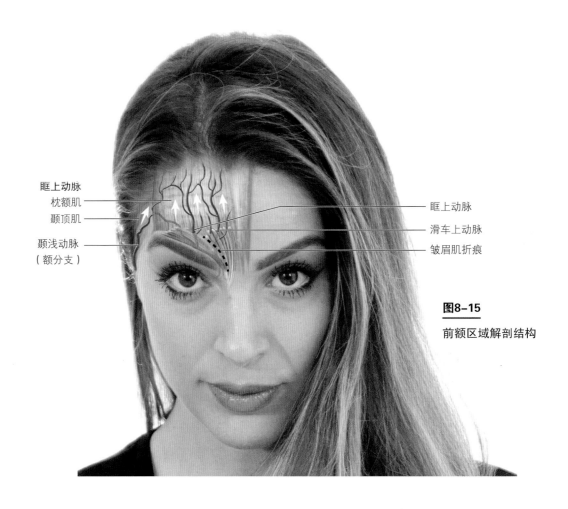

眶上动脉
枕额肌
颞顶肌
颞浅动脉
（额分支）

眶上动脉
滑车上动脉
皱眉肌折痕

图8-15

前额区域解剖结构

额部高危区域的解剖

额肌的血供来自颞浅动脉的额叶分支，从外侧到上睑支和眶上动脉。滑车上动脉在皱眉肌和额肌下方走行，其表面标志是皱眉肌的折痕。当它沿额肌向上运动时，滑车上动脉变得更浅，并直接位于皮肤下面。前额中央血管的这种浅表位置可能会导致并发症的发生。在此处进行PRF注射时，针头必须保持在非常浅的位置，几乎在真皮层内，以避免注射到滑车上动脉或眶上血管中。在额头上进行皱纹填充注射时，应在更浅的层面注射以避免造成血管损伤。

额部区域的治疗

A型肉毒素（保妥适，Allergan）治疗的目的是使前额水平皱纹平滑。而PRF治疗的目的是使该区域组织再生，从而改善细纹和褶皱，并再生肌肉和皮肤之间的组织。

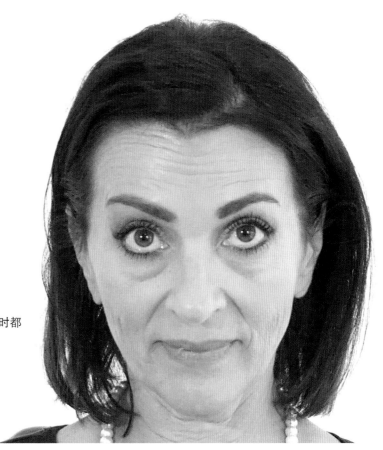

图8-16

前额的衰老，在动态表情和静态时都有水平皱纹

技巧：沿前额皱纹线性、后退式注射（皮内；图8-17）。助手可以轻轻压迫皮肤，以突出皱纹的线条。

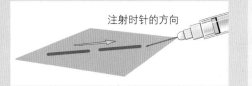

注射时针的方向

注射材料：PRF。
进针点：沿水平前额皱纹线进针。
用量：每条线等量体积。
工具：30G锐针；斜面必须朝上。

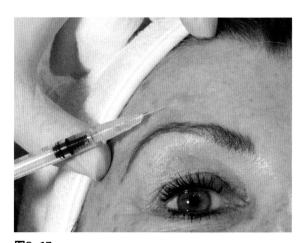

图8-17

用线性、后退式注射技术注入前额的水平皱纹

治疗步骤

（1）在治疗前涂抹局部麻醉药膏（可选）。

（2）彻底去除化妆品和/或麻醉剂。

（3）对治疗区域进行消毒。

（4）注射PRF。

（5）轻轻按摩该区域以使药物均匀分布。

（6）告知患者有关后期护理的说明。

（7）安排随访。

联合治疗方案

如果颏肌过度活跃，可以注射肉毒素。医用微针也可以与PRF注射联合使用，以使治疗效果最大化。

实用建议：
在PRF治疗之前1~2周注射肉毒素可产生最佳效果。

并发症

可能会发生淤青。

眉间

眉间区域的解剖

眉间区是一个表情丰富的区域，经常表达异议或不快乐等负面情绪。降眉肌与皱眉肌一起向鼻根拉动眉毛内侧端，从而在眉间产生横纹。降眉肌与皱眉肌一起向内和朝鼻根向下拉动眉毛的内侧，从而在眉间产生竖向的皱纹（图8-18）。

眉间区域的衰老

在青年时期，前额的皮下饱满度可以遮盖眉间区域的面部表情肌肉。随着年龄的增长，肌肉和皮肤之间的饱满感消失，因此，眉间肌、前额肌和额肌的固有张力会产生固定的皱纹或褶皱。降眉间肌、皱眉肌和降眉肌的收缩会导致眉间的皱纹形成类似图8-19中的形态。

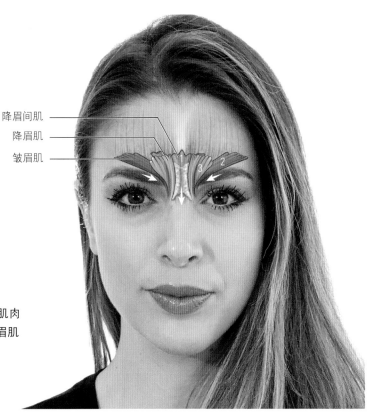

图8–18

正常眉间组织解剖。皱眉主要是由3条肌肉的收缩引起的：降眉间肌、皱眉肌和降眉肌

降眉间肌

降眉肌

皱眉肌

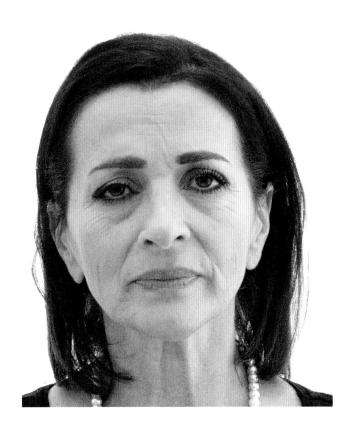

图8–19

老化的眉间区域呈水平和垂直的皱纹

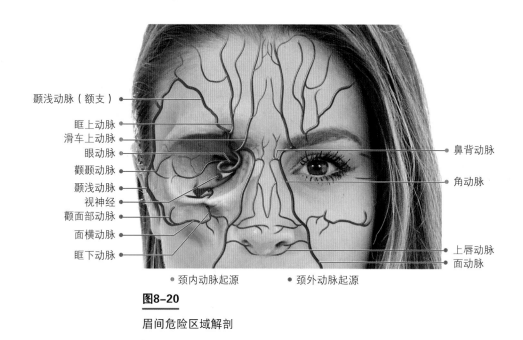

颞浅动脉（额支）
眶上动脉
滑车上动脉
眼动脉
颧颞动脉
颞浅动脉
视神经
颧面部动脉
面横动脉
眶下动脉

鼻背动脉
角动脉

上唇动脉
面动脉

• 颈内动脉起源　　　　• 颈外动脉起源

图8-20

眉间危险区域解剖

眉间高危区域的解剖 ⚠

　　根据许多综述报道，眉间区是填充剂注射导致视力丧失的最高发部位。

在该区域注射填充任何材料时都应格外小心。

　　眶上动脉、滑车上动脉、鼻背动脉和角动脉在鼻眉区汇合形成血管弓（图8-20）。血管内穿刺可导致异物逆行至眼动脉。动脉在离开眼眶后靠近皱纹的地方迅速变浅。

安全建议：
- 仅使用真皮内注射方法，保持表浅状态注射！
- 在注射过程中，沿眉毛边缘施加压力，以阻塞眶上和滑车上血管，防止回流。

眉间区域的治疗

　　在该区域中进行PRF注射的目的是实现对静态眉间纹（"11"）的轻微遮盖效果。动态眉间纹在PRF治疗1周后用肉毒素治疗效果最佳。真皮内注射PRF可治疗眉间区细小皱纹（图8-21）。

技巧： 连续点式注射到眉间皱纹，停留在表浅位置（即真皮内）。请患者皱眉以突出这些皱纹。施加压力阻塞眶上血管和滑车上血管。

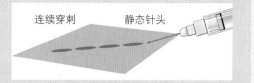

连续穿刺　　　　静态针头

注射材料： PRF。
进针点： 沿眉间皱纹的多点注射。
用量： 每条线注射少量等量液体。
工具： 30G锐针；斜面必须朝上。

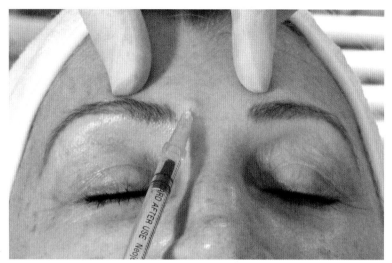

图8-21

眉间的表浅注射

治疗步骤

（1）在治疗前涂抹局部麻醉药膏（可选）。

（2）彻底去除化妆品和/或麻醉剂。

（3）对治疗区域进行消毒。

（4）注射PRF。

（5）轻轻按摩该区域以使药物均匀分布。

（6）告知患者有关后期护理的说明。

（7）安排随访。

联合治疗方案

　　如果降眉肌和皱眉肌过度活跃，可以在PRF治疗1周后注射肉毒素。在PRF治疗前1～2周注射肉毒素也可达到最佳效果。医用微针也可以与PRF注射结合使用，以使治疗效果最大化。

并发症

　　因为该区域血管高度集中，可能会发生淤伤。

实用建议：

在PRF治疗之前1～2周注射肉毒素可产生最佳效果。

眶周

　　眶周区域的非手术美容治疗变得越来越普遍。但是，这个位置的解剖十分复杂，必须避免诸如慢性淋巴水肿、淤青、栓塞、感染、假性眼袋效应或结节等并发症的发生。皮肤厚度、松弛状态、色素沉着的变化和光损伤变化也会导致眶周问题，因此，全面部的皮肤再生（如BIO-PRF提升术）将积极促进整体效果的改善。皮肤太薄或皮下静脉过于汇集会强化眶周变黑。

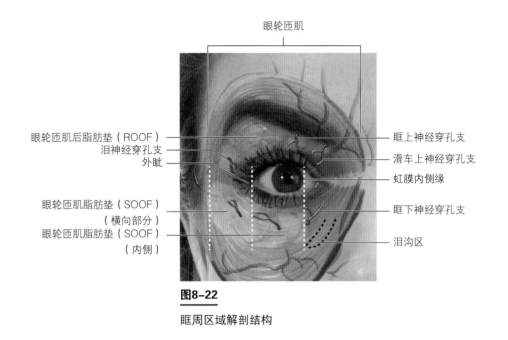

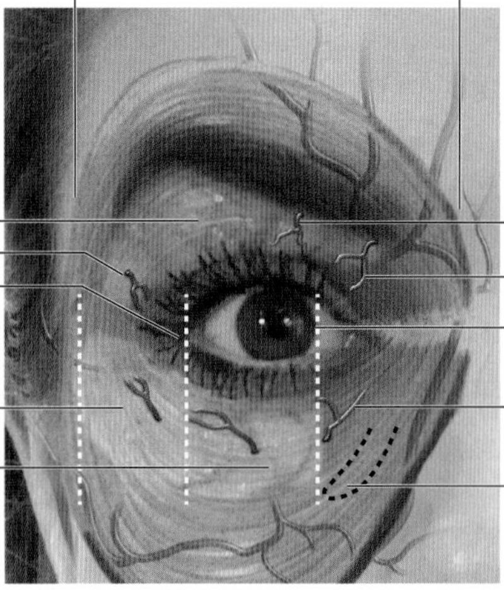
眼轮匝肌
眼轮匝肌后脂肪垫（ROOF）
泪神经穿孔支
外眦
眼轮匝肌脂肪垫（SOOF）
（横向部分）
眼轮匝肌脂肪垫（SOOF）
（内侧）
眶上神经穿孔支
滑车上神经穿孔支
虹膜内侧缘
眶下神经穿孔支
泪沟区

图8-22

眶周区域解剖结构

眶周区域的解剖

眶上区域没有大量浅表脂肪（图8-22）。因此，眼轮匝肌直接位于皮肤下面。当眼轮匝肌收缩时（如微笑时），来自外眦的辐射状皱纹会影响到面颊。在肌肉组织下方有一个深厚脂肪垫，称为眼轮匝肌后脂肪垫（ROOF）。在青年时期，它形成了眶上区域充盈和支撑的软组织的基底。

眼轮匝肌脂肪垫（SOOF）位于眼轮匝肌的后面，分为内侧部分和外侧部分。内侧SOOF从虹膜内侧缘延伸到外眦，而侧面SOOF从外眦延伸到临时脂肪腔。SOOF的下界是泪沟。内侧深颊脂肪隔室（DMC）对应于SOOF的内侧边缘。DMC在衰老过程中会萎缩，从而使眼眶脂肪区之间的过渡更加明显。

眶周区域的衰老

眶周区域是最早受老化过程影响的区域之一（图8-23）。该区域有许多衰老迹象，包括眶周皱纹的出现，深泪沟、睑颊沟、睑袋、上眼睑皮肤过多（眼睑皮肤松弛症），颧袋皮肤弹性丧失和外眼角向下倾斜。

上眼睑凹陷和皮肤松弛

随着年龄的增长，由于血供减少和组织萎缩，ROOF逐渐缩小。这导致整个复合体的组织张力降低，并导致该区域出现可见的松弛和下垂。在眶上孔下方，脂肪萎缩导致眶上凹陷。

鱼尾纹（外眦皱纹）

眼睛侧面的区域是负责传达情感的动态区域，随时间形成动态的细小皱纹。随着进行性衰老，这些皱纹可能在静止状态时也会出现，这可能是许多患者关注的美学问题。

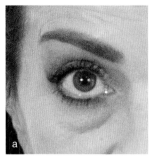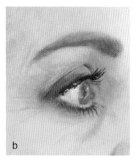

图8-23

（a、b）老化的眶周区域，出现睑袋、眶周皱纹

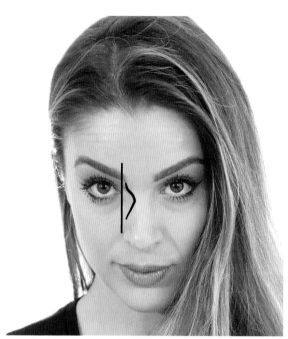

图8-24

避免在内眦内侧注射，否则会损伤眶下动脉或内眦动脉

泪沟畸形和睑颊沟

泪沟畸形是许多寻求眶周年轻化的人的主要关注点。明显的泪沟畸形的特征在于眼睛凹陷，导致在下眼睑上投射出深色阴影，即使休息充足，泪沟的存在也使患者看起来很疲劳，并且难以用化妆品掩饰。泪沟畸形是眶周组织解剖附着的自然结果。

眶周高危区域的解剖 ⚠

填充泪沟时，必须考虑两条主要动脉：眶下动脉和内眦动脉。眶下孔常位于瞳孔线的内侧，距眶下缘约1cm。内眦动脉是面动脉的一个分支，沿内眦延伸，与滑车上动脉和眶上动脉吻合。必须避免损伤这些动脉。眶下血肿会增加软组织的压力，并可能引发淋巴功能不全和颧部淋巴水肿。如果内眦动脉栓塞引起眼动脉或视网膜中央动脉闭塞，可能会导致灾难性的后果，引起一些罕见但非常严重的并发症，如失明。

眶周区域的治疗

大多数患者都需要恢复眶周区域的体积，这是整体年轻化方案的一部分。这涉及解决上

> **安全建议：**
> · 从推荐的注射点进针。
> · 避免在内眦内侧进行注射（图8-24）。
> · 使用钝针。

眼睑凹陷和皮肤松弛、鱼尾纹、泪沟畸形和睑颊沟等问题。

鱼尾纹的治疗

这种治疗适用于有静态皱纹或眶周皮肤较薄的患者。治疗的目的是使真皮浅层再生，以改善鱼尾纹或使皮肤再生及增厚。

技巧：在真皮内水平对外鱼尾纹进行连续点状注射（图8-25）。

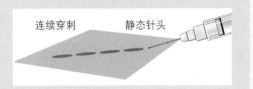

连续穿刺　　　静态针头

注射材料：PRF。
进针点：眶外缘外侧（将手指放在边缘上）；每个皱纹有3～5个注射点。
用量：每个点少量等量注射。
工具：30～32G锐针；斜角进入。

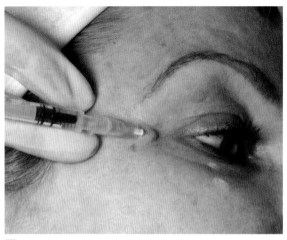

图8-25

注射鱼尾纹。轻轻拉伸皮肤直至皱纹清晰可见，然后皮下注射少量PRF

治疗步骤

（1）在治疗前涂抹局部麻醉药膏（可选）。

（2）彻底去除化妆品和/或麻醉剂。

（3）对治疗区域进行消毒。

（4）注射PRF。

（5）轻轻按摩该区域以使药物均匀分布。

（6）告知患者有关后期护理的说明。

（7）安排随访。

联合治疗方案

注射PRF后1周，可将肉毒素注射至眼轮匝肌。微针治疗在弹性组织变性中也很有用。如果发生脂肪萎缩，建议注射填充物或增加颞部和侧颊的脂肪。

实用建议：

· 该区域容易肿胀，提前向患者告知消肿时间。

· 为了准确注入这些皱纹，请在PRF治疗后1周或2周再进行肉毒素注射（如果事先完成，请忽略这条）。

并发症

该血管区域容易出血。使用小规格的针，使斜面朝上进行注射。可能会发生淤伤和肿胀。

泪沟的治疗

选择钝针还是锐针取决于医师的喜好，但是钝针通常不会出现淤伤和淤斑。因此，建议使用钝针技术填充泪沟和睑颊沟。

技巧：深钝针技术。从进针口处开始，应注意钝针通过时会有阻力；钝针向内移动，使用后退式注射将少量的PRF以扇形注入（图8-26）。可用相同的进针点进行睑颊沟填充。

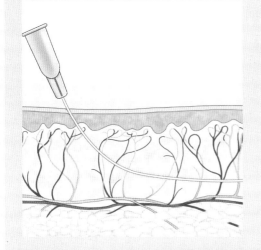

注射材料：PRF或Alb-PRF用于深凹陷的填充。
进针点：从外侧眼睑向下画一条线，直到眼眶下缘下方1~2cm。这是解剖安全区。从这个入口开始，可以填充泪沟和睑颊沟（图8-26a）。
用量：每侧0.5mL。
工具：25G 50mm钝针。

实用建议：
• 注射必须在体积缺失处眼下缘的骨膜上水平进行。
• 在眶下孔周围应保持谨慎。
• 先处理中面部。这改善了泪沟的外观，并减少了难以治疗的并发症的发生风险。
• 用胶带将该部位固定一夜，以减少术后肿胀。
• 如果需要更多组织提升量，最好在1个月后重复治疗。
• 也建议不要在内眦内注射，以免损伤内眦血管。

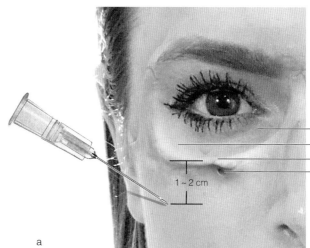

泪沟
睑颊沟
眶缘
眶下孔

1~2cm

a

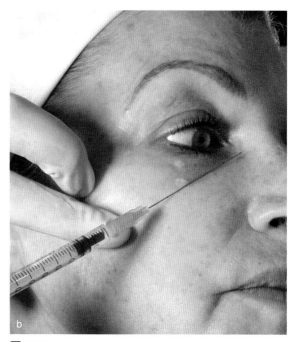

b

图8-26

（a）治疗泪沟和睑颊沟的进针点在眶下缘下1~2cm处的眶下孔（IOF）。（b）钝针被插入深层（钝针应该穿过这层阻力层，直至到达安全的骨膜上层）。然后将钝针向内侧移动，使用后退式注射以扇形的形式注射少量PRF。将钝针取出，并从相同的入口点以同样的方式在侧向骨膜上重新水平插入，以填充睑颊沟

中面部 1/3 区域

中面部主要由面颊和鼻唇沟组成。

颊部

颊部区域的解剖

侧面突出的颧骨是有吸引力和年轻的特征，颧骨也是中面部最突出的元素。它的表面覆盖着大量的脂肪层，包括深层脂肪和浅层脂肪（图8-27）。

颊部区域的衰老

颊部老化的特征是皮肤松弛，这使得下面的骨组织更加突出。随着年龄的增长，SOOF的萎缩会导致视觉上颧部脂肪垫膨胀，该脂肪垫位于表层。尤其是在微笑时，当颧大肌和颧小肌收缩时，该区域会进一步突出。颧下颌韧带附着在颧骨上，衰老导致的软组织萎缩可增强韧带部位的皮肤收缩，从而导致可见的面部皱纹和沟壑产生。

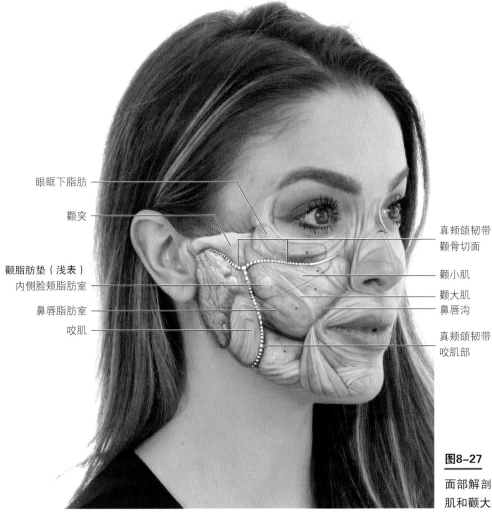

眼眶下脂肪
颧突

颧脂肪垫（浅表）
内侧脸颊脂肪室
鼻唇脂肪室
咬肌

真颊颌韧带
颧骨切面

颧小肌
颧大肌
鼻唇沟

真颊颌韧带
咬肌部

图8-27

面部解剖展示SOOF、颧小肌和颧大肌

* 深层脂肪

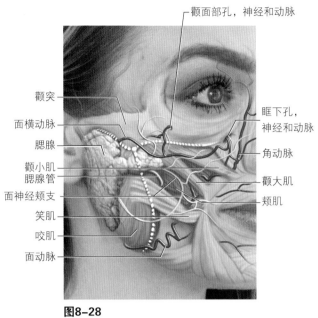

颧面部孔，神经和动脉

颧突
面横动脉
腮腺
颧小肌
腮腺管
面神经颊支
笑肌
咬肌
面动脉

眶下孔，神经和动脉
角动脉
颧大肌
颊肌

图8-28

中面部危险区

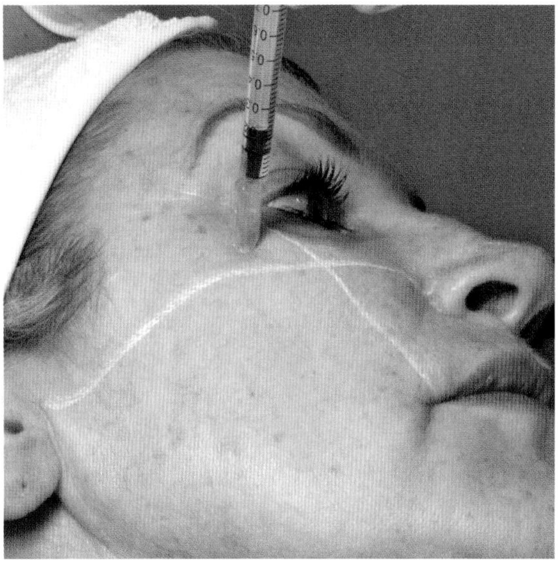

图8-29

从鼻翼沟到耳屏，从外眼角到嘴角画相交线。深层的骨膜上注射可以扩大和美化面颊区域

颊部高危区域的解剖 ⚠

在治疗该区域时，需要注意可能损伤的解剖结构。可能损伤的血管包括面部横动脉，其走行多变，使得颊部的所有治疗区域均有风险。在颧骨提升术中，颧面动脉有受损风险。最后，如果面动脉走行更侧向并且包含在颌下凹陷中，则在治疗时可能会受损。另外，必须考虑通过眶下孔的结构（即眶下缘正下方的上颌骨开口），包括眶下动脉、眶下静脉和眶下神经。颧下区域的其他危险结构还包括腮腺、腮腺管和面神经颊支（图8-28）。

颊部区域的治疗

面颊区域的治疗目的是美化颧骨区域、恢复年轻时面颊的组织量、提升颧骨下区域，并使鼻唇沟变浅。

中面部解剖，显示眼眶下脂肪垫、颧小肌和颧大肌。

在该区域进行注射之前，先从鼻翼沟到耳屏顶部画一条连线，从外眼角到嘴角画一条连线，两条线交叉。上外象限是深筋膜上注射的合适部位，可使颧骨区丰盈美观（图8-29）。连线下（颧骨下方区域）是在浅表肌腱膜系统（SMAS）上方进行浅表注射的合适注射区域。因此，治疗分为针对改善面颊体积丢失和改善颧下区域肤色的注射治疗。

针对颊部体积丢失的治疗

技巧： 垂直骨膜上注射技术，操作者用非注射侧的手将皮肤捏起，以获得最大的穿透力，并在最薄的进针点以90°角刺穿皮肤，使之抵达骨面（图8-30）。调整针头位置，将针头在软组织下缓慢伸入，随后再注射材料。

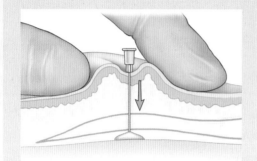

注射材料： Alb-PRF。
进针点： 标记从鼻翼沟到耳屏、从外眼角到嘴角的交线后的上外象限（图8-29）。
用量： 每个注射点0.2mL；每边注射最多3个点。
工具： 27G锐针。

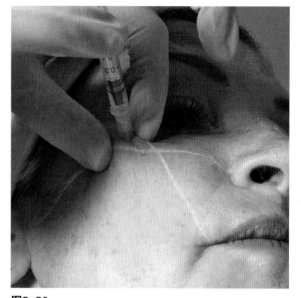

图8-30

在针的插入过程中，用不握持注射器的手捏起皮肤

联合治疗方案

微针和/或激光换肤可与PRF注射结合使用，以最大化治疗效果。

治疗步骤

（1）在治疗前涂抹局部麻醉药膏（可选）。

（2）彻底去除化妆品和/或麻醉剂。

（3）对治疗区域进行消毒。

（4）注射PRF。

（5）轻轻按摩该区域以使药物均匀分布。

（6）告知患者有关后期护理的说明。

（7）安排随访。

> **实用建议：**
> · 若想达到提升效果可能需要进行多次注射，并且需要时间才能达到理想效果。
> · 在骨骼表面的注射部位进行注射时，注射应深。在面颊其他无骨支持的地方，必须使用表浅注射。
> · 先治疗中面部区域，因为该区域的提升可能会进一步改善鼻唇沟和泪沟凹陷。

在颧下区提亮肤色

技巧：扇形注射，使用钝针（图8-31）在浅表肌腱膜系统平面上方缓慢滑动，通过扇形注射技术注入填充物。

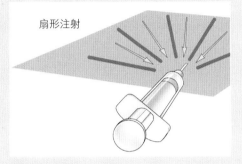

扇形注射

注射材料：PRF。

进针点：从鼻翼到耳屏，从外眼角到嘴角的交叉线以下；侧向插入点。

用量：每侧0.5mL。

工具：22～25G钝针。

治疗步骤

（1）在治疗前涂抹局部麻醉药膏（可选）。

（2）彻底去除化妆品和/或麻醉剂。

（3）对治疗区域进行消毒。

（4）注射PRF。

（5）轻轻按摩该区域以使药物均匀分布。

（6）告知患者有关后期护理的说明。

（7）安排随访。

联合治疗方案

可以结合PRF注射进行微针和/或激光换肤

实用建议：

· 多次注射可以改善皮肤的质感和肌理。

· 应注意避免将产品注射到下颊部，因为这会强化衰老外观。

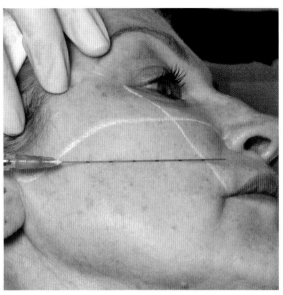

图8-31

应在颊部线以下的区域使用钝针，使用扇形技术，在皮下水平有一个入口点

联合治疗，以最大化治疗效果。

鼻唇沟

鼻唇沟的解剖

每个人脸上都有鼻唇沟，并受面部表情所涉及的各种肌肉的影响（图8-32）：

· 提上唇鼻翼肌。

· 提上唇肌。

· 颧小肌。

· 颧大肌。

· 提口角肌。

当颧大肌附着在皮肤上时，皮肤的动态褶皱最为明显。

鼻唇沟的衰老

随着晚期皮肤衰老和软组织萎缩，在富含脂肪的颊部区域与无脂肪的口腔区域相连接处，静息时可见皱褶（图8-33）。面部衰老最

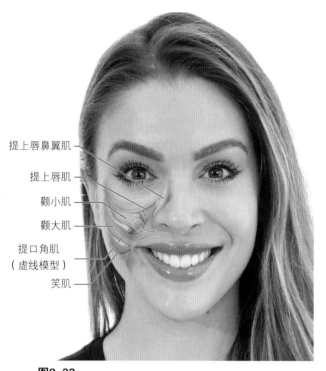

提上唇鼻翼肌

提上唇肌

颧小肌

颧大肌

提口角肌
（虚线模型）

笑肌

图8-32

参与面部表情和鼻唇沟形成的肌肉

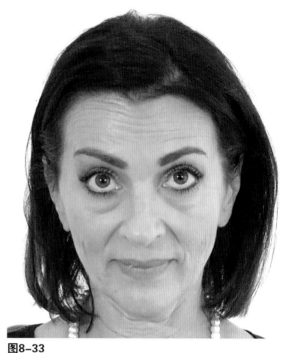

图8-33

可见鼻唇沟

明显的迹象之一是鼻唇沟的加深和延长。

鼻唇沟是与法令纹不同的单独解剖结构。法令纹通常是细小的表面皱纹，在皮肤较薄的年轻患者中更为常见。它们通常是肌肉重复运动的结果，是肌筋膜附件附着的皮肤上的实际褶皱。这些皱纹是皮肤问题而不是轮廓缺陷，是表皮和真皮的问题，而不是皮肤松弛下垂造成的。

鼻唇沟高危区域的解剖 ⚠

鼻唇沟是与面部动脉相关的高危区域（图8-34）。面动脉走行曲折；下2/3的动脉在肌肉或深层皮下组织中移动。它在鼻唇沟的上1/3处较为表浅，并分支出鼻翼下动脉和鼻侧动脉。因此，在此处进行深部注射更为安全。

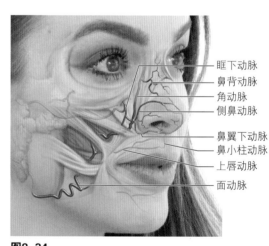

眶下动脉

鼻背动脉

角动脉

侧鼻动脉

鼻翼下动脉

鼻小柱动脉

上唇动脉

面动脉

图8-34

治疗鼻唇纹时的危险区

安全建议：
- 注入鼻唇沟时，使钝针保持恒定运动。
- 如果使用针头，请始终停留在上部1/3的深处（在骨膜上）。

法令纹的矫正（鼻唇沟区域的皱纹）需要表浅的修整（请参阅BIO-PRF提拉术），而鼻唇沟深层静态褶皱则需要进行体积增量。使用PRF进行体积增量的目的是减少患者肌肉静息状态时鼻唇沟的可见度。

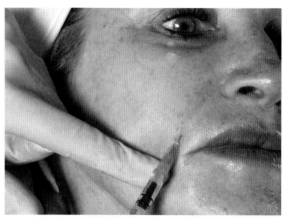

图8-35

鼻唇沟注射技术。钝针位于颧大肌插入点的颧尾肌下方

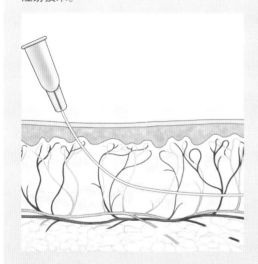

技巧：在黏膜上层平面（肌肉下方）的钝针注射技术。

注射材料：PRF。
进针点：在口角的颧肌交点处破口插入（图8-35）。
用量：每个注射点0.3mL；每边最多注射3个点。
工具：22～25G钝针。

治疗步骤

（1）在治疗前涂抹局部麻醉药膏（可选）。
（2）彻底去除化妆品和/或麻醉剂。

（3）对注射区域进行消毒。
（4）注射PRF。
（5）轻轻按摩该区域以使药物均匀分布。
（6）告知患者有关后期护理的说明。
（7）安排随访。

联合治疗方案

透明质酸治疗或自体脂肪移植可以与PRF注射联合进行，以最大化治疗效果。

并发症

应避免过度矫正，并且可能发生淤青和肿胀。

实用建议：
- 始终先治疗中面部，因为中面部的体积增大可能会进一步改善鼻唇沟。
- 在侧面观中，鼻唇沟起点与鼻尖之间的距离决定了衰老的主观印象。
- 深鼻唇沟可能需要进行数次PRF治疗。

下面部1/3区域

口周区域

唇部的解剖

唇部在说话和面部表情功能中起着关键的作用，而且可以极大地影响个人的吸引力水平。随着人们审美需求的增加，与嘴唇和口周区域有关的微创美容治疗需求已大大增加。由于多种因素会影响该区域的外观，如反复的肌肉运动、上下颌骨支撑力的丧失以及脂肪组织的减少和下垂导致"双下巴"的形成，因此使口周区域恢复活力极富挑战。

口轮匝肌在嘴唇的运动功能中起关键作用。距离口裂最远的那部分肌肉环可以缩小，同时从嘴唇的红色边缘突出，如吹口哨动作。周围的面部表情肌肉拮抗了口轮匝肌的功能，这些表情肌肉横向、向上或向下拉动嘴角，从而扩大了口裂。

下唇的血液供应由下唇动脉提供，而上唇的血液供应由上唇动脉提供（图8-36）。

唇部的衰老

随着年龄的增长，嘴唇的容量逐渐丢失。这导致嘴角向下倾斜，表达出负面情绪。此外，血管分布范围的缩小，使嘴唇颜色变暗（图8-37）。

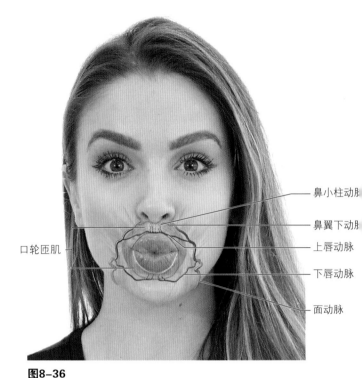

鼻小柱动脉
鼻翼下动脉
口轮匝肌
上唇动脉
下唇动脉
面动脉

图8-36

口周区域的解剖显示口轮匝肌、下唇动脉和上唇动脉

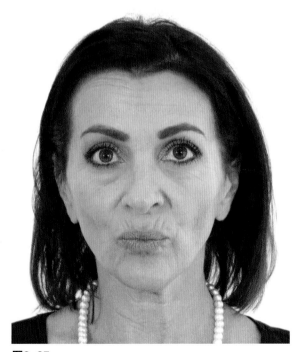

图8-37

衰老的嘴唇，口腔周围出现皱纹、体积减小、唇部颜色变淡

嘴唇老化的特征如下：

- 缺乏丰满感和立体感。
- 出现皱纹。
- 唇红缩短。
- 下唇反转。
- 上颌牙齿逐渐不明显。
- 下颌牙齿凸显。
- 唇弓变平。
- 人中变平。
- 上唇皮肤延长。
- 鼻唇角减小。
- 颏唇角减小。
- 唇部朱红色减弱。

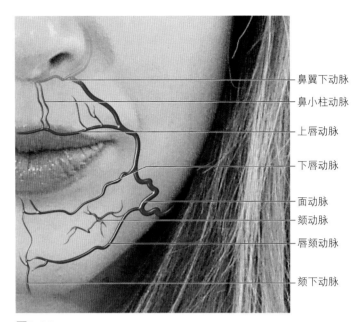

图8-38

唇部解剖危险区

唇部高危区域的解剖 ⚠

下唇上动脉与上唇动脉通常位于口轮匝肌和黏膜之间的唇部深处，因此应进行表浅注射以避开这些血管（图8-38）。

> **安全建议：**
> - 在唇红和皮肤边界以下注射时，注射深度少于3mm。
> - 当向上唇中部注射时，保持表浅注射。
> - 在口角联合附近注射时，请使用交叉点技术并通过指压来避开上唇动脉。

> **技巧：** 沿口周皱纹（真皮内）行后退式注射。助手可以轻柔地按压皮肤，以突出皱纹（图8-39）。从唇红和皮肤边界开始，行真皮内注射。

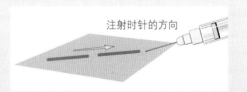

注射时针的方向

注射材料： PRF。
进针点： 从唇红和皮肤边界开始，沿皱纹方向注入。
用量： 每条皱纹少量等量体积。
工具： 30G锐针，12mm。

口周皱纹的治疗

治疗目标是对上唇和下唇的放射状皱纹（吸烟纹）进行表面修正。

治疗步骤

（1）询问是否有无单纯疱疹感染史，必要时进行预防。

（2）在治疗前涂抹局部麻醉霜（可选）。

（3）彻底清除化妆品和/或麻醉剂。

（4）对治疗区域进行消毒。

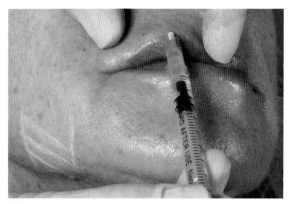

图8-39

助手轻柔地按压上唇区域的皮肤，同时针头从红色边缘向上唇插入。然后在口周进行线形注射

（5）注射PRF。

（6）轻轻按摩该区域以使药物均匀分布。

（7）告知患者有关后期护理的说明。

（8）安排随访。

联合治疗方案

微针、非消融激光治疗和/或肉毒素治疗可与PRF注射联合使用，以最大限度地提高治疗效果。

并发症

可能会出现淤青和肿胀，单纯疱疹病毒可能会复发。

> **安全建议：**
> 必须同时解决环境因素导致的口周问题，如吸烟、阳光照射所致损伤、口腔卫生问题和使用吸管等。

丰唇

饱满、对称的嘴唇，上翘的口角和健康的唇色十分具有美学吸引力。嘴唇是一个敏感区域，因此充分麻醉是治疗的关键。在口裂的两侧各只有一点是用来同时填充上唇和下唇的。

> **技巧：** 用针头注射唇部皮肤部分，用钝针注射唇红部分。
> *唇部皮肤（针头）：* 在唇缘和它下面2mm的地方，每条线3~4个注射点。表浅注射，避开唇珠。
> *唇红部分（钝针）：* 通过靠近嘴角处的一个进针点负责唇部1/4象限的注射（图8-40）。使用钝针将PRF注射于肌肉上方。
> *人中：* 由于人中血管的位置复杂，应进行表浅注射。
> *口角：* 在口角轴的略外侧，用交叉点模式进行注射，略加压力避免伤及上唇动脉。

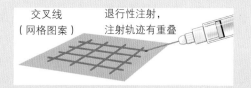

交叉线　　　退行性注射，
（网格图案）　　注射轨迹有重叠

> **注射材料：**
> *唇部皮肤：* PRF。
> *唇红部分：* Alb-PRF。
> **进针点：** 边界；标记边缘，与外鼻孔一致。在唇红缘处进入。
> *红唇：* 每个象限中靠近嘴角位置的一个进针点。
> *嘴角：* 口角轴。
> **用量：**
> *唇部皮肤：* 等量小体积。
> *唇红部分：* 每象限0.3mL。
> **工具：**
> *唇缘：* 30G锐针，4mm（图8-41a）。
> *唇红：* 25G钝针（图8-41b）。

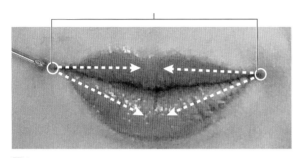

图8-40

唇红部位钝针注射点

治疗步骤

（1）询问是否有单纯疱疹感染史，必要时进行预防。

（2）在治疗前涂抹局部麻醉霜或麻醉剂。

（3）彻底去除化妆品和/或麻醉剂。

（4）对治疗区域进行消毒。

（5）注射PRF。

（6）轻轻按摩该区域以使药物均匀分布。

（7）告知患者有关后期护理的说明。

（8）安排随访。

联合治疗方案

微针和/或其他填充物治疗可与PRF注射联合使用，以最大限度地提高治疗效果。

并发症

可能会出现淤青和肿胀，单纯疱疹病毒可能会复发。

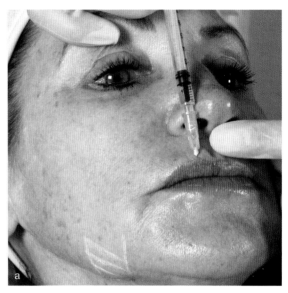

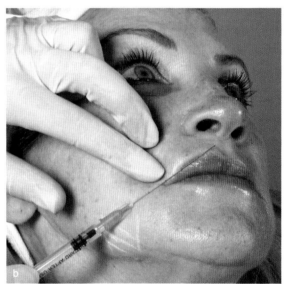

图8-41

（a）用30G针将PRF注入唇部皮肤。（b）对于唇红区域，使用25G钝针后退式注射PRF可获得一致且理想的效果。每个象限注射的剂量为0.2～0.3mL

实用建议：

- 嘴唇容易肿胀，因此患者需要在必要时避免社交活动。
- 需要进行多次治疗，以逐步实现自然增量。
- 为了使唇部轮廓分明，应添加其他填充材料。
- 理想的唇部增量应同时包括两种模式（PRF和

其他填充剂），以确保获得最佳的美学效果并具有持久性。
- Alb-PRF可用于增加额外体积。
- 术后填充物通常会吸收至即刻注射后增加体积的一半左右。

木偶纹（唇下颌皱纹）

木偶纹区域的解剖

木偶纹从嘴角开始出现，并向下延伸至颏部，使面部表现出沮丧、失望和不满意等外观。口周区域有10块肌肉，它们被分成几层。其中至少有7个有相同的附着点，称为口角，位于口腔联合侧方约1cm处。降口角肌和颈阔肌负责向下牵拉口腔联合。降口角肌的最内侧缘是唇下颌韧带的附着点。降口角肌下方是直接与黏膜相连的降下唇肌（图8-42）。

木偶纹区域的衰老

在该区域突出的皱纹以及下垂的嘴角会给人强烈的负能量感和衰老感（图8-43）。当中面部失去软组织的支撑时，就会形成这些线条，随着脂肪组织的变化和真皮的弹性丧失，使得面部侧面的脂肪垫变薄并下垂。再加上肌肉的过度活动，如降口角肌和颈阔肌，会导致木偶纹的加深。

如果侧面部过高，而中面部较为低平，那么面部阴影就会导致法令纹和木偶纹更加明显。

木偶纹高危区域的解剖

注意面动脉的下唇分支和下牙槽动脉的颏部分支。

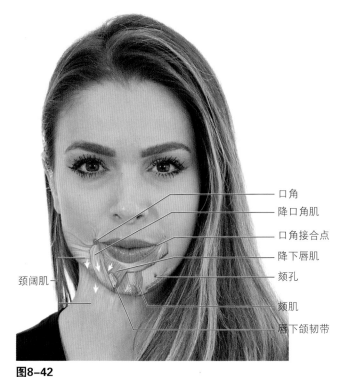

图8-42

负责形成木偶纹的口周肌肉

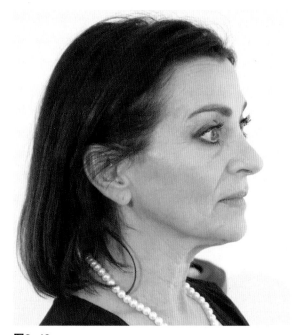

图8-43

下垂的嘴角给人一种强烈的负面表情和衰老的感觉

木偶纹的治疗

治疗的目的是改善两侧唇下颌的皱纹，以使此处均匀和平滑。

技巧：钝针注射技术。朝着嘴角方向将PRF注入木偶纹的黏膜下区域（图8-44）。以扇形方式注射。

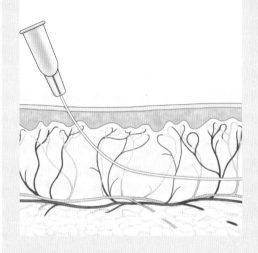

注射材料：PRF。
进针点：颊部木偶纹的尾端。
用量：每侧0.2 mL。
工具：22～25G钝针。

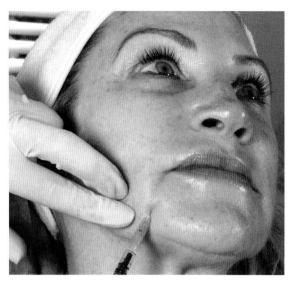

图8-44

将钝针插入口腔周围肌肉下方的黏膜下平面。这可以从木偶纹的下端开始。钝针缓慢地向前移动到靠近嘴角的上部。医师向黏膜下层注入0.2～0.3mL PRF

（7）告知患者有关后期护理的说明。

（8）安排随访。

联合治疗方案

抬嘴角也可以改善木偶纹。可以在PRF治疗前1周将肉毒素注入降口角肌。自体脂肪可与PRF注射联合使用，以使治疗效果最大化。颊部、颏部和下颌线的提升可能会产生辅助作用，并改善木偶纹的阴影。

治疗步骤

（1）询问是否有单纯疱疹感染病史，必要时进行预防。

（2）在治疗前涂抹局部麻醉霜（可选）。

（3）彻底去除化妆品和/或麻醉剂。

（4）对治疗区域进行消毒。

（5）注射PRF。

（6）轻轻按摩该区域以使药物均匀分布。

安全建议：

· 优先处理中面部。

· 使用钝针时对皮肤组织的机械钝性分离可以通过刺激纤维再生进一步减少木偶纹。

颏部和下颌线

一个突出的、丰盈的颏部是一张年轻、和谐面容的关键特征。随着年龄的增长、组织萎缩、骨骼退化、组织体积减小，颏部和下颌轮廓会变得不规则。

颏部和下颌线的解剖

颏部复合体受口腔周围负责下降肌肉群的活动影响，这些肌肉包括：降口角肌、降下唇肌和颏肌。颏肌的收缩与韧带的锚定系统相结合，会导致颏部不平整、不规则、像鹅卵石一样。颏韧带、颏下韧带和下颌韧带负责保持面部下方静态平衡（图8-45）。

颏部和下颌线的衰老

一般来说，衰老会导致下颌吸收，并与颏肌的过度活跃有关。这些因素导致颏部缩短，面部下1/3突度降低以及皮肤表面凹陷（图8-46）；这些变化最初看起来只是阴影，但随后逐渐发展为表面不规则和相对膨胀（"高尔夫球下巴"）。下颌下垂主要是因为周围组织萎缩，包括下颌骨的萎缩和上颌骨的移位。

颏部和下颌线高危区域的解剖

下颌

在下颌后支的注射治疗中，面神经和腮腺是高风险区域。因为它们都是位于SMAS深处的深层结构，可以通过真皮下注射来避免导致其损伤。当注射下颌支下缘时，记住面动脉沿咬肌的前边界走行。这时面动脉是可以触到的，应在注射前进行识别和保护。

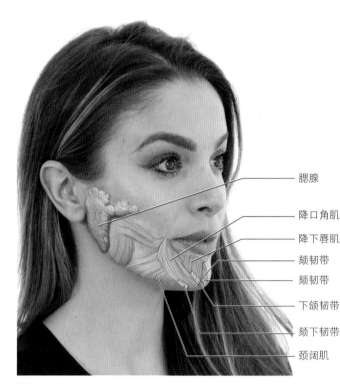

图8-45

颏部和下颌线解剖

腮腺
降口角肌
降下唇肌
颏韧带
颏韧带
下颌韧带
颏下韧带
颈阔肌

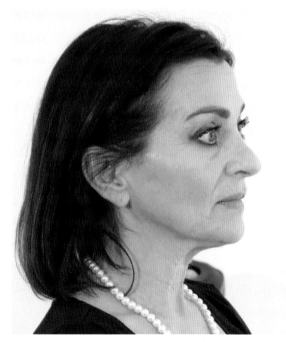

图8-46

衰老导致松弛的颏部和下颌线

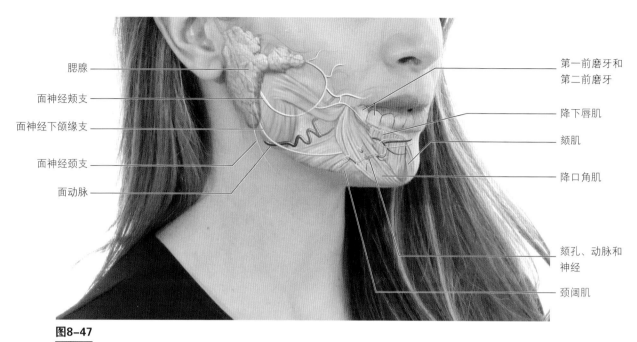

腮腺

面神经颞支

面神经下颌缘支

面神经颈支

面动脉

第一前磨牙和
第二前磨牙

降下唇肌

颏肌

降口角肌

颏孔、动脉和
神经

颈阔肌

图8-47

颏部和下颌线注射高危险区

颏部

下牙槽动脉和从颏孔穿行的神经是该区域的主要危险因素。颏孔通常位于第一磨牙和第二磨牙之间，应避免直接注射。

通过将针头保持在浅（皮下）平面或深（骨膜）平面中，可以最大限度地减少血管内注射的风险（图8-47）。

颏部的治疗

治疗的目的是重塑颏部轮廓。年轻的下颌线的特点是从颏部到下颌角可形成一条直线。

技巧：前额中线的垂直骨膜上注射技术。可以通过线性注射技术在真皮水平上注射，抚平唇颏皱纹。采用连续点状注射技术进行骨膜上的注射。将针头以90°角插入，然后从表面进行注射（图8-48）。

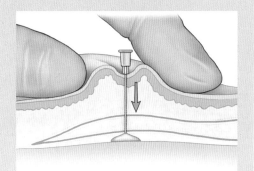

注射材料：Alb-PRF。
进针点：应该朝颏肌的中线下部注射。
用量：每个注射点0.2 mL；最多注射3个点。
工具：27G锐针。

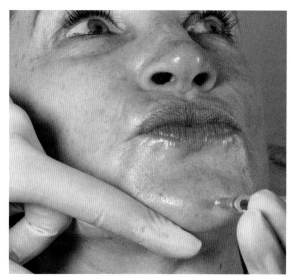

图8-48

在颏部有缺陷的地方注射。采用连续点状注射技术进行骨膜上注射。针以90°的角度插入，表浅注射

治疗步骤

（1）在治疗前涂抹局部麻醉霜（可选）。

（2）彻底去除化妆品和/或麻醉剂。

（3）对治疗区域进行消毒。

（4）注射PRF。

（5）轻轻按摩该区域以使药物均匀分布。

（6）告知患者有关后期护理的说明。

（7）安排随访。

联合治疗方案

如果颏肌过度活跃，可以注射肉毒素。医用微针也可以与PRF注射剂联合使用，以最大限度地提高治疗效果。

实用建议：
· 注射后使颏部略微向前可以矫正该区域的衰老感。
· 治疗前要求患者用嘴唇发出"哦"的声音，以观察容量不足的区域。

并发症

肿胀可能会影响说话，约持续24小时。

下颌线的治疗

治疗的目的是恢复一个年轻的下颌线，其特征是从颏部到下颌角形成一条直线。这是通过消除前颏部和后颏部区域之间的差异来形成一个连续的轮廓，并通过提供更好的支撑和皮肤张力来恢复下颌线的轮廓。

技巧：钝针注射技术。沿下颌骨下缘皮下置入钝针。注射的方向是朝着颏部。注射到前颌沟（图8-49）。优先选用扇形注射。PRF也可以从咬肌上方的同一点向耳部方向注射，以重建整个区域。

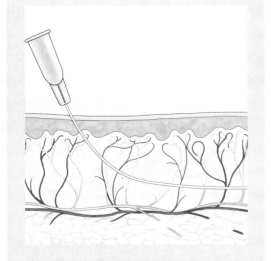

注射材料：PRF或Alb-PRF用于深凹陷。

进针点：沿着下颌骨的边界。

用量：每侧0.5mL。

工具：22~25G，50mm钝针。

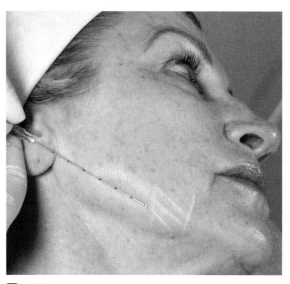

图8-49

标记（避免超充）。钝针在皮下朝向颏部方向注射

治疗步骤

（1）在治疗前涂抹局部麻醉霜（可选）。

（2）彻底去除化妆品和/或麻醉剂。

（3）对治疗区域进行消毒。

（4）注射PRF。

（5）轻轻按摩该区域以使药物均匀分布。

（6）告知患者有关后期护理的说明。

（7）安排随访。

联合治疗方案

可以通过射频、超声波或激光溶脂术来收紧下垂的颏部。医用微针还可与PRF注射联合使用，以使治疗效果最大化。肉毒素可注射到过度活跃的咬肌和颈阔肌中。

并发症

下颌僵硬，可能持续24小时。

实用建议：

· 选择适当的麻醉。

· 重塑下颌线可能需要进行多次注射。

· 应该首先将面上2/3部分恢复，为下颌线提供体积支撑。

参考文献

[1] Matts PJ, Fink B, Grammer K, Burquest M. Color homogeneity and visual perception of age, health, and attractiveness of female facial skin. J Am Acad Dermatol 2007;57:977-984.

[2] Jones BC, Little AC, Burt DM, Perrett DI. When facial attractiveness is only skin deep. Perception 2004;33:569-577.

[3] Pistor M. What is mesotherapy? Chir Dent Fr 1976; 46(288):59-60.

[4] Smit R. Bio-skin-gineering: A novel method to focus cutaneous aging treatment on each individual layer of the skin specifically and precisely. Aesthet Med 2019;5:14-21.

[5] Gilbert E, Hui A, Meehan S, Waldorf H. The basic science of dermal fillers: Past and present. Part II: Adverse events. J Drugs Dermatol 2012;11:1069-1079.

[6] Cohen J. Understanding, avoiding, and managing dermal filler complications. J Dermatol Surg 2008;34(suppl):S92-S99.

[7] Emer J, Waldorf H. Injectable neurotoxins and fillers: There is no free lunch. Clin Dermatol 2011;29:678-690.

[8] Jiang X, Liu DL, Chen B. Middle temporal vein: A fatal hazard in injection cosmetic surgery for temple augmentation. JAMA Facial Plast Surg 2014;16:227-229.

[9] Lee JG, Yang HM, Hu KS, et al. Frontal branch of the superficial temporal artery: Anatomical study and clinical implications regarding injectable treatments. Surg Radiol Anat 2015;37:61-68.

[10] Ozturk CN, Li Y, Tung R, Parker L, Piliang MP, Zins JE. Complications following injection of soft-tissue fillers. Aesthet Surg J 2013;33:862-877.

[11] Ji-Hyun Lee, Giwoong Hong. Definitions of groove and hollowness of the infraorbital region and clinical treatment using soft-tissue filler. Arch Plast Surg 2018;45:214-221.

[12] Guisantes E, Beut J. Periorbital anatomy: Avoiding complications with tear trough fillers. Aesthet Med 2016;2:73-78.

[13] Binder WJ, Azizzadeh B. Malar and submalar augmentation. Facial Plast Surg Clin North Am 2008;16:11-32.

[14] Rohrich R, Rios JL, Fagien S. Role of new fillers in facial rejuvenation: A cautious outlook. Plast Reconstr Surg 2003;112:1899-1902.

[15] Scheuer JF 3rd, Sieber DA, Pezeshk RA, Campbell CF, Gassman AA, Rohrich RJ. Anatomy of the facial danger zones: Maximizing safety during soft-tissue filler injections. Plast Reconstr Surg 2017;139:50e-58e.

[16] Rosengaus-Leizgold F, Jasso-Ramírez E, Sicilia NC. The happy face treatment: An anatomical-based technique for the correction of marionette lines and the oral commissures. J Drugs Dermatol 2018;17:1226-1228.

[17] Reece EM, Pessa JE, Rohrich RJ. The mandibular septum: Anatomical observations of the jowls in aging: Implications for facial rejuvenation. Plast Reconstr Surg 2008;121:1414-1420.

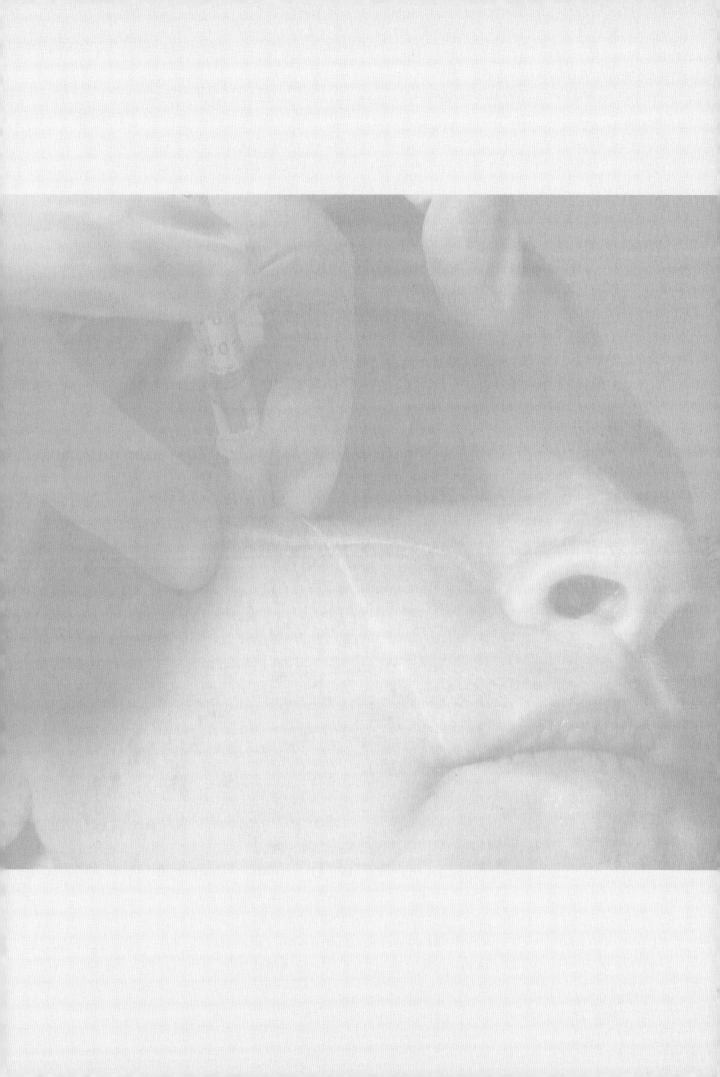

第9章

富血小板纤维蛋白在头发再生中的应用
Hair Regeneration with Platelet-Rich Fibrin

Catherine Davies

Richard J. Miron

目前，超过8000万美国人患有遗传性脱发，并渴望改善这种状况。人们已提出许多治疗方案，其中一种即是使用血小板浓缩产物，作为一种既微创，又能在脱发早期阶段显现出效果的治疗手段。 最早提出的富血小板血浆（PRP）可作为终止渐进性脱发的一种手段，在多种情况下改善头发的密度，进化到富血小板纤维蛋白（PRF）后，无须添加抗凝成分，就可以获得血小板浓缩产物。本章回顾了PRF在头发再生中的应用，并介绍了其注射所需的技术。

PRF注射治疗脱发

在最近几年，PRF因其促进皮肤和头发再生的能力获得了医师们的关注。多个临床案例证实其可促进头发生长，扭转脱发情况，并增加发量（图9-1）。

PRF可用于治疗非瘢痕性脱发。这一治疗方案对于患者而言通常是安全的、可以忍受的，术后仅有轻微刺激。

PRF用于治疗非瘢痕性脱发。

目前暂无关于使用PRF进行头发再生发生严重过敏反应的报道。患者在接受任何治疗之前都应该签署一份知情同意书。

治疗目标

- 使用血管扩张剂恢复局部微循环。
- 为脱发区域提供生长因子和纤维蛋白。
- 减缓毛囊退化的进程。
- 通过针刺效果刺激毛囊。
- 心理效应。
- 补充其他治疗（护发、药物等）。
  - 作为植发手术的补充（术前、即刻术后和术后）。
  - 作为其他头发治疗方案的补充，如聚二氧环己酮（PDO）线。

PRF注射是一个微创操作，应在无菌条件下进行。

治疗要点

- 每次治疗开始前，要求患者洗头并理顺头发。
- 患者不能在头发上使用任何产品，如发蜡、凝胶或发胶。

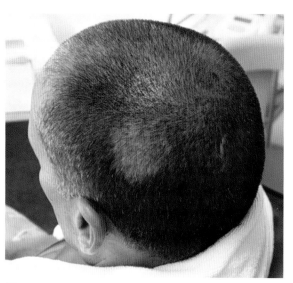

图9-1

头部和头皮的临床图像。请注意，男性脱发有不同的病因，充分的诊断是必要的（见第5章）

- 拍摄合格的术前、术后图像。
- 在注射前梳理注射区域的头发。
- 标记注射区域，以达到最佳定位效果。
- 确保头皮的各个角度都能被接触到。
- 抽血前做好准备工作，因为PRF制备完成后使用时间有限。

头皮麻醉

进行充分的头皮麻醉很有必要，这样可使PRF治疗尽量无痛。在大多数情况下，表面麻醉已足够，但有时需要进行局部麻醉。

表面麻醉

目前，人们已经开发和批准了多种用于麻醉完整皮肤的麻醉剂和药膏。对于不想进行注射麻醉的患者而言，表面麻醉已被证实是最有利的麻醉手段。表面麻醉应该提前应用（约30

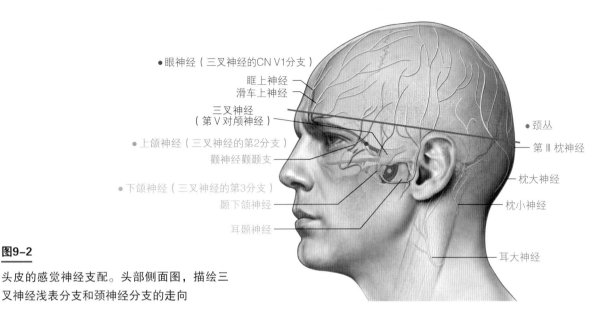

●眼神经（三叉神经的CN V1分支）

眶上神经
滑车上神经

三叉神经
（第Ⅴ对颅神经）

●上颌神经（三叉神经的第2分支）

颧神经颧颞支

●下颌神经（三叉神经的第3分支）

颏下颌神经

耳颞神经

●颈丛

第Ⅲ枕神经

枕大神经

枕小神经

耳大神经

图9-2

头皮的感觉神经支配。头部侧面图，描绘三叉神经浅表分支和颈神经分支的走向

分钟），并用闭塞敷料覆盖，在手术开始前将麻醉药膏去除干净。

治疗中通常是多种产品组合使用。如，药房配制的BLT药膏（苯佐卡因、利多卡因和丁卡因），其麻醉效果比典型的非处方的7%BLT强。常用配方是7%苯佐卡因、21%丁卡因和7%丁卡因。如果想要更强效的配方，建议临床医师向当地制药公司咨询。此外，外用药膏也可以含有肾上腺素来增加麻醉效果。如，4%利多卡因、肾上腺素比例为1∶1000，0.5%丁卡因或2.5%利多卡因和2.5%普鲁卡因混合使用。

头皮局部阻滞麻醉

皮下注射应该使用短效麻醉剂，并与血管收缩剂混合使用以控制出血。血管收缩的另一个好处是可通过减少浸润部位的血流延长麻醉作用；通过这种机制增加了麻醉药物的最大剂量。最常用的短效皮下注射麻醉剂是利多卡因，可以用1%或2%的比例混合给药。在PRF注射过程中不需要使用长效麻醉剂。肾上腺素

应该是1∶1000添加到1%和2%的利多卡因溶液中。从注射到麻醉开始需要60～90秒，利多卡因的效果通常持续20～30分钟（如果与肾上腺素混合，可达2小时）。利多卡因在成人的最大剂量为300mg（儿童3～4mg/kg）；当与肾上腺素混合时，最大剂量为500mg（7mg/kg）。头皮的麻醉需要表浅地进针。所有注射都应在无菌条件下进行，使用尽可能小的针头，以尽量减少疼痛。25G的针头是麻醉的最佳选择。

头皮的神经支配

头皮的神经供应来自三叉神经（第Ⅴ对脑神经）和颈丛。前额由眶上神经和滑车神经支配（Ⅵ分支）。头皮的顶部和外侧区域的神经供应来自Ⅶ和Ⅷ区（分别为颧颞、颏下颌和耳颞神经）。后部头皮由枕神经和耳大神经支配。所有这些神经都在一条假想线上，这条线从枕骨突起延伸到眉毛，沿着耳朵的上缘延伸（图9-2）。

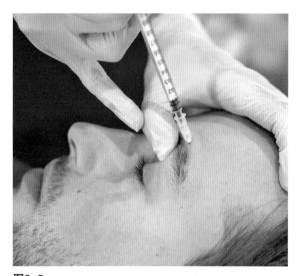

图9-3

前额部神经阻滞的临床图像

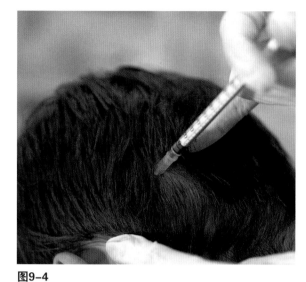

图9-4

后枕部神经阻滞的临床图像

麻醉头皮前部

　　头皮前部麻醉需要进行眼神经阻滞麻醉。眼支神经，包括眶上神经、滑车上神经和滑车下神经，均在眶上切迹离开颅骨处麻醉。直视患者，在其眼眶上部骨脊上与瞳孔一致的位置，可以很容易触及眶上切迹（图9-3）。步骤如下：

（1）在眶上切迹处用25G针进针。

（2）小心回抽无血。

（3）缓慢注射1～3mL麻醉剂。

（4）用手指按压上眼眶骨的底部，以防止麻醉剂渗入上眼睑。

麻醉头皮后部

　　头皮后部麻醉需要阻滞麻醉枕大神经和枕小神经（图9-4）。

　　枕大神经麻醉步骤如下：

（1）触诊枕骨突出和乳突。

（2）沿着这条线，在乳突中1/3处找到进针点，然后进针。

（3）小心回抽，确保针尖不在枕动脉内。

（4）注射0.5mL麻醉剂。

　　麻醉枕小神经步骤如下：

（1）将针从皮肤上取下，向外侧移动3cm，向枕部移动1cm。

（2）插入25G针并回抽，防止动脉内注射。

（3）呈半圆形注射0.5mL麻醉剂。

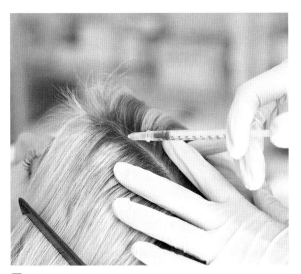

图9-5

临床图像显示Nappage技术中45°角进针

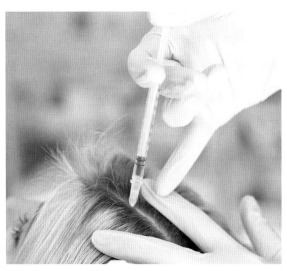

图9-6

逐点注射技术的90°角进针演示的临床图像

PRF注射技术

将PRF注入头皮以治疗脱发有两种技术：Nappage技术和逐点注射技术。这两种技术需要在离心后将PRF从采血管中吸取到螺口注射器中，并在凝血发生前尽快使用。

需要的设备

- 螺口注射器。
- 吸取PRF用的针头。
- 美塑治疗针：30G×4mm规格。
- 手套。
- 纱布。
- 一次性梳子。
- 消毒喷剂。

Nappage技术

Nappage技术是由Dalloz Bourguignon发明的。这种技术要求在整个治疗区域以2~4mm针距进行多次浅表皮内注射（2~4次/秒），如图9-5临床图像所示，采用45°进针。针的穿透深度为2~4mm，同时保证推动注射器的压力保持一致。

在治疗阶段，患者在3个月内每个月进行1次治疗，1年后进行效果评估。此后，维持阶段每6个月进行1次治疗。

逐点注射技术

采用逐点注射技术，在1.5~4mm的深度进行多次真皮深层注射（图9-9e）。治疗区域每平方厘米注射0.1mL的PRF，无丘疹形成。针以90°插入（图9-6），沿着分开的头发垂直注射，间距为1cm。

在治疗阶段，患者每4~6周进行1次治疗，共治疗3次，1年后进行评估。此后，维持阶段每6个月进行1次治疗。

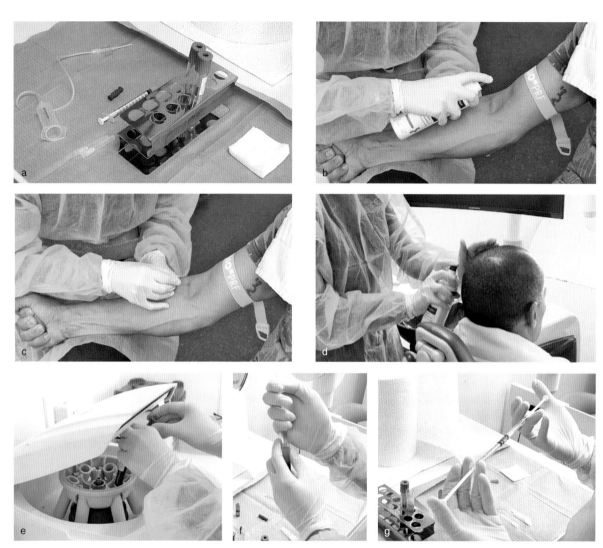

图9-7

使用液态PRF和低强度激光治疗方案的详细步骤。（a）理发过程所需的材料。（b）用70%的酒精消毒预备采血区。（c）采血。（d）用70%酒精消毒头皮。（e）血液用700G水平角离心机离心5分钟。（f）从塑料管收集液态PRF。（g）PRF液体与普鲁卡因麻醉剂的混合

随访

治疗效果应该在第3个月、第6个月和第12个月进行评估，患者应该在第12个月取得最明显的治疗结果。

临床案例

图9-7逐步详细演示了PRF用于头发再生的过程。在充分消毒后，收集PRF并在脱发部位每隔1cm进针进行局部注射。通常需要在脱发与未脱发边界处进行额外注射以防止进一步

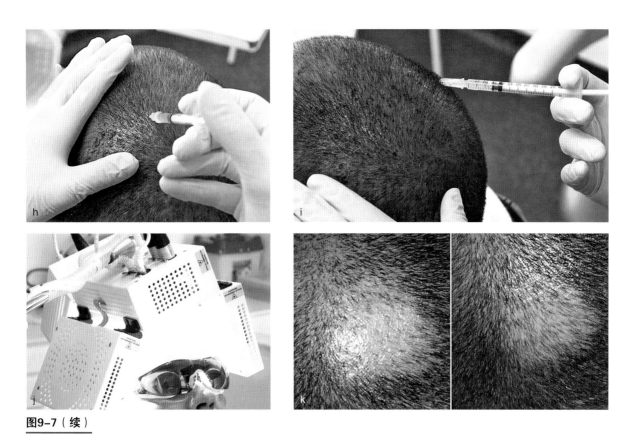

图9-7（续）

（h、i）用4mm的32G的针头注射头皮。（j）低能量激光治疗，使用8分钟脱发方案（ATP38，生物牙科）。（k）治疗前（左）和第三次治疗后（右）的图像，注意3个月后已有明显头发生长（由Ana Paz博士提供）

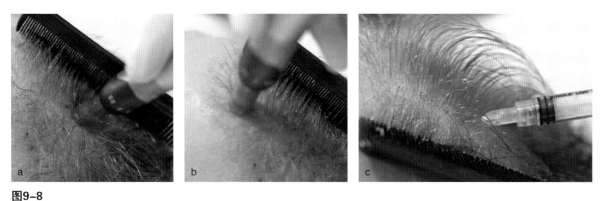

图9-8

临床图像显示使用微针（a、b）和注射（c）头皮进行PRF治疗。通常，注射方式比微针穿刺更受青睐，也更常用

的脱发。注意，也可以使用微针进行治疗（图9-8）；然而，根据大量临床医师在该领域的实践结果，与单独注射相比，微针并没有任何额外的优势。图9-9～图9-11展示了应用液态PRF的其他成功案例。在所有这些临床病例中，毛发生长明显，美观效果良好。

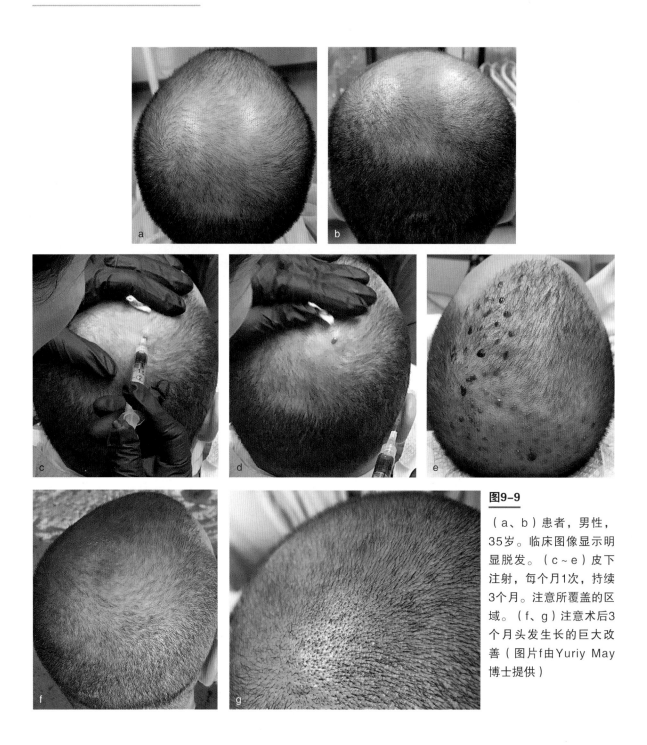

图9-9

（a、b）患者，男性，35岁。临床图像显示明显脱发。（c~e）皮下注射，每个月1次，持续3个月。注意所覆盖的区域。（f、g）注意术后3个月头发生长的巨大改善（图片f由Yuriy May博士提供）

总结

PRF用于毛发再生的应用才刚刚开始，仍在持续进行一系列病例和理论研究。这些将进一步改善该领域，并提供更好的长期实践结果。

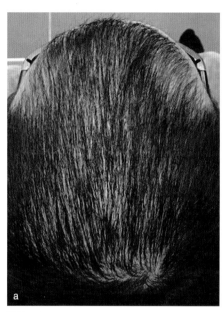
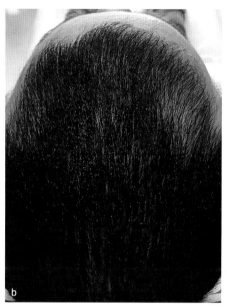

图9-10

一次PRF治疗前（a）和6个月后（b）的图像（C. Baard博士提供的案例）

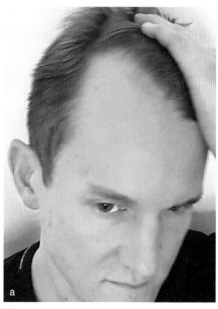
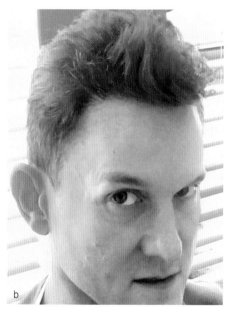

图9-11

（a）明显脱发的男性患者。（b）毛囊单位提取术后6个月，PRF预处理7天，毛发大量早期再生。术中将毛囊浸泡在PRF中，美学效果极好

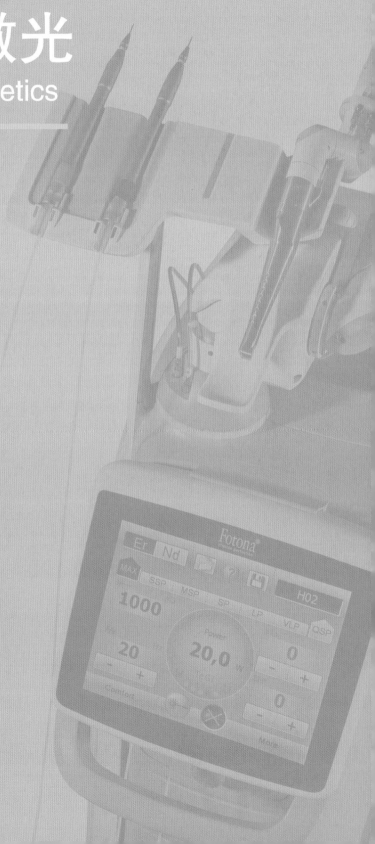

第10章

面部美容激光
Lasers in Facial Esthetics

Ana Paz

Harvey Shiffman

Miguel Stanley

Catherine Davies

Richard J. Miron

激光应用于面部美容有着悠久的历史，可追溯到20世纪60年代。尽管最初的临床实践和适应证局限于剥脱治疗方法，过去10年的技术进步扩大了激光在临床实践中的应用。如今，市场上有超过150种商用激光用于各种适应证，包括瘢痕修复、色素病变、血管病变、脱毛、面部换肤、面部年轻化、脂肪消融和激光溶脂。本章对目前最先进的激光技术、激光在面部美容领域应用的具体适应证和使用指南进行了深入的论述。

简介

面部美容已经从最初的医学实验学科迅速发展成为一个价值数十亿美元的产业。虽然过去激光仅仅是实验性地用于瘢痕修复和医学相关面部疾病，但如今它被普遍用于美容治疗中，旨在改善面部外观和恢复或保持年轻的面貌（面部年轻化）。因此，市场上涌现出大量新设备，每台设备都有特定的性能、波长和临床适应证。随着产品开发的增加，伴随着设备性能的改进，激光类型、波长类型的增多，产品间的竞争带来了大量关于产品差异和临床适应证的困扰。本章旨在提供关于颜面美学领域可用的不同激光类型的概述，以及它们的具体临床适应证和操作步骤。随着更多技术的进步，激光领域在未来几年肯定会呈井喷式发展。本章提供了面部美容激光治疗的最新研究，并总结了可用于该主题的丰富知识。

激光在面部美容应用中的历史

激光用于面部美容手术始于20世纪60年代，当时皮肤科医师Leon Goldman将红宝石激光用于改善皮肤质感。Goldman第一次实验性使用激光留下了轻微的瘢痕，随后他进行了调整，使得治疗产生更好效果的同时避免了潜在的皮肤损伤。数年后，R. Rox Anderson和John A. Parrish提出一种新概念，称为选择性光作用原理。将特定波长的激光照射至目标组织或结构，通过光热作用至相应色基（水、血红蛋白、黑色素细胞等），而并不损及周围组织。这一概念促进了可调染料激光器的发展，这种波长激光可以选择性地被红细胞中的血红蛋白吸收，因此能够去除红色皮肤印记，如鲜红斑痣。

二氧化碳（CO_2）激光是第一个被用于皮肤表面修复的剥脱性激光，最初是由Thomas B. Fitzpatrick开发出来的。尽管早期疗效理想，但由于治疗后需要有完全的再上皮化，因此需要很长的愈合期。然而，这项技术的效果令人满意，鼓舞了工业界发展出新的激光产品，更集中和更精确地利用能量，减少副作用。

在20世纪90年代，人们引入了掺铒钇铝石榴石（Er：YAG）激光，在皮肤表面修复中显示出积极效果，特别是在修复轻微的皮肤色素沉着、面部皱纹、痤疮瘢痕方面。尽管CO_2激光和Er：YAG激光已被证明具有疗效，但也有报道指出其一些局限性，包括恢复时间过长，可能产生瘢痕组织，以及去表皮导致的感染风险。最近，非剥脱点阵激光已展现出更短的恢复周期。

此外，低能量激光（LLLT）治疗方法在20世纪60年代后期就被提出，直到最近才被引入皮肤病学的应用中。发光二极管（LED）设备被引入，目的是减少许多与激光安全有关的问题以及对操作这些设备的人员进行培训；这类设备被认为是一种操作更简单、低风险、无创的激光治疗设备。

激光作用于皮肤细胞的生物学效应

皮肤组织的伤口愈合

皮肤是人体最大的器官，占人体总重量的16%，是人体与外界环境的屏障。皮肤器官覆盖在身体的表面，由两层组成，起源于两个不同的生发小叶。表皮是由皮肤外胚层衍生而来的表面上皮组织。真皮是更深的一层，来源于

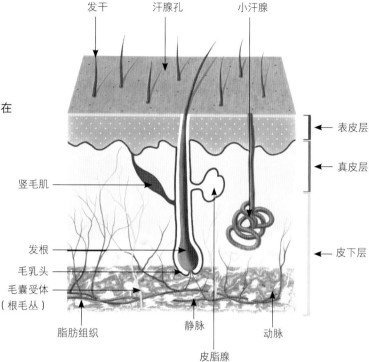

发干　汗腺孔　小汗腺

表皮层

真皮层

竖毛肌

皮下层

发根

毛乳头

毛囊受体
（根毛丛）

脂肪组织　静脉　动脉

皮脂腺

图10-1

皮肤包括表皮、真皮和皮下组织。注意在
各层中组织的差异

中胚层致密的、不规则的结缔组织。来源于中胚层的胚胎结缔组织（间充质）网络形成真皮的结缔组织（图10-1）。在真皮下面并与真皮相连的是皮下组织，它不是皮肤的一部分，但它连接皮肤与下面的器官。皮肤的主要作用是保护机体免受物理、化学和感染物质的损害，并防止水分蒸发及过度流失。它还具有温度调节功能：汗腺分泌液体使体温下降，而毛发和皮下脂肪层则起到保暖的作用。

在由组织创伤引起的伤口愈合过程中会发生一系列的血管、细胞和生化反应，健康细胞替换死亡或受损的细胞。这种修复过程并非完全可再生的。虽然瘢痕组织使伤口愈合恢复了真皮的完整性，但较大的缺损会出现毛囊和其

他真皮附属器缺乏、胶原蛋白不规则沉积和组织抵抗力降低等情况。

伤口修复可分为3个主要阶段：①炎症期；②增殖期（包括再上皮化、基质合成和新生血管形成）；③成熟期（图10-2）。组织修复过程始于炎症阶段，最初是通过血小板激活、红细胞和纤维蛋白形成血凝块。血凝块还提供了一个防御屏障，防止潜在的污染。组织损伤和这些细胞的招募积极影响了几个关键的促进组织修复的调节介质的分泌，包括生长因子、血清素、肾上腺素和补体因子等。这个阶段大约持续3天，对愈合过程非常重要（图10-2）。

增殖阶段的特征是形成肉芽组织，包含纤

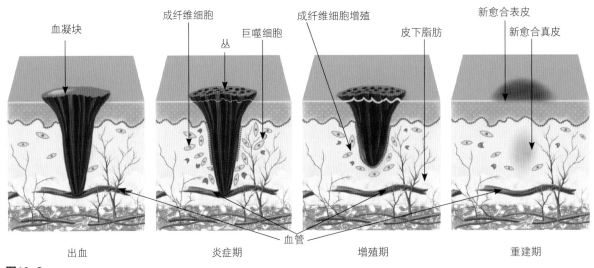

图10-2
伤口愈合的典型阶段包括炎症期、增殖期（包括再上皮化、基质合成和新生血管形成）和重建期

维母细胞毛细血管网络、巨噬细胞、微弱的胶原蛋白排列、纤连蛋白和透明质酸。这个阶段由3个部分组成：①新生血管生成：新生血管形成是维持伤口愈合环境所必需的过程；②纤维增生：炎症部位出现成纤维细胞，合成负责维持瘢痕和拉伸强度的胶原蛋白；③上皮化：在最初的24～36小时开始，持续整个愈合阶段。上皮形成涉及一系列伤口角质细胞的转化：分离、迁移、增殖、分化和分层。因此，细胞外基质迅速取代了沉积在创面上的血凝块，主要作用是恢复受损组织的连续性，同时作为一个框架，用于细胞迁移。

在成熟期的最后阶段，创面收缩减少紊乱瘢痕的数量和大小。该阶段形成的瘢痕组织被重塑，胶原纤维发生重组以增加组织强度，减少瘢痕厚度和畸形。伤口成熟始于第3周，并持续至整个周期。

虽然关于伤口愈合的生物过程的研究广泛，各种研究小组进一步证明了光刺激在皮肤功能和美学康复中的有效性。激光是一种针对性功能强大的医疗设备，它们能够通过改变频率、脉宽、延时和光斑大小等参数来瞄准锁定局部区域或皮肤层。现代激光治疗设备可精确控制相关参数，保证可以精确控制辐射能量和分布，用以激活热、机械或化学过程。

激光生物学效应基础

虽然本章的目的不是深入探究激光生物学的所有细节，但对激光治疗的基本原理进行理解是进行有效的激光治疗所必需的。激光（Laser）是通过受激辐射光扩大（Light Amplification by Stimulated Emission of

Radiation）的首字母缩略词，这个名字精确地阐明了光是如何产生的。因此，这个术语反映了量子发射器发射和放大器的受激过程的关键作用。激光是一种电磁辐射，它有自己的特点，不同于普通的光：它有一个单一的波长，在空间和时间上具有一致性，在一个瞄准的方向上携带高密度的能量（图10-3）。

电磁辐射是一种在空间中传播的波，由电场和磁场相互作用产生。其根据波长（Δ）来分类，波长（Δ）是波的两个连续波峰之间的距离。频率是单位时间内或包含在单位长度内的波数。辐射剂量（Rem）的基本单位是光子。根据量子力学，这既是波又是粒子。电磁波谱由各种波长的α射线、X射线、紫外线、可见光、红外线、微波和无线电波组成。每一种都有各自的实际或临床应用。

激光与生物组织相互作用的程度通常取决于与激光相关的因素以及不同组织的光学特性。然而，关于激光在这些过程中的特定影响是有争议的，因为组织受到许多因素和变量的影响，很难识别激光的特定效果。这些因素与光学特性（反射系数、吸收和散射）与组织热性能（热导率和热/热容），以及波长、应用能量、峰值功率、集中区域（功率和能量密度）和激光作用时间相关。

与光束相比，激光束是有序的，因为其目标单元为受激辐射出的单向脉冲（图10-3）。Jawad等在下面的声明中很好地描述了这一点："如果一个来源于另外一个相似原子的光子从旁经过，一个激发状态下的原子可能会提前发生辐射。在这个过程中会发生辐射，而新的波列会被并入到发射波列中，增加它的长度，并在两者重合的区域增加它的振幅。"理解激光发射的基本原理可以认识到激光有特

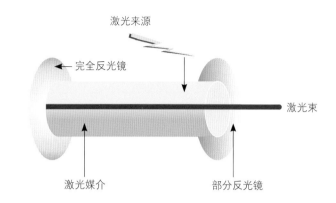

激光来源

完全反光镜

激光束

激光媒介

部分反光镜

图10-3

激光的图解

殊的特性：它的光束的高准直性，可提供高密度的辐射强度（这是它的光束的高准直性的结果），以及它的辐射的高度单色性。

激光的特性

不是像阳光和白炽灯那样无序的，而是辐射向四面八方。在整个光谱波长范围内，激光有不同的特点：

· **一致性**：波在时间和空间上处于相同的相位。

· **单色性**：具有相同的波长（相同颜色的纯光）。

· **平行性**：波有相同的方向；光线是平行的、不发散的、窄的、集中的。

· **高强度光**：由于它是单色光，它能与某些物质发生强烈的相互作用，而很少与其他物质发生相互作用。因为它是以一种高度准直光束的形式发射的，所以可以被精确地定向到相当远的距离。这就是为什么它经常被用于卫星技术测量距离（如精确地测量地球和月

球之间的距离）的原因。此外，激光可以通过透镜收集并聚焦到一个小圆上，这使得单位面积上的能量显著增加。

通常医用激光是按照它的作用方式或者是损害方式来命名的。相对于物理状态，激光可以是：①气态；②液态；③固体；④自由电子。气体激光可以是原子的、离子的或分子的。气体激光是最常见和最古老的一种激光，由气体混合物组成，如二氧化碳、氩、铜蒸气和氦氖（HeNe）。染料激光是液体激光的一种类型。固体激光有两种类型：①掺杂绝缘体（晶体：红宝石、掺钕的YAG）；②半导体（如二极管）。在Nd：YAG激光器中，激光由钇、铝和石榴石晶体组成。准分子激光是一种自由电子激光。

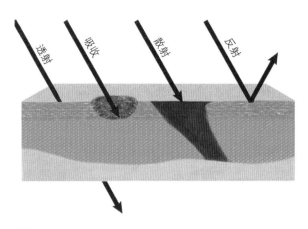

图10-4

到达皮肤表面的激光可以被反射、散射或吸收、透射

激光与组织相互作用

当一束激光接触到生物组织，如皮肤时，连续光源的光子可以被反射、传输、散射或吸收（图10-4）。没有穿透组织的光子被反射，而穿透组织的光子有3种路径，要么被吸收，要么被散射，要么被透射。在生物组织中，引起吸收的主要是水分子或蛋白质、色素等大分子。红外线的吸收可以归因于水分子，而紫外线（UV）和可见光吸收主要是因为蛋白质和色素。激光辐射的吸收部分可产生光热和/或光化学效应，取决于激光辐射的波长及组织的性质。

- **光热效应**：高能激光被组织吸收，产生的热量导致组织破坏（如CO_2激光）。
- **光爆破效应**：振动产生的冲击波导致目标组织爆炸和碎裂，产生机械声和光声效应（如调Q激光）。
- **光消融**：用高能紫外线光子（如准分子激

光）直接破坏分子键。
- **等离子消融**：等离子体形成时分子和原子离子化从而诱导消融（如Nd：YAG激光）。
- **光化学效应**：光动力治疗方法（PDT）或光化治疗方法。它是基于注射光敏物质产生作用的，这种光敏物质被肿瘤（或其他）细胞选择性地捕获，在具有某些特性的光源作用下，产生有毒产物，损害肿瘤细胞，导致它们死亡。这个光源可以是激光。

近年来，激光光疗作为一种生物刺激的方法，通过增加局部循环、细胞增殖和胶原蛋白合成来修复组织而受到广泛欢迎。低功率激光或LLLT利用红外线进行光生物调节，已被证明可以加速手术后伤口的愈合过程和治疗溃疡病灶。

一些临床研究已经评估了光疗对瘢痕和组织修复的治疗作用。目前激光阵列治疗的应用局限在不同类型的激光和剂量（波长、功率、强度）下的效果差异。尽管激光的使用增加，理想的能量剂量是许多研究人员和临床医师经常讨论的问题。因此，有必要进行进一步的研究和随机对照临床研究，评估各种临床应用中的理想激光条件，目前相关研究仍在持续进行。

激光生物效应

组织吸收激光有4种方法：光化学效应、光热效应、光机械效应和光电效应。由于这些过程产成的大量临床效应，它们可以根据其临床应用细分。在光化学吸收过程中，可发生生物调节作用，即激光影响组织中正常发生的分子和生化过程，如伤口愈合和修复。激光治疗方法具有波长依赖性，可以在不产生明显热量的情况下改变细胞的行为。激光在组织中的自然色散过程是非常复杂的，因为组织的成分影响光的色散。

多项体外和体内研究表明，激光的生物调节在细胞水平上刺激细胞色素C氧化酶（CCO）光感受器，导致新陈代谢和能量生产的增加。因此，线粒体氧化代谢增加，然后启动一系列细胞反应、调节生物行为，如血管生成、巨噬细胞和淋巴细胞活性、成纤维细胞增殖、胶原蛋白合成和间充质细胞分化等，从而加速伤口修复过程。

LED光生物效应

LED发射不同于激光这种受激辐射的光。在成纤维细胞培养模型和在Ⅲ度瘢痕烧伤及圆形损伤的患者模型中，发现了LED照射后胶原蛋白沉积的增加。有证据表明，LED产生的光波长，与之前研究的激光有同样的生物刺激波长，可以发挥类似的生化效应。LLLT与细胞光生物刺激相关联的机制尚不完全清楚；然而，研究推测其涉及的机制类似于激光，线粒体膜中存在的CCO会吸收光，也可能是通过在细胞膜上发现的光受体吸收光。随后，在线粒体中发生一系列级联反应，形成促进各种生物效应发生的生物刺激。有假说认为，吸收光能量可导致CCO9具有抑制性的一氧化氮的光离解，增强酶活性、电子运输、线粒体呼吸和三磷酸腺苷（ATP）的产生。反过来，LLLT可以改变细胞氧化还原状态，从而诱导许多细胞内信号通路的激活，也可以改变与细胞增殖、存活、组织修复和再生相关的转录因子的亲和力。在皮肤年轻化中，LLLT通过增强成纤维细胞活性、减少细胞凋亡、改善血管灌注和合成伤口愈合生长因子［包括血小板源性生长因子（PDGF）、碱性成纤维细胞生长因子（bFGF）、转化生长因子β（TGF-β）］来帮助增加胶原蛋白的生成。

虽然LLLT有多种临床应用，但也有报道称其的使用存在一些局限性。首先，它的细胞和分子机制尚不清楚。其次，对于波长、辐照度或功率密度、脉冲结构、相干性、极化、能量、通量、辐照时间、接触与非接触应用，以及重复使用方法都没有确定的参数。必须始终考虑高剂量学参数可导致组织损伤，而低剂量学参数可导致治疗效果降低。在应用LLLT之前对患者的皮肤进行准确评估也很重要；对于每一种皮肤色素沉着或特殊的应用，都必须考虑适当的光剂量。此外，与其他方式一样，为了方便光源的穿透，必须适当去除化妆品和油性杂质。

激光的治疗效果

激光的治疗效果因波长，脉冲持续时间，

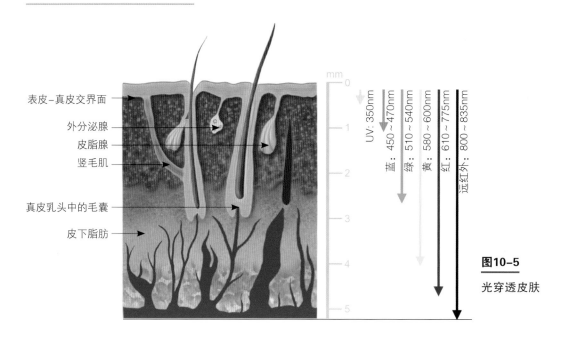

表皮–真皮交界面

外分泌腺

皮脂腺

竖毛肌

真皮乳头中的毛囊

皮下脂肪

mm

UV：350nm
蓝：450~470nm
绿：510~540nm
黄：580~600nm
红：610~775nm
远红外：800~835nm

图10-5
光穿透皮肤

靶色基的大小、类型和深度，激光器发出的光与靶目标之间的相互作用相关。医用激光的主要目标是天然色素、外部色素、细胞内水、氨基酸和核酸。天然和外部的色素被称为发色团。发色团是一组原子，它们给物质着色并吸收可见光中特定波长的光。皮肤发色团包括氧合血红蛋白、脱氧血红蛋白、黑色素、胡萝卜素、水和蛋白质（图10-5）。蛋白质和水在可见光光谱中不被吸收，理论上不应该被称为发色团，但实际上它们是吸收Rem的有机分子，所以它们一般被认为是发色团，即使它们吸收紫外线或红外线。

大多数有机分子通过能在相应光谱区域具有强吸收性的蛋白质来吸收紫外光。氧合血红蛋白的吸收峰为490~595nm，对应绿色和黄色（图10-6）。脱氧血红蛋白在770nm时被吸收。高铁血红蛋白是血红蛋白在血液加热后转化而成，在1000nm处优先吸收。黑色素在光学光谱中有非常广泛的吸收，但它的吸收紫外线到红外区逐渐减少，峰值在530nm左右。水主要在波长超过1800nm时激光的吸收率较高，在2940nm左右达到峰值（Er：YAG激光）。当使用Nd：YAG激光器时，水对激光的吸收要低得多，这使得该激光能够穿透更深、产生更多的热量（图10-6）。

值得注意的是，没有波长允许激光以完全特定的方式到达某个发色团。所选的光学窗口只能对目标组织有尽可能大的选择性，因此冷却系统的重要性在于冷却表皮和真皮表面，从而提高在更深层次目标上热作用的选择性。

低能量激光（LLLT）

市场上有超过200种不同类型的LLLT设备，大部分用于刺激头发生长和疼痛调节。

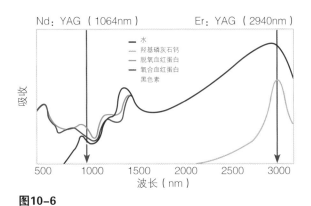

图10-6

有机分子的波长吸收峰

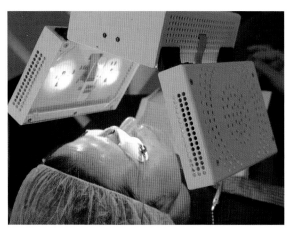

图10-7

患者正在使用LLLT设备（ATP38）进行美学治疗

ATP38（Biotech Dental）是一种无痛且无创的概念，遵循LLLT的组织生物刺激技术，其中包括面部美容的光疗护（图10-7）。这种技术是唯一一种光谱波长为450～835nm的技术。蓝光的波长为400～450nm，能刺激氧的形成，对痤疮和皮肤病有有效的抗菌和愈合作用。绿光为对应480nm和530nm；这些光波有助于皮肤的氧化和水化，能有效对抗皮肤压力和疲劳，以及治疗皮肤色素沉着。琥珀光（530～570nm）的颜色在黄色与棕色之间变化，刺激激素和免疫系统以及神经系统。红光的波长为630～700nm，其穿透能促进血液循环，提高成纤维细胞活性。这种细胞活动也有助于胶原蛋白和弹性蛋白的再生，对皱纹和瘢痕起作用。红外线的波长大于800nm，可以穿透目标组织达4～5cm。由于存在不同的波长和频率，所以在使用激光时，尊重制造商对于激光与患者之间的治疗距离是很重要的。这种光对疼痛过程起作用，并具有消炎、抗感染和促愈合作用，对皮肤年轻化及刺激头发生长有用。该激光在面部美学领域的功效需要更多的证据来证明。

激光治疗的临床指征

在今天的市场上，大约有60家不同的公司制造超过150种不同的面部美容激光设备（图10-8）。这些激光设备通常根据其激光类型、波长和临床应用进行分类，大多数有不止一种用途。

瘢痕

瘢痕是复杂的伤口愈合过程的产物。瘢痕通常在外科治疗、外伤甚至痤疮之后形成，且

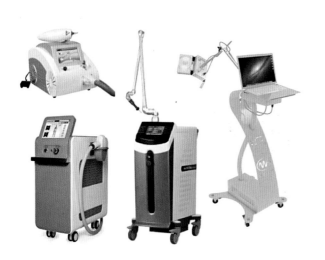

图10-8

当今市场上的各种商用激光器。它们的类型、波长和临床应用等不同

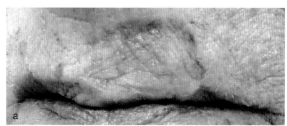

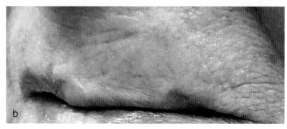

图10-9

面部萎缩性手术瘢痕在每脉冲40mJ、30%覆盖范围、每次治疗总能量为0.05kJ。CO_2激光消融治疗后，临床表现改善，深度减小。（a）治疗前。（b）治疗后（转载自Reddy等并获得许可）

很难根除。瘢痕的两个主要特征是成纤维细胞增生和过量的胶原蛋白沉积。广泛的非手术治疗（如药理学、机械压力、硅胶敷料）、外科治疗（如冷冻治疗、切除）和激光治疗（CO_2、脉冲染料、分剥脱和非剥脱激光）的功效各不相同，目前仍需要对如何达到最佳治疗模式进行研究。

用CO_2、氩和Nd：YAG激光治疗增生性瘢痕和瘢痕（图10-9）。Apfelberg等早期报道氩激光器的应用潜力喜人；然而，随后的报道却无法继续证实该发现，治疗组普遍出现瘢痕复发。连续波Nd：YAG激光（1064nm）在体内试验和体外实验中能选择性地抑制胶原蛋白的产生，证明在早期能促进瘢痕的软化及变平。然而效果是短暂的，瘢痕复发很常见，一些研究被批评缺乏对治疗结果的明确定义和充分的随访。使用连续波CO_2激光对增生性瘢痕和瘢痕进行切除及汽化显示在1年内有类似的

复发情况，并且在术后6～12个月有较高的复发率。CO_2激光的另一个缺点是，它们可以雾化疾病，如乙型肝炎病毒和丙型肝炎病毒、艾滋病毒及其他病毒。由于这个原因，这些激光器不再受欢迎。

脉冲染料激光（PDL）（585nm）在20世纪90年代即被有效应用于治疗葡萄酒色斑（鲜红斑痣）、毛细血管扩张和其他血管病变。临床研究表明，585nm闪光灯泵浦PDL可用于临床改善增生性瘢痕和蟹足肿瘢痕。临床试验显示瘢痕血管的丰富程度、颜色、高度、纹理和柔韧性得到改善。PDL减少瘢痕形成的确切机制尚不清楚。可能涉及的机制是激光诱导的组织缺血（通过破坏微血管），导致胶原蛋白形成、胶原纤维加热裂解二硫键和随后的胶原蛋白重组，以及肥大细胞因子影响胶原蛋白代谢。

Barolet和Boucher研究了LLLT作为预防

图10-10

（a、b）用激光光疗前后
的痤疮瘢痕（经许可转载自
Tenna等的文献）

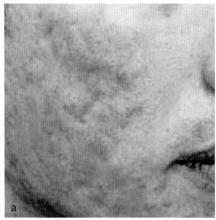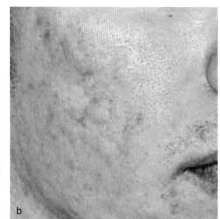

方法，改变创面愈合过程，以避免或减轻增生性瘢痕或瘢痕形成的疗效。在该研究中，他们对CO_2激光器与近红外（NIR）LED 805nm在30mW/cm²和27J/cm²的结果进行了评估与比较。在所有的疗效措施中，NIR-LED治疗的瘢痕与对照组相比有显著的改善，并且没有显著的与治疗相关的副作用报道。

总之，各种研究已经证明在瘢痕治疗中使用激光有改善作用。需要更多的随机对照试验来比较评估每种形态，特别是考虑到病理性瘢痕仍然是一个临床挑战。仍需要前沿的研究项目以针对特定的瘢痕史、瘢痕类型和瘢痕引起的功能障碍来改善激光系统和操作方法。

痤疮

人们对寻常痤疮的发病机制尚不清楚；然而，有4个病理特征，即毛囊过度角化，受雄激素分泌影响的皮脂分泌增加，痤疮丙酸杆菌定植和炎症与其有关。痤疮丙酸杆菌通过作用于甘油三酯和释放细胞因子发挥关键作用，进而触发炎症反应，改变漏斗状角化。外用和口服药物，如外用抗生素、外用类维生素A、过氧化苯甲酰-羟基酸、水杨酸或壬二酸（杜鹃花酸）是目前治疗寻常痤疮的有效方法。在严重的情况下，应用全身性抗生素，如四环素与多西环素（强力霉素），口服类维生素A和一些激素可以抑制微粉刺的形成、皮脂腺的分泌、痤疮定植及炎症。痤疮治疗的副作用和/或低反应率仍然是治疗中面临的大挑战。

光疗（光、激光和PDT）是治疗寻常性痤疮的一种方式，与其他治疗方法相比，其副作用更少（图10-10）。据报道，日晒是有效的，因为阳光会降低皮脂腺中的雄性激素。然而，日晒会导致UVA和UVB射线暴露等副作用。

可见光的光治疗，特别是蓝光和红光也已应用于痤疮的治疗。光疗痤疮能够产生反应性自由基，杀伤细菌。研究表明，红光通过调节细胞因子效应，可以减少皮脂分泌，改变角质形成细胞的作用，减轻炎症（图10-10）。单独使用红光到近红外线谱范围（630～1000nm）的光和非热功率（小于200mW）的光或与其他治疗方法（蓝光）联合使用LLLT对寻常痤疮的治疗有积极效果。同样值得注意的是，光疗对炎症性病变的改善比其他消炎治疗方法更明显。囊性痤疮引起的萎缩瘢痕是痤疮引起的另一个困扰。这个主题我们在前面关于瘢痕的部分已经讨论过。

血管病变和血管瘤

在面部区域解决毛细血管扩张和红斑问题是一些面部美容患者最常见的诉求。这些损害可能是由于皮肤衰老过程、光损伤，或由于酒渣鼻等情况导致。因此，激光治疗方法作为一种治疗这些问题的解决方案被提出。治疗这些血管畸形与血管瘤的主要目的是针对血管内的氧合血红蛋白产生作用和破坏病理血管结构。该治疗方法的第二个难点是防止光被表皮黑色素吸收。多种激光可以作用于氧合血红蛋白发色团，但PDL是最常推荐的。经PDL处理后，血管可观察到红细胞、纤维蛋白和血栓。治疗1个月后，这些受损的血管会被正常血管取代。据报道，使用PDL结合冷冻剂冷却葡萄酒色斑可取得最佳治疗效果。应用PDT和非消融治疗对遗传性出血性毛细血管扩张也有阳性结果。

色素病变

为了有效治疗色素病变，需要对病变进行良好的诊断和组织病理学分类。有了这些信息，病变可以根据靶色素分布的深度分为：表皮内、真皮内或两者的结合。表皮色素病变包括雀斑、咖啡斑、黄褐斑和脂溢性角化斑等。真皮色素病变包括色素痣、蓝痣、太田痣和伊藤痣。同时具有表皮和真皮成分的色素沉着病变包括斑痣、贝克痣、复合痣和先天性痣。对于一些色素沉着的病变，目标是角质形成细胞中的黑素体，然而在大多数情况下是黑色素细

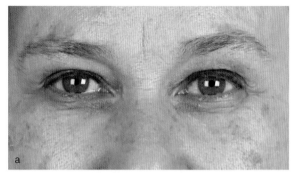
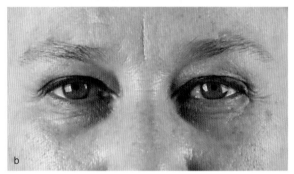
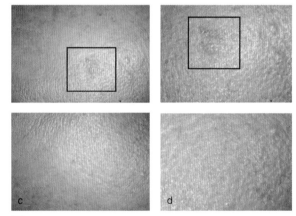

图10-11

（a、b）应用PRF和激光治疗皮损前后的临床图像。
（c、d）治疗前后皮肤区域的高倍视图

胞或整个黑色素（图10-11）。

调Q激光器在色素病变治疗领域的成功是来源于这些激光器选择性地瞄定于黑素细胞和角质形成细胞内的黑素体的能力。这种黑色素特异性的损伤是由于吸收了纳秒级的高能激光脉冲。在毫秒范围内的长脉冲激光也可以用来

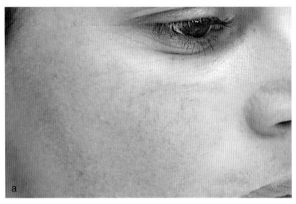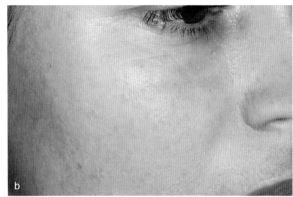

图10-12

（a、b）激光和PRF治疗前后的皮肤色素沉着情况

瞄定大的表皮和真皮色素团块，如嵌套的黑色素细胞或表皮融合的黑色素。

表皮色素病变通常治疗更简单，由于它们位置表浅，因此有更多的治疗选择；几乎所有局限于表皮的损伤都能愈合而不留下瘢痕。532nm（倍频Nd：YAG）和694nm（红宝石）波长最适合用于表皮色素病变，其次是755nm（绿宝石），效果最差的是1064nm波长（长脉冲Nd：YAG）。短波长激光特别有用，因为它们的黑色素吸收更好的靶标是表皮黑色素角质形成细胞和黑素细胞力。此外，对于含黑色素较少的病变如较浅的雀斑、雀斑样痣、脂溢性角化斑及咖啡斑，它仍然有效。长脉冲色素特异性激光器以及剥脱和非剥脱的点阵激光也能够治疗表皮色素沉着，尽管点阵式光热激光在弥散性表皮色素异常中更有效。对于更深层的色素病变需要较长的波长694nm、755nm和1064nm来获得更好的穿透深度。调Q红宝石、翠绿宝石和钕钇铝石榴石激光在去除深层真皮黑素细胞方面也有效，只要病变未扩展到皮下脂肪层。

色素病变通常是因美学原因需要被治疗。选择治疗手段以获得最佳的美学效果时，风险最低是我们的目标。选择性靶向含色素细胞是获得最佳结果的方法（图10-12）。患者应采取防晒措施，以避免发生色素沉着的风险。如果在放射治疗的愈合部位发现色素沉着，应该每天使用2次对苯二酚治疗方法，直到色素消退。建议避免在日光下暴露下，并使用具有UVA/UVB防护功能的防晒霜。如果没有，可以使用准分子激光器或其他窄带UV光源。如果发生了罕见的不良后遗症如瘢痕，最好实施PDL早期治疗。

点阵式光热激光在改善某些类型的色素病变时可即刻产生效果，皮秒激光的应用潜能也为色素病变的治疗提供了希望，需要进一步的研究评估这些新的激光参数，以获得更高的成功率。

皮肤再生

激光换肤术在过去30年里不断发展。CO_2激光，产生10600nm的红外波长，是第一个应用于皮肤磨削的激光。因为水占皮肤总体积的70%，所以CO_2激光的波段被水强烈吸收，使得这种激光最初被认为是消融皮肤表面的理想工具。然而，在早期，CO_2激光器是在连续波模式下使用的，其组织停留时间远高于皮肤表面的热松弛时间（1毫秒）。这导致了过度的非特异性热损伤，在临床产生高比例的瘢痕和色素问题并发症。鉴于CO_2激光产生的并发症，临床医师开始寻找一种替代的激光磨削换肤术。理想情况下，这将是一种激光系统，能够进行大面积磨削的同时显著减少其他区域的非特异性热损伤。20世纪90年代中期，Er：YAG激光的问世为临床医师提供了CO_2激光的替代产品。

原先CO_2激光创建一个热损伤区的深度为200μm，可导致长期红斑和恢复时间长，Er：YAG激光（脉宽大约250毫秒）具有相对快速的恢复时间、更低的红斑率，更高的吸光率和更少的热损伤（大约50μm）。然而，Er：YAG激光治疗的临床疗效也稍低。

由于恢复时间延长和并发症的发生与剥脱性激光相关，逐渐地，更多非剥脱性激光被应用于皮肤再生的常规治疗中。非剥脱性激光可以选择性地加热真皮组织，保护表皮免受严重的热损伤，因此减少可能的并发症和/或缩短恢复时间。非剥脱性皮肤年轻化技术通过刺激真皮胶原蛋白的产生来保持表皮的完整性，可用于使衰老肌肤年轻化和预防皮肤衰老。

非剥脱性激光是一种红外线激光，可以通过"美肤"的方法刺激胶原蛋白新生，而不破坏表皮。激光需要穿透100～400μm到达真皮–表皮交界处的色素，那里是真皮的胶原蛋白和血管集中的地方。水对光的吸收导致光热效应，从而引发炎症反应，刺激成纤维细胞的活动。通过冷却可以保护表皮，可通过低温气体喷射或通过插入手持机头内的蓝宝石窗口片直接接触皮肤来降温。用于非剥脱性再生的激光器有：Nd：YAG 1064nm和1320nm；二极管1450nm；铒1540nm；调Q Nd：YAG 1064nm；氩/Nd：YAG532nm；PDL 595nm和强脉冲光（IPL）。

一些血管激光，如PDL和Nd：YAG激光已被用于皮肤年轻化。这是通过血小板激活和血管中的细胞因子释放激活成纤维细胞，诱导胶原蛋白合成，从而产生紧致作用。此外，它们作用于光老化的血管和色素成分。红外线激光通过重塑真皮和刺激胶原蛋白及弹性纤维的产生而发挥作用。

点阵式剥脱术是皮肤年轻化的最新进展。它是由Maintein等在2004年首次提出。激光辐射由光学微粒子发射，这些微粒子作用于被高温区包围的圆柱中。这种技术比剥脱术创伤小，并比非点阵式剥脱术恢复更快，治疗可以每3～4周重复1次。在具体案例分析的基础上，可以调整微束的治疗区域和能量密度。皮肤的穿透深度取决于激光束的能量和波长。这种治疗可以用1540nm的点阵式铒激光器进行，一般不需要麻醉。它会引起大约3天的红斑和中度水肿。

点阵式剥脱术可用于所有感光类型的皮肤和所有解剖区域，与面部年轻化的其他方法相比，其并发症的发生率更低。最常见的并发症是痤疮状发疹和单纯疱疹感染。炎症后色素沉着是罕见的，但在高感光型人群中更为常见。这种类型的激光治疗可改善皱纹、痤疮瘢痕、手术/创伤瘢痕或烧伤和妊娠纹等。

低能量冷光LED治疗是一种新的非热、非剥脱性的皮肤激光治疗，使用LED作为光源。这种类型的治疗在改善皱纹和皮肤松弛中的应用前景已得到证实。在动物研究中，有报道称LLLT可以增加胶原蛋白和碱性成纤维细胞生长因子（bFGF）的生成。也有报道称，LLLT能增加皮肤微循环和血管灌注，增加PDGF及TGF-β1（转化生长因子β1）的表达，抑制细胞凋亡。2007年，Lee等报道了不同的LED光组合治疗后胶原蛋白的数量增加，因此他们推测LED治疗可能会诱导创面愈合，促进新生胶原蛋白的合成。在另一项由Weiss等进行的临床研究中，300名患者单独接受了LED治疗，600名患者同时接受了基于热的光年轻化治疗。数据显示，90%单独接受LED治疗的患者报告皮肤纹理软化、粗糙和细纹减少。联合治疗组的患者报告治疗后红斑明显减少，总体上认为额外的LED治疗提高了疗效，这可能归因于LLLT的抗炎作用。另一个方面，单盲临床研究使用LLLT来改善衰老或者光老化患者的皮肤质地的临床结果表明，超过90%的人有皱纹深度和皮肤粗糙度的改善，87%的人的Fitzpatrick皱纹评分降低。

激光脂肪消融和激光溶脂

激光脂肪消融可以在微观规模溶解脂肪，适合在面部使用。第一例报道的激光消融脂肪是通过CO_2激光施行的。该技术被称为激光溶脂，现在更多人将钕钇铝石榴石和二极管激光器作为主要光源使用。激光溶脂的安全和微创（只需要一个小切口）已经得到证实，同时可引起皮肤收缩。此外，激光溶脂对脂肪造成热损伤，与传统吸脂手术相比，止血效果好、伤口愈合好、手术创伤小、恢复快。

脱毛

1996年，Grossman等描述了使用普通模式红宝石激光对毛囊进行选择性光热解的激光脱毛。与其他激光治疗方法一样，随后引入了新的激光光源，目标是存在于毛囊中的黑色素。其目的是破坏毛囊导致永久性脱毛。只有处于生长期的毛囊会被破坏。在生长中期，毛发逐渐脱离毛囊。因此，黑色素发色团不能作为萎缩靶细胞的选择性先导。生长周期中间的毛发和终端的毛发的持续时间不同，不同区域毛发的生长期的持续时间及处于生长期的百分比也不同。理想的治疗持续时间是与毛发生长周期一致，所以每个疗程之间的间隔应该是2~4个月，如果毛发比较厚，需要更长的治疗间隔时间。毛发颜色越深、越浓密，治疗效果越好。白色毛发对激光治疗没有反应。在治疗间隔期，不要去拔毛发。15天后，它会自动脱落。这种治疗适用于女性多毛症、贝克痣、毛囊炎（外伤性、脱脂性、汗腺炎）、非裔人毛发（通过Nd：YAG激光）和其他面部美容目的。激光改善化脓性汗腺炎尚无研究支持。不推荐使用激光治疗毛发痣，因为它有损害基底细胞的风险，其结果不可预测。

脱毛激光器的脉冲持续时间比调Q激光器要长。这些激光器的波长为600~1100nm，这是最佳的光学窗口，因为在此区间黑色素和其他皮肤色团之间的竞争减少。合适的激光器包括755nm的翠绿宝石激光；800nm二极管；694nm红宝石；1064nm Nd：YAG长脉冲激光；IPL 500~1200nm；翠绿宝石755nm联合Nd：YAG 1064nm。这种波长与脉冲时间的选择是因为可以减少毛囊中黑色素和表皮黑色素对激光的吸收竞争。一定范围内波长越长，被表皮黑色素吸收的可能性就越低，因为辐射穿透真皮的深度更深。为了获得针对毛囊的光热解，辐射必须穿透至少3mm。对高度光敏型Ⅳ~Ⅵ皮肤，只推荐用激光二极管800nm和Nd：YAG 1064nm治疗。二极管激光器更有效，但Nd：YAG激光器更安全，因为它的波长更长，这意味着它较少被表皮吸收。在浅肤色的情况下，翠绿宝石激光器效果最好，其次是二极管激光器，最后是Nd：YAG激光器。前两种耐受性最好。最近的一项关于翠绿宝石激光与Nd：YAG激光联合用于脱毛的比较研究表明，与单纯使用翠绿宝石激光相比，联合激光没有更好的效果。IPL与翠绿宝石激光器的结果非常相似，新一代设备也可用于高光敏感性类型。长脉冲红宝石激光理论上对色素头发脱毛有最理想的波长，但通常以调Q形式销售而非唯一可以摧毁毛囊的长脉冲形式销售。这些激光都配有冷却系统，以防止对表皮造成损伤和热量在其中的积累。环境温度为19~21℃。禁止在眉毛上和黏膜上进行治疗。治疗前1个月及治疗后1个月应避免日晒。前6个月内服用光敏药物、异维A酸、胡萝卜素或美黑剂的患者不能接受治疗。与光敏相关的疾病，如红斑狼疮和多形性轻皮疹禁忌使用IPL，但不禁止使用激光。这是因为红斑狼疮主要是由UVB（280~320nm）辐射引起的，UVA（320~400nm）辐射也会引起红斑狼疮，可见光（400~800nm）尤其会引起红斑狼疮。红外线辐射对它是无害的。一项二极管激光脱毛研究结论是，它对服用异维A酸的患者是安全的。目前，有便携式IPL设备和二极管激光器可用于在家自行脱毛。但该领域的皮肤科医师和专家对这些器械的使用无法达成统一意见。

妊娠一直是激光治疗的禁忌证。

PRF联合激光治疗在面部美容中的应用

在面部美容中使用激光的传统适应证包括衰老和生活方式导致的面部容量减少、弹性降低、皮肤干燥，所有这些都是由于胶原蛋白的流失所致。虽然这些曾经是主要的适应证，但现在，许多患者希望使用激光治疗作为一种普遍的手段以保持年轻的外表，刺激胶原蛋白合成。此外，患者可能知道激光治疗方法的好处，但不了解注射相关的产品。

Smoothlase、Necklase与Liplase方案（Fotona4D）最初主要被设置为针对口腔内的激光修复治疗，使用Er：YAG和Nd：YAG波长以微创方式紧致皮肤，改善皮肤弹性、肤色和质地（图10-13）。首先，Nd：YAG激光将组织预热到40℃；然后，Er：YAG激光使用专利的"平滑模式"脉冲技术（Fotona）。Smoothmode是一种快速连续的脉冲，用来产生深层加热、转化和立即收紧胶原蛋白。图10-14中的患者近4年未进行后续随访，但在首次治疗后42个月皮肤体积的增量依然能够保持。图10-15展示了遵循标准方案对患者进行治疗的效果。注意治疗30天后立即可见的结果。

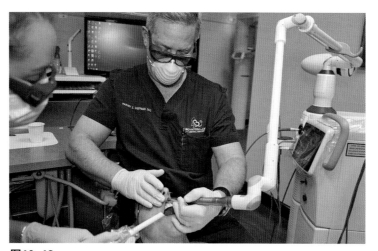

图10-13

临床上使用Fotona Lightwalker进行皮肤年轻化治疗

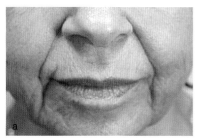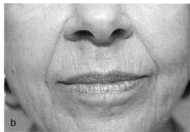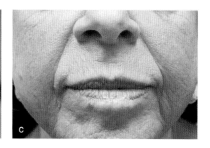

图10-14

使用除皱装置（Fotona）治疗后的鼻唇沟。共进行7次治疗，每21天1次。（a）术前图像。（b）治疗后30天复查时的临床图像。（c）治疗后42个月复查时的临床图像，期间未进行任何补充治疗。值得注意的是，患者未接受更新的治疗，即便如此在治疗4年后仍然显示出明显的治疗效果

Liplase的创立主要是为了满足人们快速增长的对修复和/或丰满嘴唇的需求。该技术是一种仅使用Er：YAG的技术，观察刺激患者自身胶原蛋白形成，可持续6～12个月。尽管填充物仍然是这种手术的首选材料，但是更自然的修复方法如使用PRF和/或激光的修复方法也开始使用。图10-16、图10-17展示了两个只用激光治疗的病例，避免了使用人工材料。这种激光可以用来创造一个更大的丘比特弓和/或丰满某些有缺陷嘴唇。每6～12个月需要补充治疗1次。

2017年，人们提出了一种新型的"Dr.

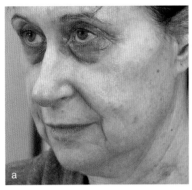
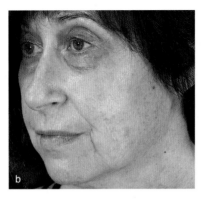
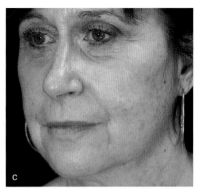

图10-15

使用Necklase进行Smoothlase模式口内治疗前后的临床图像。在这5种治疗过程中，3次使用激光来提高嘴唇的体积（Liplase）。每21天进行1次治疗。最后的处理涉及轻微的分段式剥脱（Er：YAG）。（a）术前图像。（b）第5次治疗后30天的图像。注意皮肤紧致和松弛程度的明显变化。（c）分段式剥脱后30天的最终效果

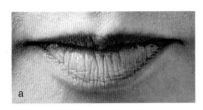
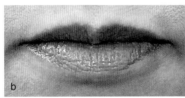

图10-16

Er：YAG激光在平滑模脉冲技术（Liplase）中的应用。（a、b）一次治疗前和术后10分钟的临床图像。注意上唇卷的折痕

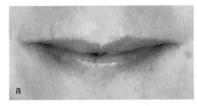
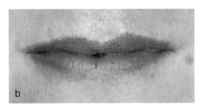
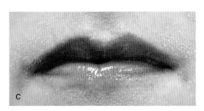

图10-17

（a～c）用平滑模式脉冲技术的Er：YAG激光多次治疗后唇部尺寸的改变。注意唇量随时间的增加。这种增长可能在治疗后持续6～12个月

Acula's facial"或Dracula技术，即使用PRF联合口外激光微通道治疗方法。首先，激光穿透皮肤，创建0.5～1mm深的微通道，脉冲随Fotona Er：YAG激光变化。激光作用在皮肤上之后，立刻将一层液态PRF涂层在面部（图10-18、图10-19）。通常需要治疗2～3次才能达到预期的效果。类似于传统的微针，激光也刺激新的胶原蛋白形成，紧致现有的胶原蛋白，有助于面部年轻化与改善弹性，减少表面皱纹和松弛，改善皮肤的水分及颜色。图10-20展示了一系列治疗的操作步骤，其中PRF被用于面部年轻化，随后进行LLLT治疗。

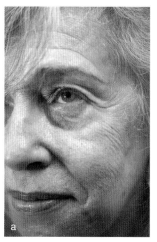
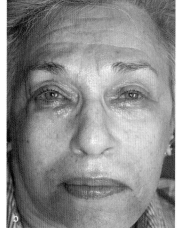
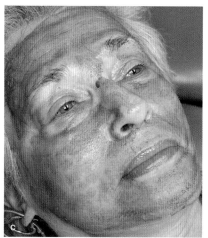

图10-18

Dracula疗法治疗30天后（激光＋PRF）的结果。（a）术前图像。（b）首先对表面进行激光微通道处理。（c）然后将PRF液体局部涂抹30分钟。（d）去除液态PRF。（e）治疗后30天的临床图像。注意只用了一次治疗即呈现皮肤紧致和皮肤皱纹减少的效果

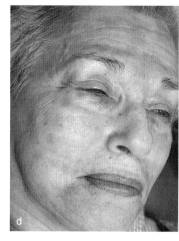
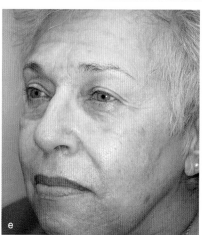

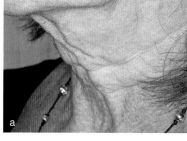
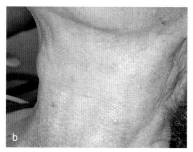

图10-19

激光微通道化（Necklase）与PRF的联合应用。（a）术前图像。（b、c）激光手术后立即拍照。注意皮肤表面形成的小肿块。（d）治疗后30天的临床图像

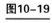
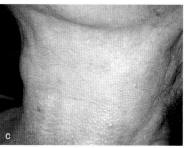
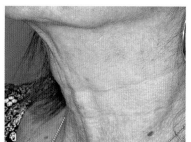

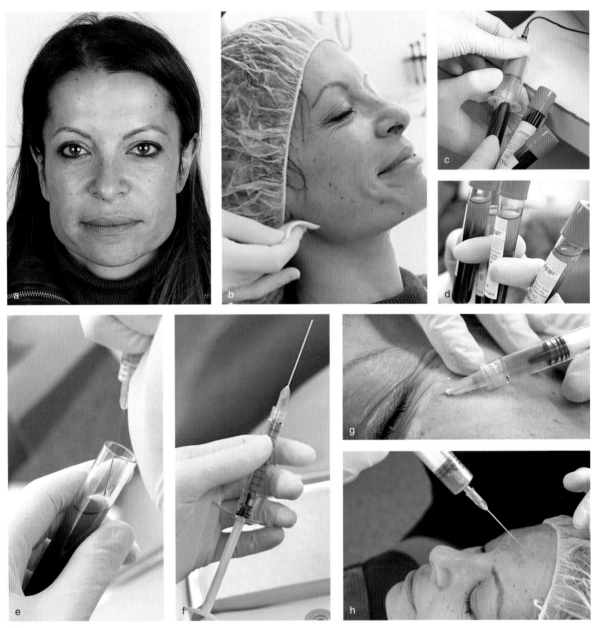

图10-20

LLLT联合治疗PRF的逐步方案。使用LLLT已被证明可以减少PRF治疗后的术后肿胀和红肿。（a）初步临床情况。（b）用泡沫洁面乳清洁皮肤，用70%酒精消毒皮肤。（c）用PRF塑料管采血。（d）离心后生产液态PRF。（e）收集液态PRF到1mL注射器中。（f）根据注射类型更换针头。（g）微丘疹注射用4mm 32G针。（h）液态PRF在微针光疗中的应用
　　　　　　　　　　　　　　　　　　　　　　　　　　　　　　　　　　　　　　→

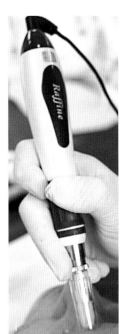
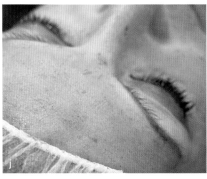
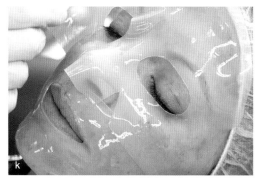
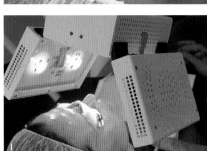
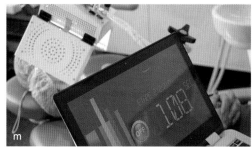

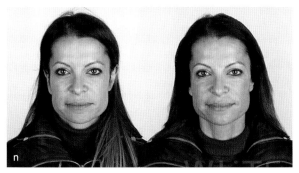
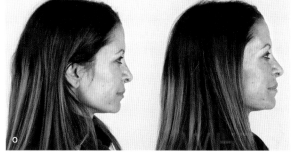

图10-20（续）

（i）用微针将PRF液体刺入皮肤。（j）微针治疗后皮肤发红、出现淤点。（k）使用保湿面膜进行冷却和补水处理后的皮肤。（l、m）使用ATP38激光淡化皱纹和细纹模式。（n～p）前后图像的正面、右侧和左侧的视角

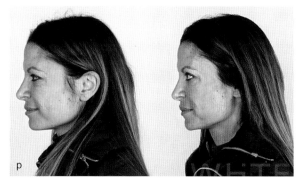

总结

虽然激光治疗曾经被认为是一种并发症风险高的治疗方法，但现在由于设备性能的改进和发展，已经可以选择利用各种激光治疗来得到良好的效果和最短的恢复时间。将来，更多的比较研究必将提供更新的指导方针，为各种临床适应证提供优化的激光治疗设备和治疗方案。此外，未来研究日益增多的领域是激光和其他方法的联合使用，进一步优化面部年轻化的效果。

参考文献

[1] Goldman L. Laser Surgical Research. Ann N Y Acad Sci 1969;168:649-663.

[2] Goldman MP, Fitzpatrick RE. Cutaneous Laser Surgery: The Art and Science of Selective Photothermolysis, ed 2. St Louis: Mosby-Year Book;1999:339-436.

[3] Anderson RR, Parrish JA. Selective photothermolysis: Precise microsurgery by selective absorption of pulsed radiation. Science 1983;220:524-527.

[4] Anderson RR, Parrish JA. The optics of human skin. J Invest Dermatol 1981;77:13-19.

[5] Chen KH, Tam KW, Chen IF, et al. A systematic review of comparative studies of CO_2 and erbium:YAG lasers in resurfacing facial rhytides (wrinkles). J Cosmet Laser Ther 2017;19:199-204.

[6] Robati RM, Asadi E. Efficacy and safety of fractional CO_2 laser versus fractional Er:YAG laser in the treatment of facial skin wrinkles. Lasers Med Sci 2017;32:283-289.

[7] Avci P, Gupta A, Sadasivam M, et al. Low-level laser (light) therapy (LLLT) in skin: Stimulating, healing, restoring. Semin Cutan Med Surg 2013;32:41-52.

[8] Barolet D. Light-emitting diodes (LEDs) in dermatology. Semin Cutan Med Surg 2008;27:227-238.

[9] Dourado K, Junior L, de Paulo R, Gomes A, Cavallieri R. LEDterapia. A new therapeutic perspective on skin treatment, wound healing and tissue care. Ensaios e Ciência: Ciências Biológicas, Agrárias e da Saúde 2011;15:231-248.

[10] Reddy M, Cottrill R. Healing Wounds, Healthy Skin: A Practical Guide for Patients with Chronic Wounds. New Haven: Yale University, 2011.

[11] Norlén LPO. The skin barrier: Structure and physical function [thesis]. Solna, Sweden: Karolinska Institutet, 1999.

[12] Uddhav AP, Lakshyajit DD. Overview of lasers. Indian J Plast Surg 2008;41(suppl):S101-S113.

[13] Singh B, Maibach H. Climate and skin function: An overview. Skin Res Technol 2013;19:207-212.

[14] Reinke JM, Sorg H. Wound repair and regeneration. Eur Surg Res 2012;49:35-43.

[15] Tazima MFGS, Vicente YAMVA, Moriya T. Biologia da ferida e cicatrização. Medicina Ribeirão Preto 2008;41:259-264.

[16] Torezan L, Niwa A. Photodynamic therapy in dermatology: Basic principles. Anais Brasileiros de Dermatolologia 2009;84:445-459.

[17] Tarasov L, Laser Physics and Applications. Moscow: Mir, 1986.

[18] Renisch L. Laser physics and tissue interactions. Otolaryngol Clin North Am 1996;29:893-914.

[19] Pinheiro ALB, Brugnera Jr A, Zanin FAA. Laser application in odontology [in Portuguese]. In: Pinheiro ALB. Tissue Interaction. São Paulo: Editora Santos, 2010:77-89.

[20] Jawad MM, Qader STA, Zaidan AA, Zaidan BB, Naji AW, Qader ITA. An overview of laser principle, laser-tissue interaction mechanisms and laser safety precautions for medical laser users. Int J Pharmacol 2011;7:149-160.

[21] Alster TS. Manual of Cutaneous Laser Techniques, ed 2. Philadelphia: Lippincott Williams & Wilkins, 2000.

[22] Julia JE, Aboites V, Casillas, MA. CO_2 laser interaction with biological tissue. Instrum Dev 1998;3:53-59.

[23] Mosaad NRM. Laser Technology and Laser Applications in Medicine and Surgery. Rabat: IESCO, 1997.

[24] Baldan CS, Marques AP, Schiavinato AM, Casarotto RA. The effects of different doses of 670 nm diode laser on skin flap survival in rats. Acta Cir Bras 2012;27:155-161.

[25] Shah D, Desai, N, Dhanak R. Lasers in facial aesthetics: A review. Adv Hum Biol 2014;4:1-6.

[26] Martines NS, Machado AHA, Da-Silva NS, Tedesco AC, Zângaro RA, Pacheco-Soares C. Evaluation of neoplastic cells after photodynamic therapy [in Portuguese]. Arq Catarin Med 2007;36:59-64.

[27] Márquez Martinez ME, Pinheiro AL, Ramalho LM. Effect of IR laser photobiomodulation on the repair of bone defects grafted with organic bovine bone. Lasers Med Sci 2008;23:313-317.

[28] Karu TI, Kolyakov SF. Exact action spectra for cellular responses relevant to phototherapy. Photomed Laser Surg 2005;23:355-361.

[29] Croft SL, Olliaro P. Leishmaniasis chemotherapy: Challenges and opportunities. Clin Mirobiol Infect 2011;17:1478-1483.

[30] Meyer PF, de Araújo HG, Carvalho MGF, et al. Evaluation of LED effects on wound healing in rats Wistar. Fisioter Bras 2010;11:428-432.

[31] Greco M, Guida G, Perlino E, Marra E, Quagliariello E. Increase in RNA and protein synthesis by mitochondria irradiated with helium-neon laser. Biochem Biophys Res Commun 1989;163:1428-1434.

[32] Karu TI, Pyatibrat LV, Kalendo GS. Photobiological modulation of cell attachment via cytochrome C oxidase. Photochem Photobiol Sci 2004 3:211-216.

[33] Oron U. Light therapy and stem cells: A therapeutic intervention of the future? Interventional Cardiology

2011;3:627-629.

[34] Lane N. Cell biology: Power games. Nature 2006;443: 901-903.

[35] Wong-Riley MT, Liang HL, Eells JT, et al. Photobiomodulation directly benefits primary neurons functionally inactivated by toxins: Role of cytochrome C oxidase. J Biol Chem 2005;280:4761-4771.

[36] Pastore D, Greco M, Petragallo VA, Passarella S. Increase in <--H+/e- ratio of the cytochrome C oxidase reaction in mitochondria irradiated with helium-neon laser. Biochem Mol Biol Int 1994;34:817-826.

[37] Karu T, Pyatibrat L, Kalendo G. Irradiation with He-Ne laser increases ATP level in cells cultivated in vitro. J Photochem Photobiol B 1995;27:219-223.

[38] Karu T. Primary and secondary mechanisms of action of visible to near-IR radiation on cells. J Photochem Photobiol B 1999;49:1-17.

[39] Harris DM. Editorial comment biomolecular mechanisms of laser biostimulation. J Clin Laser Med Surg 1991;9: 277-280.

[40] Liu H, Colavitti R, Rovira II, Finkel T. Redox-dependent transcriptional regulation. Circ Res 2005;97:967-974.

[41] Peplow PV, Chung TY, Ryan B, Baxter GD. Laser photobiomodulation of gene expression and release of growth factors and cytokines from cells in culture: A review of human and animal studies. Photomed Laser Surg 2011;29:285-304.

[42] Posten W, Wrone DA, Dover JS, Arndt KA, Silapunt S, Alam M. Low-level laser therapy for wound healing: Mechanism and efficacy. Dermatol Surg 2005;31:334-340.

[43] Goldman MP, Fitzpatrick RE, Ross EV, Kilmer SR, Weiss RA (eds). Lasers and Energy Devices for the Skin, ed 2. Boca Raton: CRC, 2013.

[44] Choudhary S, Mcleod M, Meshkov L, Nouri K. Lasers in the treatment of acne scars. Expert Rev Dermatol 2011;6:45-60.

[45] Kim DH, Ryu HJ, Choi JE, Ahn HC, Kye YH, Seo S. A Comparison of the scar prevention effect between carbon dioxide fractional laser and pulsed dye laser in surgical scars. Dermatol Surg 2014;40:973-978.

[46] Gladsjo JA, Jiang SI. Treatment of surgical scars using a 595-nm pulsed dye laser using purpuric and nonpurpuric parameters: A comparative study. Dermatol Surg 2014;40:118-126.

[47] Alster T, Zaulyanov L. Laser scar revision: A review. Dermatol Surg 2007;33:131-140.

[48] Khatri KA, Mahoney DL, McCartney MJ. Laser scar revision: A review. J Cosmet Laser Ther 2011;13:54-62.

[49] Reddy KK, Brauer JA, Geronemus RG. Evidence for fractional laser treatment in the improvement of cutaneous scars. J Am Acad Dermatol 2012;66:1005-1006.

[50] Apfelberg DB, Maser MR, Lash H, White D, Weston J. Preliminary results on argon and carbon dioxide laser treatment of keloids scars. Lasers Surg Med 1984;4:283-290.

[51] Apfelberg DB, Maser MR, White DN, Lash H. Failure of carbon dioxide laser excision of keloids. Lasers Surg Med 1989;9:382-388.

[52] Papadavid E, Katsambas A. Lasers for facial rejuvenation: A review. Dermatol Surg 2003;42:480-487.

[53] Haina D, Landthaler M, Braun-Falco O et al. Comparison of the maximum coagulation depth in human skin for different types of medical lasers. Lasers Surg Med 1987;7:355-362.

[54] Goldman MP, Fitzpatrick RE. CO_2 laser surgery. In: Baxter SH (ed). Cutaneous Laser Surgery: The Art and Science of Selective Photothermolysis. St Louis: Mosby, 1994:198-258.

[55] McCraw JB, McCraw JA, McMellin A, Bettencourt N. Prevention of unfavorable scars using early pulsed dye laser treatments: A preliminary report. Ann Plast Surg 1999;42:7-14.

[56] Stern JC, Lucente FE. Carbon dioxide laser excision of earlobe keloids. A prospective study and critical analysis of existing data. Arch Otolaryngol Head Neck Surg 1989;115:1107-1111.

[57] Paquet P, Hermanns JF, Piérard GE. Effect of the 585 nm flashlamp-pumped pulsed dye laser for the treatment of keloids. Dermatol Surg 2001;27:171-174.

[58] Alster TS. Improvement of erythematous and hypertrophic scars by 585-nm flashlamp-pumped pulsed dye laser. Ann Plast Surg 1994;32:186-190.

[59] Barolet D, Boucher A. Prophylactic low-level light therapy for the treatment of hypertrophic scars and keloids: A case series. Lasers Surg Med 2010;42:597-601.

[60] Lee SY, You CE, Park MY. Blue and red light combination LED phototherapy for acne vulgaris in patients with skin phototype IV. Lasers Surg Med 2007;39:180-188.

[61] Aziz-Jalali MH, Tabaie SM, Djavid GE. Comparison of red and infrared low-level laser therapy in the treatment of acne vulgaris. Indian J Dermatol 2012;57:128-130.

[62] Rotunda AM, Bhupathy AR, Rohrer TE. The new age of acne therapy: Light, lasers, and radiofrequency. J Cosmet Laser Ther 2004;6:191-200.

[63] Tenna S, Cogliandro A, Piombino L, Filoni A, Persichetti P. Combined use of fractional CO_2 laser and radiofrequency waves to treat acne scars: A pilot study on 15 patients. Cosmet Laser Ther 2012;14:166-171.

[64] Gamil HD, Khater EM, Khattab FM, Khalil MA. Successful treatment of acne keloidalis nuchae with erbium:YAG laser: A comparative study. J Cosmet Laser Ther 2018;20;419-423.

[65] Cunliffe WJ, Goulden V. Phototherapy and acne vulgaris. Br J Dermatol 2000;142:855-856.

[66] Ross EV. Optical treatments for acne. Dermatol Ther 2005;18:253-266.

[67] Sadick NS. Handheld LED array device in the treatment of acne vulgaris. J Drugs Dermatol 2008;7:347-350.

[68] Goldberg DJ, Russell BA. Combination blue (415 nm) and red (633 nm) LED phototherapy in the treatment of mild to severe acne vulgaris. J Cosmet Laser Ther 2006;8:71-75.

[69] Nouri K, Vidulich K, Rivas MP. Lasers for scars : A review. J Cosmet Dermatol 2006;5:14-22.

[70] Stamatas GN, Zmudzka BZ, Kollias N, Beer JZ. Non-invasive measurements of skin pigmentation in situ. Pigment Cell Res 2004;17:618-626.

[71] Glassberg E, Lask GP, Tan EM, Uitto J. The flashlamp-pumped 577-nm pulsed tunable dye laser: Clinical efficacy and in vitro studies. J Dermatol Surg Oncol 1988;14:1200-1208.

[72] Hare McCoppin HH, Goldberg DJ. Laser treatment of facial telangiectases: An update. Dermatol Surg 2010;36:1221-1230.

[73] Chiu CH, Chan HH, Ho WS, Yeung CK, Nelson JS. Prospective study of pulsed dye laser in conjunction with cryogen spray cooling for treatment of port wine stains in Chinese patients. Dermatol Surg 2003;29:909-915.

[74] Verkruysse W, Majaron B, Tanenbaum BS, Nelson JS. Optimal cryogen spray cooling parameters for pulsed laser treatment of port wine stains. Lasers Surg Med 2000;27:165-170.

[75] Kilmer SL, Garden JM. Laser treatment of pigmented lesions and tattoos. Semin Cutan Med Surg 2000;19:232-244.

[76] Goldberg DJ. Laser treatment of pigmented lesions. Dermatol Clin 1997;15:397-407.

[77] Goldberg DJ. Benign pigmented lesions of the skin. Treatment with the Q-switched ruby laser. J Dermatol Surg Oncol 1993;19:376-379.

[78] Tse Y, Levine VJ, McClain SA, Ashinoff R. The removal of cutaneous pigmented lesions with the Q-switched ruby laser and the Q-switched neodymium: Yttrium-aluminum-garnet laser. A comparative study. J Dermatol Surg Oncol 1994;20:795-800.

[79] Raulin C, Schönermark MP, Greve B, Werner S. Q-switched ruby laser treatment of tattoos and benign pigmented skin lesions: A critical review. Ann Plast Surg 1998;41:555-565.

[80] Brazzini B, Hautmann G, Ghersetich I, Hercogova J, Lotti T. Laser tissue interaction in epidermal pigmented lesions. J Eur Acad Dermatol Venereol 2001;15:388-391.

[81] Lowe NJ, Wieder JM, Sawcer D, Burrows P. Nevus of Ota: Treatment with the high energy fluences of the Q-switched ruby laser. J Am Acad Dermatol 1993;29:997-1001.

[82] Kouba DJ, Fincher EF, Moy RL. Nevus of Ota successfully treated by fractional photothermolysis using a fractionated 1440-nm Nd:YAG laser. Arch Dermatol 2008;144:156-158.

[83] Patel BC, Egan CA, Lucius RW, Gerwels JW, Mamalis N, Anderson RL. Cutaneous malignant melanoma and oculodermal melanocytosis (nevus of Ota): Report of a case and review of the literature. J Am Acad Dermatol 1998;38:862-865.

[84] Balmaceda CM, Fetell RM, O'Brian JL, Housepian EH. Nevus of Ota and leptomeningeal melanocytic lesions. Neurology 1993;43:381-386.

[85] Rubenstein N, Kopolovic J, Wexler MR, et al. Malignant blue nevus. J Dermatol Surg Oncol 1985;11:921-923.

[86] Milgraum SS, Cohen ME, Auletta MJ. Treatment of blue nevi with the Q-switched ruby laser. J Am Acad Dermatol 1995;32:307-310.

[87] Manstein D, Herron GS, Sink RK, Tanner H, Anderson RR. Fractional photothermolysis: A new concept for cutaneous remodeling using microscopic patterns of thermal injury. Lasers Surg Med 2004;34:426-438.

[88] Welch AJ. The thermal response of laser irradiated tissue. IEEE J Quantum Electron 1984;20:1471-1481.

[89] Alster TS. Cutaneous resurfacing with CO_2 and erbium:YAG lasers: Preoperative, intraoperative and postoperative considerations. Plast Reconstr Surg 1999;103:619-632.

[90] Jasin ME. Achieving superior resurfacing results with the erbium:YAG laser. Arch Facial Plast Surg 2002;4:262-266.

[91] Alster TS. One-pass CO_2 versus multiple-pass Er:YAG laser resurfacing in the treatment of rhytides: A comparison side-by-side study of pulsed CO_2 and Er:YAG lasers. Arch Facial Plast Surg 2002;4:273-274.

[92] Kim KH, Geronemus RG. Nonablative laser and light therapies for skin rejuvenation. Arch Facial Plast Surg 2004;6:398-409.

[93] Kelly KM, Majaron B, Nelson JS. Nonablative laser and light rejuvenation: The newest approach to photodamaged skin. Arch Facial Plast Surg 2001;3:230-235.

[94] Ciocon DH, Doshi D, Goldberg DJ. Non-ablative lasers. Curr Probl Dermatol 2011;42:48-55.

[95] Goldberg DJ, Rogachefsky AS, Silapunt S. Non-ablative laser treatment of facial rhytides: A comparison of 1450-nm diode laser treatment with dynamic cooling as opposed to treatment with dynamic cooling alone. Lasers Surg Med 2002;30:79-81.

[96] Carniol PJ, Farley S, Friedman A. Long-pulse 532-nm diode laser for nonablative facial skin rejuvenation. Arch Facial Plast Surg 2003;5:511-513.

[97] Sadick NS, Trelles MA. Nonablative wrinkle treatment of the face and neck using a combined diode laser and radiofrequency technology. Dermatol Surg 2005;31:1695-1699.

[98] Doshi SN, Alster TS. 1,450 nm long-pulsed diode laser for nonablative skin rejuvenation. Dermatol Surg 2005;31(9 Pt 2):1223-1226.

[99] Tan MH, Dover JS, Hsu TS, Arndt KA, Stewart B. Clinical evaluation of enhanced nonablative skin rejuvenation using a combination of a 532 and a 1,064 nm laser. Lasers Surg Med 2004;34:439-445.

[100] Foster KW, Kouba DJ, Fincher EE, et al. Early improvement in rhytides and skin laxity following treatment with a combination fractional laser emitting two wavelengths sequentially. J Drugs Dermatol 2008;7:108-111.

[101] Rahman Z, Alam M, Dover JS. Fractional laser treatment for pigmentation and texture improvement. Skin Therapy Lett 2006;11:7-11.

[102] Hasegawa T, Matsukura T, Mizuno Y, Suga Y, Ogawa H, Ikeda S. Clinical trial of a laser device called fractional photothermolysis system for acne scars. J Dermatol 2006;33:623-627.

[103] Behroozan DS, Goldberg LH, Dai T, Geronemus RG, Friedman PM. Fractional photothermolysis for the treatment of surgical scars: A case report. J Cosmet Laser Ther 2006;8:35-38.

[104] Cohen SR, Henssler C, Horton K, Broder KW, Moise-Broder

PA. Clinical experience with the Fraxel SR laser: 202 treatments in 59 consecutive patients. Plast Reconstr Surg 2008;121:297e-304e.

[105] Dierickx CC, Anderson RR. Visible light treatment of photoaging. Dermatol Ther 2005;18:191-208.

[106] Weiss RA, Weiss MA, Geronemus RG, McDaniel DH. A novel non-thermal non-ablative full panel LED photomodulation device for reversal of photoaging: Digital microscopic and clinical results in various skin types. J Drugs Dermatol 2004;3:605-610.

[107] Weiss RA, McDaniel DH, Geronemus RG, et al. Clinical experience with light-emitting diode (LED) photomodulation. Dermatol Surg 2005;31(9 Pt 2):1199-1205.

[108] Weiss RA, McDaniel DH, Geronemus RG, Weiss MA. Clinical trial of a novel non-thermal LED array for reversal of photoaging: Clinical, histologic, and surface profilometric results. Lasers Surg Med 2005;36:85-91.

[109] Bhat J, Birch J, Whitehurst C, Lanigan SW. A single-blinded randomised controlled study to determine the efficacy of Omnilux Revive facial treatment in skin rejuvenation. Lasers Med Sci 2005;20:6-10.

[110] Russell BA, Kellett N, Reilly LR. A study to determine the efficacy of combination LED light therapy (633 nm and 830 nm) in facial skin rejuvenation. J Cosmet Laser Ther 2005;7:196-200.

[111] Calderhead RG, Vasily DB. Low level light therapy with light-emitting diodes for the aging face. Clin Plast Surg 2016;43:541-550.

[112] Yu W, Naim JO, Lanzafame RJ. The effect of laser irradiation on the release of bFGF from 3T3 fibroblasts. Photochem Photobiol 1994;59:167-170.

[113] Abergel RP, Lyons RF, Castel JC, Dwyer RM, Uitto J. Biostimulation of wound healing by lasers: Experimental approaches in animal models and in fibroblast cultures. J Dermatol Surg Oncol 1987;13:127-133.

[114] Lee SY, Park KH, Choi JW, et al. A prospective, randomized, placebo-controlled, double-blinded, and split-face clinical study on LED phototherapy for skin rejuvenation: Clinical, profilometric, histologic, ultrastructural, and biochemical evaluations and comparison of three different treatment settings. J Photochem Photobiol B 2007;88:51-67.

[115] Ben-Dov N, Shefer G, Irintchev A, Wernig A, Oron U, Halevy O. Low-energy laser irradiation affects satellite cell proliferation and differentiation in vitro. Biochim Biophys Acta 1999;1448:372-380.

[116] Schindl A, Heinze G, Schindl M, Pernerstorfer-Schön H, Schindl L. Systemic effects of low-intensity laser irradiation on skin microcirculation in patients with diabetic microangiopathy. Microvasc Res 2002;64:240-246.

[117] Barolet D, Roberge CJ, Auger FA, Boucher A, Germain L. Regulation of skin collagen metabolism in vitro using a pulsed 660 nm LED light source: Clinical correlation with a single-blinded study. J Invest Dermatol 2009;129:2751-2759.

[118] Badin AZ, Gondek LB, Garcia MJ, Valle LC, Flizikowski FB, de Noronha L. Analysis of laser lipolysis effects on human tissue samples obtained from liposuction. Aesthetic Plast Surg 2005;29:281-286.

[119] Grossman MC, Dierickx C, Farinelli W, Flotte T, Anderson RR. Damage to hair follicles by normal-mode ruby laser pulses. J Am Acad Dermatol 1996;35:889-894.

第11章

护肤品及其对皮肤老化的影响
Skin Care Products and Their Effect on Aging Skin

Geir Håvard Kvalheim

Catherine Davies

Richard J. Miron

美容治疗后的皮肤护理是提高美容治疗临床效果的一个重要的步骤。这个领域已经迅速发展成为一个每年数十亿美元的产业，拥有数以千计的护肤产品和配方可供选择。因此，我们鼓励医疗提供者更好地了解这一领域，以便进一步优化美容注射的长期效果，如富血小板纤维蛋白（PRF）注射。一般来说，护肤品只有8%能渗透皮肤。当使用微针时，渗透可达80%～90%，穿透时间可达72小时。应用理想的护肤产品不仅有助于刺激和再生皮肤细胞，改善其胶原蛋白合成，还可能调节治疗后的炎症反应，从而显著减少患者的恢复时间。一些领先的医疗研究中心致力于研究改善皮肤护理的各种提取物，本章旨在对其进行讨论，更好地促进伤口愈合。具体来说，挪威的科学家花了几十年的时间研究严酷的北极气候，发现一种特殊的蘑菇（白桦茸）能够在北方寒冷的气候中生存下来。它携带着强有力的抗氧化剂，能够在1小时内大幅降低高达80%的氧化损伤。经过多年的研究，这种提取物已被用于皮肤护理产品的配方中（Čuvget）。本章将介绍有关主题的研究，并进一步深入理解PRF治疗后使用的护肤产品。

皮肤年轻化

我们现代的生活方式使我们有机会活得更长久、更健康。然而，与此同时，阳光更强烈，我们的生活压力更大，我们暴露在更多的外部因素当中，抑制我们的皮肤健康，加速皮肤老化。因此，在过去几年，我们可以看到皮肤医疗美容应用在显著增长，这些治疗中绝大多数都是通过施加可控损伤（如激光治疗或微针）来恢复皮肤的活力。由于可控的皮肤损伤会引起一定程度的炎症，因此有研究表明，特定的皮肤护理方案可以减少愈合所需的休假时间，提高美容效果，并最终给予患者更好的体验。本章介绍了局部皮肤护理产品释放的特定成分，如何与PRF治疗后产生协同效应。简要介绍每一种成分及其在皮肤护理和保养中的作用。

启动一个有效的美容治疗后皮肤护理方案的生物效应基于3个核心步骤：

（1）激活朗格汉斯细胞，减少损伤引起的炎症。

（2）刺激表皮再生过程。

（3）增强对表皮的多层保护，防止外源性老化因素的干扰。

第一步：激活朗格汉斯细胞，减少炎症

对皮肤表皮层施加可控性损伤会引发连锁反应，最终导致皮肤年轻化。临床试验已经得出结论，在表皮治疗后，免疫调节剂与强效抗氧化剂的联合使用将产生短期和长期的优势，有利于愈合和减少治疗后的休假时间。

在过去的10年里，挪威Tromsø大学的科学家们已经开发出世界上领先的提取自北极圈的

生物活性成分。他们的假说是，由于北极是地球上气候最严酷、最寒冷的地区之一，而且在这一地区发现的物种已经发展出了极端保护机制以适应环境。因此，更好地了解它们的生物行为可能会为医学应用研究带来突破性的进展。2014年，在研究了数千种提取物后，研究小组发现从一种叫作白桦茸（商标为Čaga）的蘑菇中提取的特殊浓缩物能产生强大的治愈效果，这也是本章一直在强调的内容。

Arctic Čaga 提取物

Arctic Čaga提取物来源于一种很罕见的、生长在北部桦树属树木树皮中的寄生真菌。它有着丰富的民间医药背景，如酊剂和茶，以帮助促进免疫系统功能和抑制感染。

Arctic Čaga提取物是从北欧野生的白桦茸真菌中提取的。它含有丰富的生物活性成分，包括多糖、β-葡聚糖和多酚，将这些成分添加到护肤产品中，可减少侵入性美容治疗后的休假时间，因为它们含有强效的抗氧化剂。事实上，挪威土著居民的古老医学称其为长生不老的蘑菇和森林钻石。在过去，Čaga的各种制剂，包括Čaga茶，已经用于治疗复杂疾病和免疫紊乱。多年来，科学研究的重点一直指向这种独特的提取物及其潜在的健康益处和应用于对抗各种疾病的新治疗方法上。护肤品公司Čuvget已经在它的维生素安瓿配方中应用了这种成分，这在本章后面将做讨论。

抗氧化特性

Fenola进行的研究表明，Arctic Čaga提取物的抗氧化分析得分极高（ORAC值超过25万）。

在进行细胞抗氧化试验（CAA）分析调查

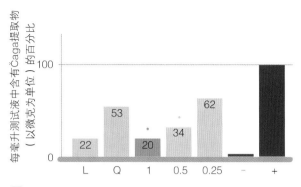

图11-1

Arctic Čaga提取物和已知的抗氧化剂（蓝色）的CAA功效（图中药物处理后溶液中剩余活性氧占最早加入活性氧的百分比）。L，洋地黄黄酮；Q，槲皮素（数据引自Dr Jeanette Hammer Andersen / ScandiDerma，2014）

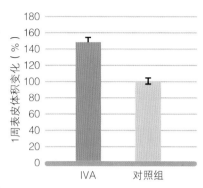

图11-2

与对照组相比，Čuvget IVA治疗1周后的皮肤表面（数据引自Dr Catherine Booth/Epistem/ScandiDerma，2014）

图11-3

在使用Čuvget IVA时，发现表皮体积增加50%，意味着临床细纹和皱纹减少（由ScandiDerma与Epistem Ltd合作进行的研究，未出版）

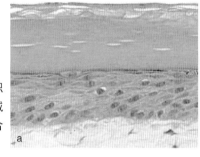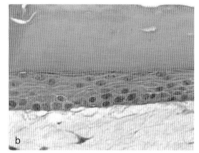

Arctic Čaga提取物的抗氧化功效时，发现其对皮肤角质细胞模型表现出非常强的抗氧化作用。一些研究报道，在60分钟内观察到的氧化损伤显著减少高达80%（图11-1）。

活皮肤等价物

Čuvget的即时维生素安瓿（Instant Vitamin Ampoules，IVA）已在三维活体皮肤等效模型（LSE）上进行测试，评估其在培养1周后的性能和表皮体积的增加效果。本研究的结论表明，与对照组相比，治疗组表皮体积显著增加了50%（图11-2）。皮肤表面也表现出明显光滑的外观，皮肤细胞分布均匀，这是表皮性能改善的结果。与对照组相比，LSE的组织学评估也显示出了明显的更大表皮体积（图11-3）。

免疫调节性能

面部美容治疗后的另一个重要方面是术后炎症的处理。因此，开发产品和成分调节治疗后免疫系统可能使愈合加快和愈合周期缩短。Arctic Čaga提取物含有丰富和天然生物浓度的β-葡聚糖，其关键目标是激活朗格汉斯细胞。朗格汉斯细胞是皮肤的调节器，是管理关键生物过程的控制中心。这些细胞是著名的皮肤上层的保护细胞（"法官细胞"），可防御入侵的微生物和防止其他皮肤损伤的发生。大量的文献对β-葡聚糖进行了研究，并证明其有以下作用：

- 促进皮肤细胞更新（年轻化）。
- 促进胶原蛋白和其他皮肤生长因子的产生。
- 修复被紫外线伤害的皮肤细胞。
- 通过朗格汉斯细胞优化人体皮肤的正常更新过程。

其他重要的表皮抗氧化剂

抗坏血酸磷酸钠——维生素C

抗坏血酸磷酸钠（SAP）是一种重要的抗氧化剂，对合成胶原蛋白和抑制脂质氧化具有重要作用。近年来，SAP等维生素C衍生物的稳定性得到了显著提高。它能被皮肤吸收，并迅速分解为维生素C，发挥其生理作用。SAP的光敏性和热敏性都比维生素C低，因此其稳定性更好，包括在水中的稳定性也比维生素C高得多。SAP具有抗自由基作用，能抑制引起衰老的氧化应激。

醋酸生育酚——维生素E

维生素E是主要的天然脂溶性抗氧化剂，可保护皮肤免受氧化应激的不利影响。许多研究表明，维生素E作为一种高效的抗氧化剂占据着中心地位，因此，它可以降低皮肤病理性事件的发生频率和严重程度。

泛醇——维生素B_5

泛醇被皮肤吸收后转化为泛酸（维生素

B_5）。目前，人们认为泛酸是维持表皮正常功能所必需的。表皮在受到干扰的情况下对泛酸的需求显著增加。局部泛醇能起到保湿作用，改善角质层的水合作用，减少皮肤水分的流失，保持皮肤的柔软和弹性。在体外和体内均观察到泛醇激活成纤维细胞增殖，而这又与伤口愈合相关。目前在接受过皮肤移植、瘢痕治疗、烧伤和不同皮肤病治疗的患者中已经观察到泛醇的有益作用。也有实验证明泛酸可以增加细胞还原性谷胱甘肽的水平，这在泛酸对细胞膜过氧化损伤的保护作用中起着重要作用。

第二步：刺激表皮再生

临床研究表明，用胶原蛋白诱导治疗方法和含保护成分的复合物治疗皮肤将增强PRF的效果。因此，加入刺激精华是许多针对成纤维细胞活性和诱导胶原蛋白合成的美容面霜的基础。以下我们重点列出几种定制的、刺激表皮年轻化的活性成分。

越橘干细胞提取物——Lingostem

众所周知，北极浆果含有高浓度的多酚，可以保护细胞免受活性氧（ROS）的伤害。挪威Tromsø大学与芬兰的技术研究中心的一个合作研究项目认为，北极越橘叶含有强有力的抗氧化性能。从越橘中获得的干细胞提取物富含多酚，传统上被北方的土著居民用于抗氧化愈合。Lingostem（Centerchem）以越橘干细胞为配方，旨在防止和逆转光老化，模仿自然界植物对抗太阳辐射这一破坏性影响的方法。临床研究中应用了相同浓度的Čuvget刺激精华显示，经过28天的使用，皱纹的数量减少了37%（图11-4）。

图11-4

32名年龄为40～60岁有皮肤老化迹象的志愿者在一半面部和一只前臂上给予1.5%的活性配方，而在另一半面部和另一只前臂上使用安慰剂。志愿者每天使用两次这种提取物，持续28天。可以发现28天后眼周皱纹的修复效果

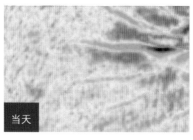
当天

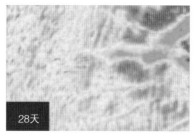
28天

框11-1　20名志愿者每天使用1%的北极海藻提取物——海藻精萃（Juvenessence）2次，持续28天的结果

患者鱼尾纹
- 紧致度：+25%
- 弹性：+20%

自我评估
- 皱纹深度减少：80%
- 皮肤含水量更高：85%
- 皮肤更光滑：85%
- 皮肤纹理改善：80%

患者脸颊
- 水润度：+19%
- 皮肤纹理改善：+12%

自我评估
- 皮肤纹理改善：85%
- 皮肤含水量更高：70%
- 肌肤紧致度：90%
- 皮肤更有光泽：85%

β-葡聚糖 M

β-葡聚糖M（McKinley）又称羧甲基β-葡聚糖钠，是β-葡聚糖的羧甲基醚的钠盐。在个护产品配方中通常用作黏合剂和质地改良剂。众所周知，它可以舒缓发炎的皮肤，支持皮肤自身的抗氧化活性，保护皮肤免受环境的损害，帮助皮肤保持水分。在一项研究中，安慰剂乳液的应用轻微地抵消了皮肤的光老化过程。在相同的乳液中加入0.04%β-葡聚糖M后，第14天肌肤紧致度提高30%，第28天肌肤紧致度提高80%。最终，在第28天，β-葡聚糖M组的作用比安慰剂组好60%，比未治疗区域好100%（ScandiDerma，未发表的研究，2016）。

北极海藻提取物——海藻精萃（Juvenessence）AD

海藻精萃AD是唯一专门针对催老蛋白——早孕素的纯天然活性成分（海藻提取物）。其独特的作用有助于改善细胞活性，仅4周就能显著增加皮肤紧致度和弹性。海藻精萃AD属于油溶性，不含防腐剂，符合Ecocert和Cosmos合格认证。使用与Čuvget刺激精华相似浓度的临床研究显示，使用28天后，皮肤紧致度和弹性有显著改善（框11-1；ScandiDerma，未发表的研究，2016）。

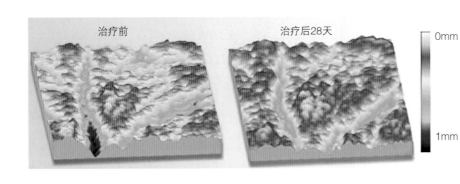

治疗前　　　　　　治疗后28天

0mm

1mm

图11-5

仅1个月后，SYN-TC显示皮肤光滑度有显著改善（+9.1%）。2个月后效果更明显（+12.2%）

多肽类——SYN-TC

合成三肽和四肽［如SYN-TC（DSM）］是添加到面部护理产品中的其他关键成分，因为它能够显著增加稳定的同质胶原蛋白的数量，促使皮肤更加光滑。使用与Čuvget刺激精华相似浓度的临床研究显示，使用SYN-TC28天后，皮肤光滑度和紧致度有显著改善（ScandiDerma，未公开发表的研究，2016）。三维成像证实衰老迹象明显减少（图11-5）。

第三步：多层保护和嫩肤

侵入性治疗可以刺激皮肤年轻化，但也会使皮肤暴露于外部环境的损害中。因此，我们需要有多层的保护，给表皮提供一层最佳的抵抗暴露于外部因素中的保护层。通过结合UVA和UVB保护，有效提高细胞膜性能及清除活性氧，Čuvget防护日霜可立即辅助保护表皮层（图11-6）。

Omega-3——Omegatri

细胞膜是由磷脂和其他膜脂组成，膜蛋白点缀其间。膜脂的组成与性质包括脂肪酸

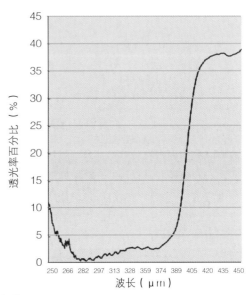

波长（μm）

图11-6

这证明了Čuvget防护日霜实际的SPF值为37。因为该霜的原始配方具有的广谱SPF值为20，因此有效的活性成分组合在一起的协同效应可以提高85%的日间保护（研究由BioNest和Daiso/ScandiDerma执行，未出版，2017）

组成部分，将影响细胞的功能和膜行为。细胞膜中含有完美的脂肪酸成分，包括适量的Omega-3脂肪酸，有助于保持组织的弹性和水润度，其对皮肤细胞也有帮助作用，可保持

图11-7

Omega-3刺激胶原蛋白的产生，并以其抗炎特性而闻名。几项研究表明了多不饱和脂肪酸如何能够在20天内显著改善皮肤愈合（经Shingel等许可转载）

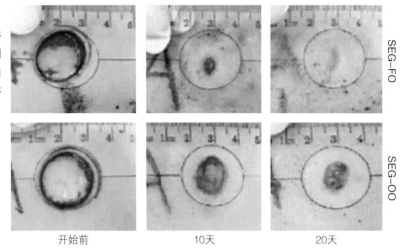

SEG-FO

SEG-OO

开始前　　　　10天　　　　20天

皮肤的柔软性，防止干燥。Omega-3的保湿效果是必不可少的。最近的研究表明，缺乏必需的脂肪酸（适用于99%的美国人）的饮食会导致皮肤干燥和过早出现皱纹。增加脂肪酸的摄入可以改善皮肤的平滑性和光泽。为了保持皮肤细胞的滋润和强壮，强烈建议摄入足够的Omega-3。

Omega-3对皮肤的作用包括刺激组织修复（图11-7）和促进胶原蛋白的生成。另外，Omega-3可以抑制在瘢痕疙瘩形成中多余的胶原蛋白沉积，因此建议口服或局部补充Omega-3治疗瘢痕疙瘩。这与Omega-3调节炎症的能力有关，其中也包括皮肤炎症。

Omega-3的各种积极作用将共同帮助保持皮肤的健康和强韧，使它能够承受内外部因素造成的压力。Omega-3的预防和修复作用让我们有理由推荐使用Omega-3面霜来放松和修复受损的皮肤。

一般来说，Omega-3是通过封装在面霜中提供的。环糊精通过改善Omega-3在水介质中的稳定性和溶解性来改变其某些特性，它还会改善物质通过皮肤的渗透性。Omegatri技术是一种屡获殊荣的封装技术，旨在促进表皮吸收并对Omega-3油起稳定作用，以确保Omega-3有最佳的性能和稳定性。

山金车酊

另一个重要的成分是山金车酊。其活性主要来源于山金车花中的倍半萜内酯和黄酮类化合物。动物实验表明，海百合素和双海百合素通过阻断前列腺素合成酶，抑制前列腺素的产生，具有抗炎作用。类胡萝卜素和类黄酮增强了这种抗炎作用。类黄酮还增强倍半萜内酯的抗炎特性。有研究在大鼠炎症模型中测试了一种含有山金车酊和其他植物提取物及矿物质的顺势治疗方法产品（Traumeel S），表明其主要作用机制与全身白细胞介素-6水平显著降低有关。一项开放的多中心临床研究显示，对79名患有膝关节骨性关节炎的患者使用含有山金车酊的凝胶治疗，每天2次，持续3~6周，大

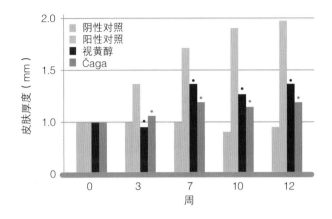

图11-8

补充Čaga提取物后，对紫外线照射后皮肤厚度和皱纹形成的影响

多数患者的关节疼痛明显减轻，87%的患者对该产品具有良好的耐受性。因此，对于敏感和刺激皮肤，为促进血液循环，强烈建议将山金车酊的提取物应用于化妆品的配方中。

Arctic Čaga提取物——紫外线保护

众所周知，长期暴露在紫外线辐射下对皮肤会有多种有害影响，如皮肤增厚、皱纹形成、炎症，甚至致癌。这已被证明是由于暴露于紫外线照射下产生过量ROS而导致的持续氧化应激状态，最终导致细胞凋亡和胶原蛋白的分解，从而导致上述皮肤中出现有害的形态学变化。

Čaga提取物含有大量的黑色素型多酚类色素化合物，具有良好的紫外线散射和吸收特性，并能清除紫外线辐射后的自由基。这一点已通过体内皮肤模型得到证实，其中反复暴露于紫外线辐射后局部应用Čaga，与高浓度视黄醇相比，Čaga在减少和几乎完全抑制紫外线诱导的皮肤增厚和皱纹形成方面具有显著效果（图11-8）。

Čuvget护肤品的应用

标准的术后护肤产品包括各种各样的产品，每一种产品都旨在帮助保持皮肤的水润程度，调节免疫反应，改善胶原蛋白的合成，以及抵御外部因素（图11-9）。

第一步：去角质泡沫洁面乳

去角质泡沫洁面乳用于清洁与皮肤去角质，每天早上和晚上共使用两次。用一泵洗面奶在掌心按摩，然后将其涂抹在脸部、颈部和胸部（图11-10）。强效酶必须工作2分钟，然后用水冲洗干净洁面乳，用干净的毛巾轻轻拍干皮肤。它以pH温和型配方迅速、温和地去除角质，提供温和但有效的清洁效果（表11-1）。

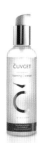
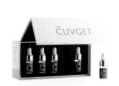
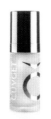
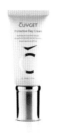
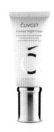

去角质泡沫洁面乳。早上和晚上使用。

即时维生素安瓿（IVA）。早晚使用完去死皮，泡沫洁面乳后使用。

刺激精华。早晚即时维生素安瓿，吸收后使用。

保护日霜。早上使用完去角质泡沫洁面乳、即时维生素安瓿、刺激精华后使用。

再生晚霜。晚上使用完去角质泡沫洁面乳、即时维生素安瓿、刺激精华后使用。

图11-9

Čuvget 24小时护肤方案

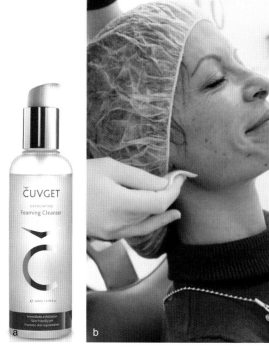

图11-10

（a）Čuvget去角质泡沫洁面乳。（b）将洁面乳涂抹于面部

表11-1　**Čuvget去角质泡沫洁面乳的关键配方**

	溶角蛋白酶	抗氧化剂
清洁剂	X	
溶剂		X
保湿		X
增泡	X	
抗衰	X	
醒肤		X
亮肤	X	
抗氧化		X
柔肤		X

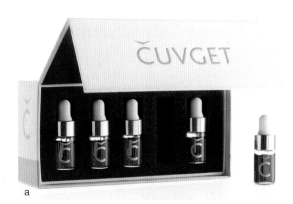

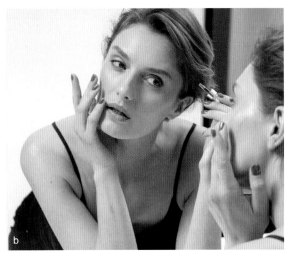

图11-11

（a）Čuvget IVA。（b）配有一个单独的滴管，适用于面部和颈部的所有区域

表11-2　在Čuvget IVA的关键配方

	Arctic Čaga 饱和提取液	Caplex
抗老化	X	X
胶原保护		X
水合		
保湿		X
嫩肤	X	
再生		
发光	X	
抗氧化作用	X	X
舒缓肌肤		
防紫外线/光老化	X	X
屏障功能	X	X

第二步：IVA

清洁皮肤后，应立即将IVA液体滴在面部和颈部的所有区域。IVA具有包含Arctic Čaga在内的丰富混合成分，它也是最强大的表皮抗氧化剂之一（图11-11；表11-2）。

第三步：刺激精华

然后，应用一泵刺激精华。刺激精华重点维护皮肤中的胶原蛋白，并维持健康的皮肤基质。

该产品由北极浆果越橘干细胞提取物、具有强效肽的海藻提取物以及β-葡聚糖、多肽类——SYN-TC组成。结合在一起后，这些强效的成分显示出独特的抗老化迹象。精华液给皮肤基质创造了一个最佳的环境和性能，使皮肤表面完美光滑，看起来更年轻，更容光焕发（图11-12；表11-3）。

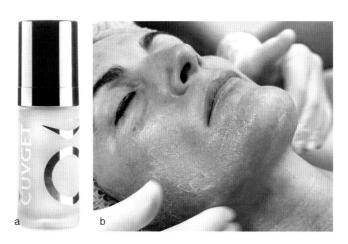

图11-12

（a）Čuvget刺激精华。（b）将精华液涂抹于面部

表11-3 **Čuvget刺激精华的关键配方**

	β-葡聚糖	海藻提取物	越橘干细胞提取物	多肽类——SYN-TC
抗老化		X		
抗皱纹				X
胶原保护		X		X
水合		X		
保湿	X			
去角质				
嫩肤	X			
抗氧化作用	X			
防紫外线/光老化		X	X	
屏障功能	X			
皮肤紧实	X			X
皮肤营养		X		
发光			X	

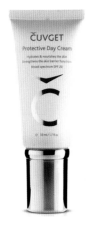

图11-13

Čuvget保护日霜

表11-4　**Čuvget保护日霜的关键配方**

	Arctic Čaga	Omegatri	山金车酊 MFE	Rhizome RE	越橘干细胞提取物 E
抗皱纹			X	X	
胶原保护		X			
水合			X		
保湿			X		
嫩肤	X	X	X		
再生					
发光	X				
抗氧化作用	X				
舒缓皮肤		X	X	X	X
防紫外线/光老化	X				
屏障功能	X	X			
皮肤营养		X	X		
黑眼圈			X		
水肿			X		
老年斑					X

第四步：保护日霜/再生晚霜

最后一步涉及应用保护日霜（在早上）或再生晚霜（晚上用）。同样只使用一泵，并均匀地涂抹在皮肤上。

保护日霜是对抗日间自由基暴露和皮肤老化的终极产品。它基于的研究使用的是北极地区最好的生物提取液（图11-13；表11-4），特别是独一无二的Omega-3技术和北极植物Čaga提取物的复合产品。

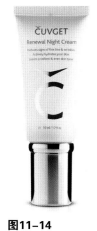

图11-14

Čuvget再生晚霜

表11-5 **Čuvget再生晚霜的关键配方**

	Arctic Čaga	异三十烷	山金车酊 MFE	Rhizome RE	泛醌
抗老化					X
抗皱纹		X	X	X	
胶原保护			X		X
水合		X	X		
保湿			X		
嫩肤	X				
再生					
发光	X	X			
抗氧化作用	X				X
舒缓皮肤			X	X	
屏障功能	X				
皮肤紧实		X			X
皮肤营养			X		
黑眼圈			X		
水肿			X		

再生晚霜是一种独特的含有北极植物提取物的组合产品，专注于刺激皮肤细胞的夜间修复和屏障功能（图11-14；表11-5）。乳霜可以改善皮肤水分和皮肤弹性，减少细纹和皱纹。再生晚霜将促进皮肤修复，对抗外源性和内源性的老化，确保最佳的皮肤年轻化状态。

总结

本章回顾了护肤产品的重要研究，帮助治疗从业者了解这些混合物的各种成分和材料。术后皮肤护理是面部美容手术后提高临床效果的关键步骤，也是PRF、微针或激光治疗后关键的辅助步骤。经过深入研究护肤产品的应用不仅有助于刺激胶原蛋白合成，还能调节治疗后的炎症反应，从而显著减少患者的休假时间。具体来说，在使用PRF期间和之后使用Čuvget产品已被证明可以激活朗格汉斯细胞，从而调节炎症过程，刺激表皮再生。

参考文献

[1] Arlian LG, Morgan MS, Neal JS. Modulation of cytokine expression in human keratinocytes and fibroblasts by extracts of scabies mites. Am J Trop Med Hyg 2003;69:652-656.

[2] Persaud R, Re T. The impact of the skin's innate immunity by cosmetic products applied to the skin and scalp. In: Dayan N, Wertz PW (eds). Innate Immune System of Skin and Oral Mucosa. Hoboken: Wiley, 2011:275-279.

[3] Briganti S, Picardo M. Antioxidant activity, lipid peroxidation and skin diseases. What's new. J Eur Acad Dermatol Venereol 2003;17:663-669.

[4] Ebner F, Heller A, Rippke F, Tausch I. Topical use of dexpanthenol in skin disorders. Am J Clin Dermatol 2002;3:427-433.

[5] Wang SY, Feng R, Bowman L, Penhallegon R, Ding M, Lu Y. Antioxidant activity in lingonberries (Vaccinium vitis-idaea L.) and its inhibitory effect on activator protein-1, nuclear factor-κB, and mitogen-activated protein kinases activation. J Agric Food Chem 2005;53:3156–3166.

[6] Shingel KI, Faure MP, Azoulay L, Roberge C, Deckelbaum RJ. Solid emulsion gel as a vehicle for delivery of polyunsaturated fatty acids: Implications for tissue repair, dermal angiogenesis and wound healing. J Tissue Eng Regen Med 2008; 2:383-393.

[7] Hankenson KD, Watkins BA, Schoenlein IA, Allen KGD, Turek JJ. Omega-3 fatty acids enhance ligament fibroblast collagen formation in association with changes in interleukin-6 production. Proc Soc Exp Biol Med 2000;223:88-95.

[8] McDaniel JC, Belury M, Ahijevych K, Blakely W. Omega-3 fatty acids effect on wound healing. Wound Repair Regen 2008;16:337-345.

[9] Schwartz S. Lotion sickness: Are your cosmetics making you ill? South China Morning Post. 26 May 2009.

[10] Singh M, Sharma R, Banerjee UC. Biotechnological applications of cyclodextrins. Biotechnol Adv 2002;20:341-359.

[11] Matsuda H, Arima H. Cyclodextrins in transdermal and rectal delivery. Adv Drug Deliv Rev 1999;36:81-99.

[12] Alonso J. Tratado de Fitofármacos y Nutracéuticos. Barcelona: Corpus, 2004:178-182.

[13] Joo JI, Kim DH, Yun JW. Extract of chaga mushroom (Inonotus obliquus) stimulates 3T3-L1 adipocyte differentiation. Phytother Res 2010;24:1592-1599.

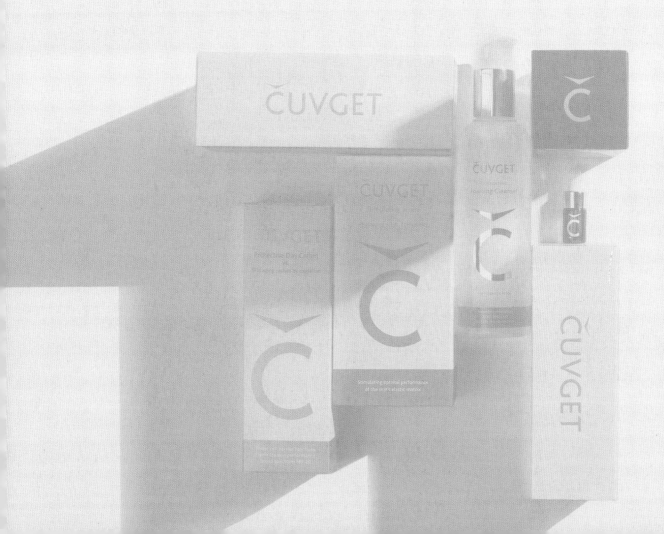

第12章

医学美容的未来
发展趋势
Future Trends in Esthetic Medicine

Carlos Fernando de Almeida Barros Mourão

Delia Tuttle

Ruth Delli Carpini

Scott Delboccio

Richard J. Miron

Catherine Davies

在过去的10年里，美容医学领域有了广泛而快速的增长。从那时起，富血小板纤维蛋白（PRF）因其完全天然和再生的优点而成为一种流行的治疗方法。如今人们提出了一些新的治疗策略，作为进一步增加面部容量丢失再生的手段。新趋势旨在修复患者退化、萎缩、丢失的组织，而不是简单地用人造物质"填充"皮肤。新策略包括使用脂肪组织、干细胞、加热血浆蛋白凝胶、生物电刺激和各种联合治疗方法。本章简要讨论了这些再生方法，并对该领域的未来发展提出看法。

PRF的局限性

近年来，患者更青睐于无创或微创操作、简单恢复快的术式和使用天然产品。务必牢记，每一种植入人体的生物材料都会在一定程度上引发炎症反应，而更天然的自身产品，如PRF，会将这种炎症反应降至最低，有利于患者的安全。

务必要牢记，每一种植入的生物材料都会在一定程度上引发炎症反应，而更天然的材料，如PRF，可以将炎症反应最小化，以保障患者安全。

虽然PRF在减少面部皱纹（如鼻唇皱褶）和使患者的外表恢复到更年轻的外观方面效果确切，但由于其半衰期较短（10~14天），导致其对某些填充部位的治疗（如丰唇）无效，因为，嘴唇的大小在基因层面是确定的。此外，面部填充物，如透明质酸与PRF的组合，已被普遍用于此类治疗。使用两通或三通接口器，可以将这两种物质混合，从而提高某些外来生物材料的生物相容性。PRF可以与面部领域的许多产品联合使用。此外，最近在血源性生长因子方面的突破性研究发现，通过加热血浆可以延长PRF的吸收期。

血浆加热

从30年前首次开始使用浓缩血小板以来，人们的目标一直是浓缩天然的自体生长因子以刺激组织再生。多年来，任何改进或新开发的技术都集中在获得更高或更好浓度的生长因子和/或细胞上。首先，PRP提供了刺激细胞募集和增殖的书面证据。随后PRF提供了新的优势，即可以获得纤维蛋白网状物，从而有利于生长因子的缓慢释放。这一领域的研究主要集中在增加纤维蛋白网内的细胞密度或试图改善生长因子的分布和产量。然而，虽然不同的自体血小板浓缩方案通常适用于特定的临床应用，但这种纤维蛋白网稳定性的限制可能会影响其在需要提高稳定性的美容手术中的适用性。

最近，研究者利用这些血液副产品开发了一种新技术，通过加热血浆来产生变性人血白蛋白凝胶，称为Alb-PRF。简单地说，通过加热和变性白蛋白凝胶，酶中产生了新的氢和二硫键连接，形成更大的三维结构，使其吸收性能发生急剧变化，从而导致稳定性提高（图12-1）。这反过来又创造了一种完全来自全血的、能延长吸收期的生物填充物，使材料可以保存6个月，而不是2周。虽然白蛋白是最丰富的人类血浆蛋白，占血液总蛋白的50%以上，但在变性过程中，收集的生长因子和细胞也会失去活性，在高温下发生凋亡。因此，在加热后必须开发一种新的方案来将细胞和生长因子重新引入Alb-PRF中。

Alb-PRF的临床制备方法

首先，采集外周血9~10mL置入试管中（图12-2a），放入2000g的水平离心机中离心8分钟（图12-2b）。经过处理后，可以观察到血液分离成血浆层和红细胞层。然后，用注射器采集2~4mL乏血小板血浆（PPP）（图12-2c），其余血液部分（棕黄色涂层、液态PRF和红细胞）留在室温环境中（20℃）。再然后，将装有PPP的注射器插入专用加热设备（Bio-Heat，BIO-PRF）中，制备白蛋白凝胶（图12-2d）。在工作温度为75℃的条件下加热10分钟后，取下注射器，冷却至室温，并保护其不受环境光线的影响。图12-2e显示

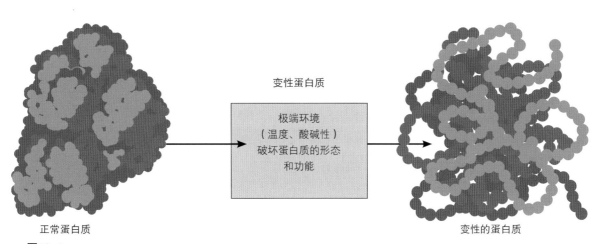

图12-1

蛋白质变性过程。血浆的加热改变了它的二级结构，在酶中产生了新的氢和二硫键连接。这一过程保证了更高的稳定性

正常蛋白质　　变性蛋白质　　变性的蛋白质

极端环境
（温度、酸碱性）
破坏蛋白质的形态
和功能

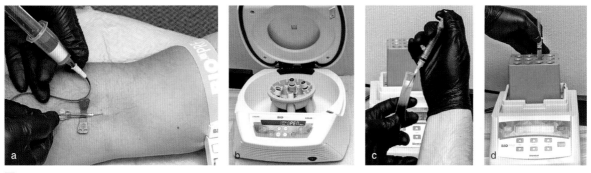

图12-2

Alb-PRF的临床制备方法。（a）静脉穿刺和采血。（b）离心。（c）离心后提取乏血小板血浆即PPP。（d）75℃下将PPP放入生物加热装置加热10分钟。

了Alb-PRF和标准液态PRF之间明显的颜色变化。最后，白蛋白凝胶和液态PRF通过使用两通或三通接口器在两注射器之间至少来回倒10次，以便充分混合（图12-2f、g）。得到的Alb-PRF可用作浓缩生长因子和细胞的可注射填充物（图12-2h）。推荐使用1.5英寸（1英寸≈2.54cm）的23G针头（在局部麻醉下）。小针头很难进行皮下注射。

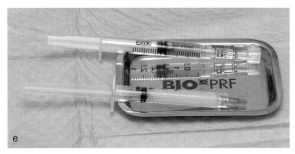
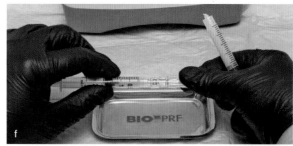
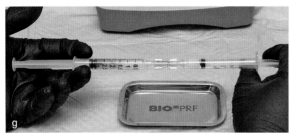
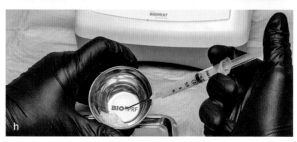

图12-2（续）

（e）液态PRF（上）和加热后的白蛋白凝胶（下）在颜色上的临床差异。（f）在液态PRF和白蛋白凝胶注射器上都连接有两通或三通接口器。（g）液态PRF和白蛋白凝胶来回混合以生成Alb-PRF。（h）Alb-PRF可供使用。注意在充分混合后其从注射器中注射出来的流畅程度

体内研究

为了延长PRF（扩展型PRF或e-PRF）的吸收性能，Alb-PRF的研究经历了几个发展阶段。在最近的一项研究中，研究者对裸鼠进行了皮下注射，以评估材料随时间的吸收特性。每只动物一侧单独注射PRF，对侧注射Alb-PRF。图12-3显示的是术后21天的研究动物；注射Alb-PRF的一侧仍有大的肿块（几乎没有降解），而液态PRF的一侧完全被吸收。图12-4显示了注射14天和21天后的Alb-PRF。在这两种情况下都没有观察到炎症反应或感染，到第21天时可以进一步观察到新生血管。老鼠的新陈代谢非常快，所以21天的时间没有太多的吸收意味着由于代谢速度的不同这种产品在人类身上可以持续几个月。

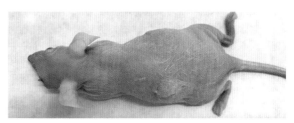

图12-3

注射Alb-PRF，21天后，裸鼠背部组织出现肿块。对侧注射液态PRF，21天后完全吸收

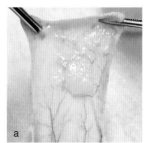
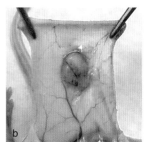

图12-4

（a、b）裸鼠皮下Alb-PRF分别在14天和21天后仍然存在。两个时间点均未观察到炎症反应或感染。21天后，还可以观察到Alb-PRF周围发生的新生血管（图像由Monica Calasans-Maia教授及其团队提供）

图12-5

（a、b）嘴唇注射Alb-PRF前后的临床图像。注意23G针头的注射（图像由Dr Giselle Hoffmann提供）

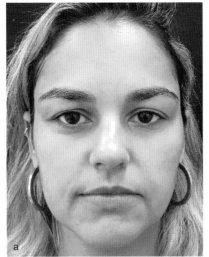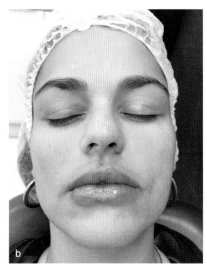

临床应用

从各个方面来说，Alb-PRF的注射方法与本书中介绍的注射方法完全相同（并且与填充剂注射相同，图12-5）。这种方法的优点是，注射后将平均维持6个月，而不是只有几周。这项技术非常新，显然还需要进行更深入的研究和后续工作，以更好地了解Alb-PRF的再生特性以及重复注射后的吸收特性。这无疑为血小板衍生浓缩物开辟了一个全新的领域，这一领域的未来工作仍在进行中，以进一步改善Alb-PRF的吸收性能。

脂肪组织移植

面部美容的另一个常用手术是脂肪组织移植。使用的脂肪组织是自体的，所以不会引起异物反应。1893年，Neuber报道了第一例成功的脂肪移植案例，用于矫正面部瘢痕。虽然最初的结果似乎是不错的，但由于移植脂肪存活时间不足，长期结果并不理想。为了改善移植脂肪的存活率，Sydney Coleman改进了操作流程，旨在通过在收集、纯化和移植过程中仔细处理脂肪来提高脂肪细胞的存活率。Coleman技术在今天的整形外科实践中仍然被广泛使用。Zuk等在2001年和2002年所做的进一步研究表明，脂肪组织提取物中含有的间充质干细胞（MSC）的群体与从骨髓中分离出的数量相当，从而扩大了其在多个领域的应用潜能。

脂肪移植的过程通常包括3个步骤：脂肪采集、脂肪加工和脂肪植入。在脂肪采集过程中，皮下脂肪通过插管吸入，被收集起来，以供后续作为移植物重新使用。因为在人体内易于收集和获得，在皮肤科和美容再生方面，脂肪来源的细胞正迅速显示出再生治疗的希望。

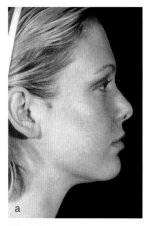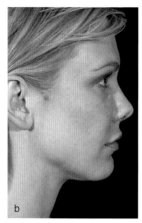

图12-6

患者，女性，33岁。接受面部AFG的侧位片。术前图像显示下额扁平，鼻额角开放，鼻尖旋转角度适中。术后1.6年的图像显示前额轮廓有所改善。患者仅在鼻额区接受了3cm³的脂肪注射。注意鼻额角减少（从术前的134.3°减少到术后的130.5°），鼻尖旋转程度没有变化。（a）术前。（b）术后（图像由Drs Andrew N. Kornstein和Jeremy S. Nikfarjam提供）

2009年，美国整形外科医师协会负责自体脂肪移植的研究小组确定了自体脂肪移植（AFG）是一种安全的手术，并发症的发生率相对较低。整形外科医师发现该手术在各种美容和重建适应证人群中的有效性，这一共识引发了一波流行浪潮。

近年来，AFG已成为整形外科领域中一项被广泛接受和使用的技术，因为它可应用于软组织增容和局部组织的再生，如逆转色素沉着、软化增生性瘢痕、增加局部血管、改善辐射组织。AFG在治疗衰老面部的体积缺损方面有效，并且在皮下激光治疗后可以很容易地进行注射（图12-6）。

脂肪来源干细胞与细胞辅助脂肪转移

2006年，Yoshimura等领导的研究小组发表了一篇文章，他们描述了一种用脂肪组织中发现的前体细胞——脂肪来源干细胞（ASC）来补充脂肪移植物的方法。他们将这一过程称为细胞辅助脂肪转移（CAL）。这项技术背后的理论基础是吸入性脂肪组织（吸脂物）通常缺乏祖细胞，这是导致脂肪细胞体内存活率较低的一个因素。ASC有助于脂肪移植物的保留，因为它们能够分化成新的脂肪细胞，取代因缺氧或身体压力而凋亡的部分脂肪细胞。目前的研究集中在脂肪组织移植与干细胞以及PRF的联合使用，以改善移植物的血运重建，并潜在地提高移植后细胞的活力。

含PRF的透明质酸

透明质酸（HA）是面部美容中最常用的填充剂；大多数丰唇手术都是用HA进行的。有趣的是，研究者目前开发了一种新技术，通过将HA和PRF结合起来，进一步提高面部填充物的生物相容性。通过在注射前将两者混合在一起，理论上可以改善HA的生物相容性和再生潜力。图12-7展示了HA与PRF预混后用作面部填充物的情况。

注射用聚-L-乳酸和聚二氧环己酮线

聚二氧环己酮（PDO）线在几年前被引入临床，作为一种增加皮肤深层体积的手段。这些丝线在植入后通过机械效应、胶原蛋白刺激和新生血管形成立即提升皮肤的结构，改善皮肤质地、细纹和弹性，通过收缩脂肪组织收紧

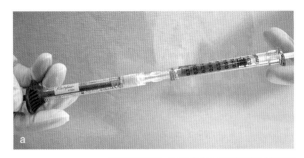
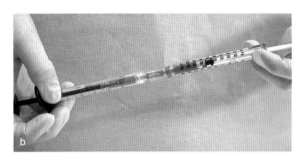
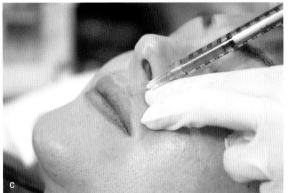
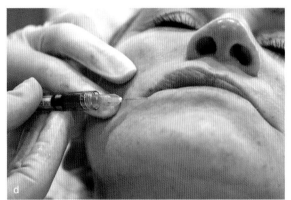
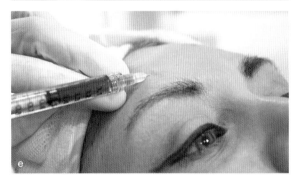

图12-7

（a、b）液态PRF与HA的混合。（c）使用钝针在上唇中注射PRF+HA。（d）使用针头于上唇注射PRF+HA。（e）PRF+HA在额部的应用

皮肤。已被证明在手术后大约6个月，PDO线可通过水解重新吸收。图12-8展示了PDO线与PRF相结合以达到非常令人满意的美学效果的情况。

聚-L-乳酸（PLLA）是一种生物相容性较高的合成可降解聚合物，由大小不规则（40～63μm）的α-羟基酸系列盐微粒组成。它的优势在于它的吸收特性使它可以持续更长时间的效果，超过18个月。1999年，

PLLA首次在欧洲被批准作为填充材料使用，并被FDA批准用于治疗免疫抑制疾病患者。该产品以冻干粉的形式保存，其中含有非热源甘露醇，增加了冷冻干燥过程，以交联卡蜜糖钠作为悬浮剂，在重组后以酸性粒子和微粒状PLLA的形式均匀分布。

可注射的PLLA作为面部皮肤扩张的工具，刺激成纤维细胞生成，并提供体积增量。这种组织反应被称为外来巨细胞反应，在注射

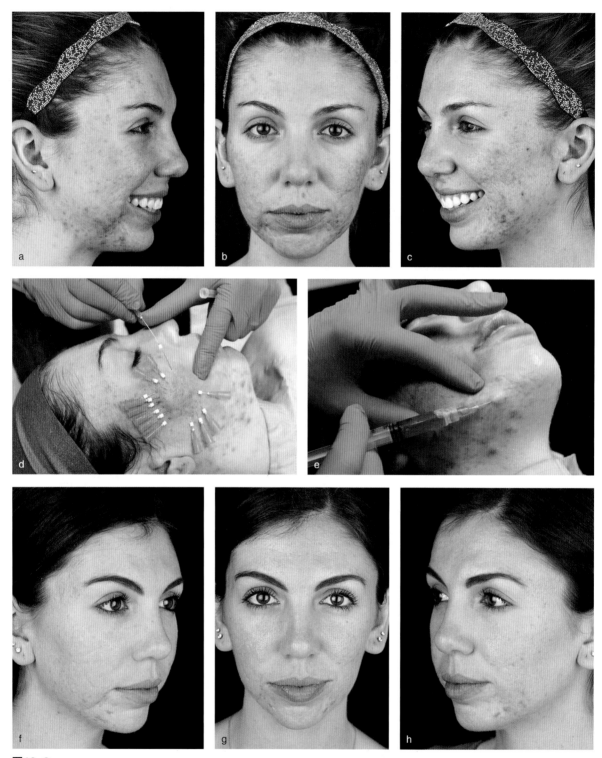

图12-8

（a～c）患者，18岁，女性。患有严重面部痤疮的术前图像。（d、e）PDO线加PRF治疗，促进血液供应。
（f～h）治疗后1年的临床图像。显示极好的愈合效果和面部形态

后9～12个月发生，最终在长达18个月的时间内消除。此外，PLLA降解时产生的胶原蛋白会可见地提升体积和美观。该产品的降解是通过乳酸单体中的非酶水解发生的，乳酸单体被代谢成CO_2或H_2O或结合到葡萄糖中。

对于未怀孕或哺乳期的成年患者，可在颧部、颞部、鼻唇沟、唇沟、提升线、下巴和下颌轮廓进行皮下注射PLLA。应该避免注射嘴唇和鼻子，眶周围和口周区域的注射应该由有经验的医师谨慎进行。任何用聚甲基丙烯酸甲酯（PMMA）处理过的区域都完全禁止使用PLLA。使用非甾体抗炎药、抗凝剂、阿司匹林或维生素E和长期使用皮质类固醇是进行该治疗的禁忌证；如果已经停用药物，则一般不会有不良反应或亚临床反应。间隔必须在40天以上。

微聚焦超声在提升中的应用

微聚焦超声是一种通过非侵入性和非手术手段提升面部的治疗方法。这项技术利用热能来改善面部松弛情况。超声波聚焦最深可达皮下4.5mm的深层点阵式加热，温度的升高会在深层聚焦点产生点状热凝固，导致胶原蛋白的变性和收缩，但不会损伤较浅的皮肤层。除了组织凝固，加热还会促进位于面部表情肌肉附近的皮下脂肪组织以及真皮深层的胶原纤维的变性。这一过程导致纤维收缩，并刺激局部新胶原蛋白的形成。会在治疗后立即产生面部提升效果，并持续几个月，在第4个月或第5个月左右出现高峰，这是胶原蛋白产生的最高峰值阶段，并会使皮肤柔软、富有弹性。

它的主要适应证是面部和身体轻度到中度下垂，对于不准备进行拉皮手术的人来说。只需要每年1次，但如果出现更明显的下垂，可以每6个月进行1次。可用于面部、颈部、眼睛、手部、口周皱纹以及腹部、大腿内侧、臀部、腹部、膝盖等部位，效果令人满意。

高强度聚焦超声

人们已经提出了各种治疗方法来治疗衰老引起的面部皱纹和松弛，包括化学换肤、磨削、点阵激光和射频，但到目前为止还没有特别理想的治疗方法。高强度聚焦超声（HIFU）是一种日益普及的新工具，对治疗面部皱纹和因衰老而导致的弹性丧失非常有效。

White等在2008年最先报道了高强度聚焦超声技术，通过皮肤传递的强超声能量来靶向面部浅表肌肉腱膜系统，在面部浅表肌肉腱膜系统中产生离散的热损伤区域。IUS手具包含一个具有两种功能模式的换能器：成像（用于在治疗性超声暴露之前对感兴趣的区域成像）和治疗（提供一系列高能超声暴露的模式）。在治疗模式下，换能器沿着线性路径传送一系列精确的超声脉冲。这款机器设计成机械地沿直线滑动，以提供一系列的超声波曝光。对于每一系列曝光，可以改变以下条件：功率输出、曝光时间、曝光线长度、曝光区之间的距离以及每次曝光后的时间延迟。

HIFU于2009年被FDA批准用于提眉。目前，被用于面部年轻化、提拉、收紧和身体塑形。HIFU的原理是通过凝固的方式选择性地诱导靶向区域的细胞损伤和体积缩小，这种效应是通过在特定的组织部位积累高频超声束而产生即时的微小高温区来实现的，不会对表皮和邻近的组织造成任何损害。

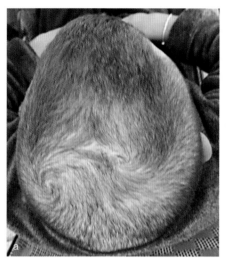 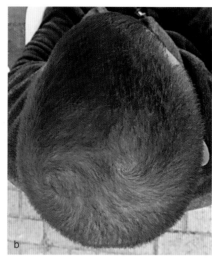

图12-9

（a）患者，19岁，男性。明显脱发。（b）每个月进行1次PRF治疗，共治疗3个月，联合半周生物电刺激治疗3个月。注意6个月后头发的大量再生和令人满意的美容效果

生物电刺激

生物电刺激的再生特性也备受人们关注。最近，一组研究人员已经能够创造出针对单个基因的特定刺激的特殊短波长带。本质上，以特定的频率，人们可以特异性地上调单个基因，如血管内皮生长因子（VEGF）。它能够在特定的时间提供特定的生长因子。这项专利技术可以用在皮肤上，刺激弹性蛋白的特异性上调，然后是胶原蛋白和PDGF，所有这些机制都是按顺序实现的。此外，可以在使用PRF之前对其进行特定的生物电刺激（图12-9）。在这个令人激动的领域，很多研究正在进行中。

整形外科联合PRF技术

整形手术仍然是许多旨在彻底改变面部外观的外科手术的金标准。也就是说，PRF可以与所有的治疗程序结合，以促进愈合，减少瘢痕并降低术后潜在的感染风险和并发症。PRF也可以用来作为手术的辅助手段，以改善术后的皮肤质地。图12-10展示了一个成功的案例，其中一组专业人员共同为患者提供包括整容、PRF和牙齿修复在内的综合治疗。

PRF可以与所有的治疗程序结合，以促进愈合、减少瘢痕并降低术后潜在的感染风险和并发症。

激光、微针和PRF相结合的方法

这本书介绍了许多促进面部年轻化和修复的新技术。虽然许多方法是在单独的章节中作为独立的方法介绍的，但其中很多方法是通过不同的方式或对不同的组织发挥作用，并且可以联合使用。图12-11a展示了一名40岁

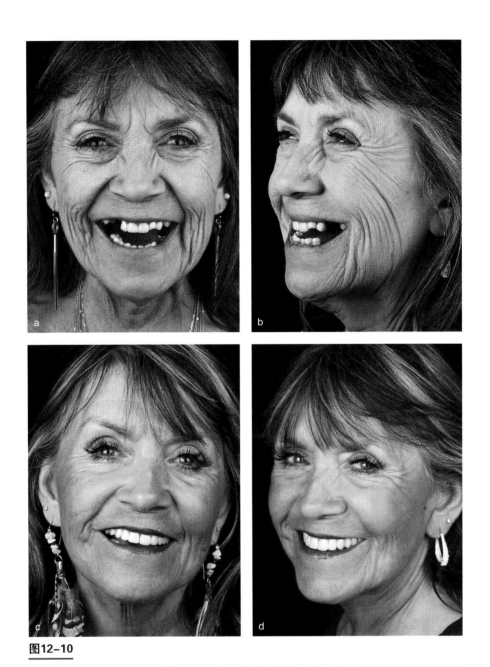

图12-10

（a、b）患者，65岁，女性。因口腔卫生差和长期吸烟而导致严重的牙齿和面部缺陷。根据重建团队的治疗方案，建议患者采用全瓷冠（实验室工作由Ryan Megaw，CDT执行）和牙周整形手术包括冠延长术等（由DDS的Delia Tuttle博士执行）来重建牙齿。联合应用PRF治疗、面部和颈部拉皮，以及深度化学换肤（苯酚）来改善她的面部外观（由医学博士Kelly O'Neil执行）。在她的面部提升手术前后，使用PRF和微针来改善血液供应和刺激胶原蛋白的产生（由Delia Tuttle博士执行）。（c、d）治疗后取得显著的效果

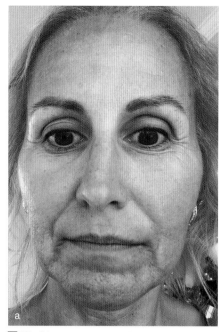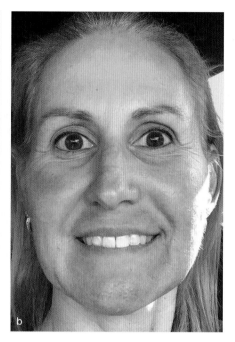

图12-11

（a）患者，40岁，女性。木偶纹明显，鼻唇部褶皱较深，面部整体衰老。（b）采用3种治疗方法后，包括激光治疗（Smoothlase）、PRF微针和Alb-PRF注射（案例由Scott Delboccio博士执行）的最终结果。

的女性，她有明显的木偶纹，较深的鼻唇沟，以及整体上衰老的面部外观。虽然采用4~5次激光治疗或使用PRF结合微针都能消除细小的纹理和皱纹，但这种情况通常是使用组合方法进行的。这名女性接受了3种激光治疗，包括Smoothlase治疗方法（Fotona）和微针联合PRF治疗方法。在第三次治疗时（平均间隔1个月），医师将具有e-PRF吸收特性的新型Alb-PRF方案用于她的木偶纹、鼻唇沟以及她的中面部区域，以进行体积增容。记录治疗后1个月的最终结果（图12-11b）。可见皱纹明显减少，面部外观也有了显著的改善。在这种

情况下使用的这种联合治疗方法是100%天然的。正如本书中所强调的那样，未来旨在进一步研究哪些组合方法可以最有效地应用于面部年轻化，同时最大限度地减少化学/合成添加剂的使用。

结论

虽然许多新的技术和标准正在开发中，但我们必须始终致力于使用高质量的产品和设定高质量的标准，这些产品和标准都是基于循证实践的。上面提到的许多方法都是新的、令

人兴奋的技术，但都是试验性的。未来比较和评估不同技术的临床研究仍然至关重要，以求进一步为临床执业医师提供推荐指南。尽管如此，这个领域仍然非常令人兴奋，有许多新的研究趋势正在酝酿中。

参考文献

[1] Miron RJ, Zucchelli G, Pikos MA, et al. Use of platelet-rich fibrin in regenerative dentistry: A systematic review. Clin Oral Investig 2017;21:1913-1927.

[2] Miron RJ, Fujioka-Kobayashi M, Hernandez M, et al. Injectable platelet rich fibrin (i-PRF): Opportunities in regenerative dentistry? Clin Oral Investig 2017;21:2619-2627.

[3] Wang X, Wang Y, Bosshardt DD, Miron RJ, Zhang Y. The role of macrophage polarization on fibroblast behavior—An in vitro investigation on titanium surfaces. Clin Oral Investig 2018;22:847-857.

[4] Miron RJ, Dham A, Dham U, Zhang Y, Pikos MA, Sculean A. The effect of age, gender, and time between blood draw and start of centrifugation on the size outcomes of platelet-rich fibrin (PRF) membranes. Clin Oral Investig 2019;23:2179-2185.

[5] Dohan DM, Choukroun J. PRP, cPRP, PRF, PRG, PRGF, FC… How to find your way in the jungle of platelet concentrates? Oral Surg Oral Med Oral Pathol Oral Radiol Endod 2007;103:305-306.

[6] Foster TE, Puskas BL, Mandelbaum BR, Gerhardt MB, Rodeo SA. Platelet-rich plasma: From basic science to clinical applications. Am J Sports Med 2009;37:2259-2272.

[7] Mourão CFAB, Gheno E, Lourenço ES, et al. Characterization of a new membrane from concentrated growth factors associated with denaturized Albumin (Alb-CGF) for clinical applications: A preliminary study. Int J Growth Factors Stem Cells Dent 2018;1:64-69.

[8] Zuk PA, Zhu M, Mizuno H, et al. Multilineage cells from human adipose tissue: Implications for cell-based therapies. Tissue Eng 2001;7:211-228.

[9] Zuk PA, Zhu M, Ashjian P, et al. Human adipose tissue is a source of multipotent stem cells. Mol Biol Cell 2002;13:4279-4295.

[10] Atiyeh BS. Nonsurgical management of hypertrophic scars: Evidence-based therapies, standard practices, and emerging methods. Aesthetic Plast Surg 2007;31:468-492.

[11] Kornstein AN, Nikfarjam JS. Fat grafting to the forehead/glabella/radix complex and pyriform aperture: Aesthetic and anti-aging implications. Plast Reconstr Surg Glob Open 2015;27:e500.

[12] Yoshimura K, Shigeura T, Matsumoto D, et al. Characterization of freshly isolated and cultured cells derived from the fatty and fluid portions of liposuction aspirates. J Cell Physiol 2006;208:64-76.

[13] Suh DH, Jang HW, Lee SJ, Lee WS, Ryu HJ. Outcomes of polydioxanone knotless thread lifting for facial rejuvenation. Dermatol Surg 2015;41:720-725.

[14] Schierle CF, Casas LA. Nonsurgical rejuvenation of the aging face with injectable poly-L-lactic acid for restoration of soft tissue volume. Aesthet Surg J 2011;31:95-109.

[15] Fabi SG, Goldman MP. Retrospective evaluation of micro-focused ultrasound for lifting and tightening the face and neck. Dermatol Surg 2014;40:569-575.

[16] Chan NP, Shek SY, Yu CS, Ho SG, Yeung CK, Chan HH. Safety study of transcutaneous focused ultrasound for non-invasive skin tightening in Asians. Lasers Surg Med 2011;43:366-375.

[17] Illing R, Kennedy JE, Wu F, et al. The safety and feasibility of extracorporeal high-intensity focused ultrasound (HIFU) for the treatment of liver and kidney tumours in a Western population. Br J Cancer 2005;93:890-895.

[18] White WB, Liu Z. Non-linear alignment of El Niño to the 11-yr solar cycle. Geophysical Research Letters 2008;35:doi:10.1029/2008GL034831.

[19] Levin M. Bioelectric mechanisms in regeneration: Unique aspects and future perspectives. Semin Cell Dev Biol 2009;20:543-556.